TECNOLOGIA NA INFÂNCIA

Dra. SHIMI KANG

TECNOLOGIA NA INFÂNCIA

Criando **hábitos saudáveis** para **crianças** em um **mundo digital**

Tradução de Tássia Carvalho

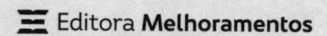

Editora Melhoramentos

Dados Internacionais de Catalogação na Publicação (CIP)
(Câmara Brasileira do Livro, SP, Brasil)

Kang, Shimi
  Tecnologia na infância: criando hábitos saudáveis para crianças em um mundo digital / Shimi Kang; tradução Tássia Carvalho. – 1. ed. – São Paulo: Editora Melhoramentos, 2021.

  Título original: The tech solution: creating healthy habits for kids growing up in a digital world
  ISBN 978-65-5539-318-7

  1. Crianças – Comportamento 2. Psicologia 3. Saúde mental 4. Tecnologia I. Carvalho, Tássia. II. Título.

21-69358   CDD-302.083

Índices para catálogo sistemático:
  1. Crianças: Comportamento: Interação social: Psicologia social 302.083

Aline Graziele Benitez – Bibliotecária – CRB-1/3129

Título original: *The Tech Solution: Creating Healthy Habits for Kids Growing Up in a Digital World / Shimi Kang.*

Texto de © 2020 Shimi Kang
Direitos desta edição negociados pela Agência Literária Riff LTDA.

Tradução de © Tássia Carvalho
Projeto gráfico e diagramação: Carla Almeida Freire
Capa: João Paulo Putini
Imagens de capa: Anita Ponne/Shutterstock e NadzeyaShanchuk/Shutterstock

Créditos de imagens do miolo:
pp. 37, 110: foxarthappy/Vecteezy.com
pp. 81, 255: macrovector_official/Freepik.com
p. 81: freepik/Freepik.com
p. 115: Clockwise/Noun Project
p. 250: Lnhi/Noun Project

Direitos de publicação:
© 2021 Editora Melhoramentos Ltda.
Todos os direitos reservados.

1.ª edição, 2.ª impressão, janeiro de 2024
ISBN: 978-65-5539-318-7

Atendimento ao consumidor:
Caixa Postal 169 – CEP 01031-970
São Paulo – SP – Brasil
Tel.: (11) 3874-0880
sac@melhoramentos.com.br
www.editoramelhoramentos.com.br

Impresso no Brasil

Aos meus carinhosos pais, Gian Kaur e Malkiat Singh Kang. Obrigada por me orientarem em direção aos valores de unicidade, colaboração e Chardi kala*. Que todos os pais cultivem esses valores nas crianças para sempre.

CONHEÇA A SI MESMO.
AME A SI MESMO.

---

* No siquismo (religião indiana que crê na existência de um Deus onipotente e defende a união espiritual com Ele como caminho para a salvação), *chardi kala* é o termo Punjabi para aspirar à manutenção de um estado mental de eterno otimismo, alegria, satisfação e autodignidade, sem emoções negativas como medo, ciúme ou inimizade. (N. da T.)

SUMÁRIO

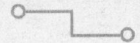

Introdução 9

1. DISRUPÇÃO: Como a tecnologia está afetando o cérebro e o comportamento dos nossos filhos 17

2. TRILHAS: O poder dos hábitos para ajudar nossos filhos a atingirem o potencial máximo 32
   Soluções 49

3. VÍCIO: A dopamina e como administrar o poder do vício em tecnologia 59
   Soluções 88

4. ESTRESSE: O cortisol e a passagem dos nossos filhos do modo sobrevivência para o modo desenvolvimento 99
   Soluções 125

5. CONEXÃO COM A SAÚDE: Endorfinas e como encontrar o equilíbrio em um mundo desequilibrado 133
   Soluções 162

6. CONEXÃO COM A SOCIEDADE: A oxitocina e como a tecnologia pode ajudar nossos filhos na construção de uma comunidade ímpar 172
Soluções 195

7. CONEXÃO COM O ATO DE CRIAR: A serotonina e como ajudar nossos filhos a determinarem o próprio futuro 207
Soluções 225

8. INTUIÇÃO: Orientando a família a uma dieta tecnológica saudável 239
Solução tecnológica: um programa de seis etapas em seis semanas 253

9. UM MUNDO INTEIRAMENTE NOVO: A próxima etapa na evolução humana 279

Refresque sua memória 291
Agradecimentos 294
Referências 296

INTRODUÇÃO

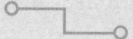

Independentemente do lugar onde eu esteja – Vancouver, Xangai, Auckland ou Nova York –, sempre ouço as mesmas perguntas: "Qual o tempo ideal para meu filho ficar na tela?"; "Como agir para limitar a tecnologia consumida por meu filho?"; "Os videogames fazem bem ou mal para as crianças?"; "Devo dar um celular ao meu filho de 9 anos?".

Na verdade, imagino que essa seja a razão pela qual você escolheu este livro: intuitivamente, sente que a tecnologia digital influencia o comportamento e o humor do seu filho. É bem provável que *seu* instinto esteja avisando que alguma coisa não anda bem, e por um bom motivo. Os sinais de alerta soam intensos e evidentes. Por exemplo, quanto mais seu filho joga videogame, mais parece distraído, arredio e irritado. O fato de as amigas de sua filha adolescente exporem com frequência nas redes sociais o modo como vivem parece deixá-la desanimada. O celular do seu filho de 15 anos está sempre vibrando com notificações e alertas, mas os amigos nunca aparecem em casa.

Apesar disso, você vê manchetes garantindo que não precisa se preocupar: "O tempo na tela pode não ser pior para as crianças do que comer batatas" (*Forbes*®), ou "Crianças cujos pais limitam o tempo de tela têm desempenho inferior na faculdade" (*Inc.*®), ou ainda "O uso das redes sociais por crianças tem efeito 'insignificante' sobre a felicidade" (*The Guardian*®).

Essas são apenas algumas das mensagens discrepantes sobre o impacto da tecnologia em nossos filhos. No entanto, em parte, dúvida e confusão são semeadas pelas mesmas pessoas que vendem dispositivos para nossas crianças, deixando-as viciadas em determinadas plataformas e aplicativos. Recentemente, em uma conferência universitária, um copalestrante argumentou ao meu lado que os receios acerca do impacto negativo da tecnologia nas crianças estavam sendo exacerbados. Verificou-se depois que a pesquisa do sujeito foi em parte financiada por uma gigantesca empresa de tecnologia. E, há alguns anos, quando vazou a notícia de que o Facebook® estava avaliando a permissão de crianças com menos de 13 anos na rede, os diretores da ConnectSafely elogiaram a mudança. Mais tarde, descobriu-se que o grupo era financiado por ninguém menos que, adivinhe, o próprio Facebook.

E ainda existem as manchetes que espalham o medo com uma mensagem muito diferente: "O tempo na tela está deixando as crianças mal-humoradas, malucas e preguiçosas" (*Psychology Today*®); "Um consenso nefasto sobre telas e crianças começa a emergir no Vale do Silício" (*The New York Times*®); "Visão das crianças arruinada após permissão dos pais para brincadeiras no iPhone® por um ano" (*New York Post*®). As mensagens contraditórias – e muitas vezes exageradas – são o suficiente para fazer a cabeça de qualquer um pirar. Portanto, não se admira que os pais estejam tão confusos!

Entretanto, os efeitos da tecnologia na infância e na adolescência não se limitam apenas a "bons" ou "ruins"; a realidade apresenta bem mais nuances. A tecnologia pode prejudicar bastante crianças e adolescentes, quando usada da maneira errada, e ser muito útil se usada da maneira correta.

Como psiquiatra formada em Harvard com especialização em vícios juvenis, durante os últimos vinte anos me dediquei à pesquisa sobre saúde, felicidade e motivação em crianças. Na última década, acrescentei a esse foco o impacto das telas nas mentes em formação. E asseguro que, por um lado, a ciência não poderia ser mais clara. Os dados sobre a Geração Z – pessoas nascidas entre 1995 e 2012

– são estarrecedores. Elas estão menos confiantes. Menos propensas a assumir riscos, a aprender a dirigir ou a enfrentar um valentão. Dispararam as taxas de depressão e suicídio dessa geração na última década, quase acompanhando perfeitamente a expansão do smartphone. A ansiedade e a solidão atingiram níveis de crise. Na verdade, a Organização Mundial da Saúde (OMS) está prevendo que esse grupo de pessoas enfrentará a epidemia de saúde número um: a solidão. *Solidão!* E, por causa do declínio acentuado da saúde mental dos jovens, a Academia Americana de Pediatria agora solicita exames de avaliação de saúde mental aos 12 anos de idade. Portanto, meu diagnóstico é urgente: estamos criando uma geração à beira da mais grave crise de saúde mental registrada na história.

Por outro lado, se a tecnologia fosse de todo ruim, não se veria um grupo de engajadas crianças lançando os maiores protestos ambientais da história, como em setembro de 2019, quando ocorreram as greves climáticas globais. Não se veria um grupo de adolescentes da Flórida, sobreviventes de um tiroteio em uma escola, organizando um dia de greve escolar nacional para protestar contra a permissiva legislação armamentista, como os alunos da Marjory Stoneman Douglas High School, em 2018. Sem as mídias sociais, não seria possível que o podcaster Jay Shetty, a comediante Lilly Singh ou a artista Rupi Kaur emergissem, inteiramente, delas. À medida que as crianças começam a aprender sobre podcasting, vlogging e mídia social, elas adquirem as competências e a motivação que lhes permitirão encontrar sua verdadeira voz, refiná-la e transmiti-la para o mundo.

No entanto, não dispomos de muito tempo para pensar na interação segura de nossos filhos com a tecnologia. O cérebro se desenvolve bastante durante a adolescência, simultaneamente à fase em que o jovem mergulha na tela. Nesse momento, o lobo frontal, conhecido como "centro de controle" do cérebro, ainda não amadureceu plenamente. Ele é a parte do cérebro que nos pergunta: "Isso é de fato uma boa ideia? Quais serão as consequências de longo prazo?"

Entretanto, os cérebros jovens são programados para assumir riscos, buscar novidades, admirar os colegas e interagir socialmente. E são, inclusive, recompensados por isso. Esse período intenso de desenvolvimento de gratificação pelo risco, novidade e admiração, combinado com programas neurológicos não desenvolvidos para planejamento de longo prazo e avaliação das consequências, pode tornar-se uma receita de desconcerto, sofrimento e até mesmo devastação. Acrescente-se a esse quadro o ritmo vertiginoso da chegada ao mercado de novos aplicativos, plataformas e dispositivos, o que torna difícil, senão impossível, fazer um trabalho de pesquisa e aconselhar adequadamente nossos adolescentes.

Faz parte do nosso papel como pais e educadores preparar nossas crianças para o mundo onde estão prestes a entrar. Assim, com o intuito de orientá-las para uma vida de hábitos alimentares saudáveis, por exemplo, monitoramos suas dietas e as ajudamos a compreender a diferença entre alimentos bons e ruins. Em relação à tecnologia, o mesmo ocorre, ou seja, precisamos começar cedo e ajudá-las a entender a relação entre a tecnologia que consomem e o modo como pensam, se sentem e se comportam. Devemos transmitir a elas a noção de que, assim como os alimentos que estimulam o cérebro, também a tecnologia que estimula o cérebro lhes proporciona mais saúde e felicidade. A tecnologia tóxica, incluindo alguns games e plataformas de mídia social, pode levá-las à tristeza e à ansiedade. E um pouco de tecnologia nociva[1], seja um videogame, seja um fútil programa de TV, assim como uma ocasional junk food[2], não vai matá-las!

Para saber como orientar seus filhos para o aproveitamento saudável e equilibrado da tecnologia, torna-se essencial a compreensão de como as crianças metabolizam a tecnologia, ou seja, como diferentes mídias e aplicativos captam sua atenção, como

---

1 Em inglês, *junk techno*, em associação com junk food. (N. da T.)
2 No sentido literal, "comida lixo"; comer porcaria ou besteira. (N. da T.)

as fazem sentir-se e como alteram seu cérebro e comportamentos. É exatamente isso o que você descobrirá neste livro. E, prometo, não é tão assustador quanto parece.

COMO APROVEITAR ESTE LIVRO

Seja você pai, padrasto, avô, pai ou mãe adotivos, professor, terapeuta, treinador ou qualquer outra pessoa significativa na vida de uma criança, este livro é destinado a você. Para simplificar a questão, tenho tendência a usar sempre a palavra "pais", mas não se engane! Dirijo-me a qualquer um que esteja assumindo o árduo e crucial trabalho de criar, apoiar e nutrir crianças! Embora a ciência e as práticas para otimizar o cérebro humano apresentadas neste livro sejam universais para qualquer faixa etária, meu foco está particularmente no período entre o nascimento e a idade adulta até os 25 anos. Nessa fase, verifica-se cientificamente o auge do desenvolvimento cerebral, com mudanças dramáticas acontecendo durante a puberdade. Por exemplo, algumas vezes, quando abordo a questão de games ou mídia social, você perceberá que meu conselho se volta para pré-adolescentes e adolescentes. Outras vezes, você notará que algumas das minhas soluções se dirigem a uma faixa etária mais jovem. No entanto, isso jamais deverá impedi-lo de adequar minhas sugestões ao seu filho e à fase em que ele se encontra. Você sabe melhor como falar com sua criança, como ajustar o diálogo à medida que ela se desenvolve e muda. As sugestões deste livro se destinam a ser módulos de base; portanto, os resultados serão melhores se você continuar a trabalhar com seu filho e desenvolvê-las ao longo dos anos.

Nas páginas a seguir, simplificarei a base neurocientífica do método Solução Tecnológica, apresentando inúmeras estratégias para que oriente seu filho. Meu objetivo é que você tenha conhecimentos para afastá-lo da tecnologia que o deixa estressado, mal-humorado, dependente, ansioso e deprimido, conduzindo-o a uma dieta tecnológica mais saudável, o que estimulará a criatividade, a saúde, a felicidade e o relacionamento social dele.

Como gosto de lembrar aos pais, não precisamos temer o potencial danoso da tecnologia em nossos filhos. Portanto, se você seguir as soluções apresentadas neste livro, as crianças vão aprender a usar a tecnologia de maneira saudável e capacitadora, o que as ajudará na adaptação a tudo que a vida lhes oferecer. Como aprendemos com a eclosão da pandemia de covid-19, o uso saudável da tecnologia pode ser uma parte fundamental da prosperidade.

O Capítulo 1 apresenta a ciência do impacto da tecnologia no cérebro em desenvolvimento, com implicações para a saúde, os comportamentos e os traços de caráter das crianças. O Capítulo 2 explora a relação entre os hábitos adquiridos na infância e a base para os comportamentos futuros das crianças. Explico a importância de aproveitar os anos de formação para orientá-las na criação de hábitos mais saudáveis.

No Capítulo 3, começamos a desvendar não só como, precisamente, a tecnologia afeta o cérebro de nossos filhos, mas também como podemos trabalhar para administrar esses efeitos. Vamos investigar como os games, as mídias sociais, os dispositivos e os aplicativos são projetados para manter os cérebros colados nas telas, encontrando maneiras de recompensá-los com ondas de dopamina. E, assim que você compreender o funcionamento dos ciclos de vício e recompensa, poderei ensiná-lo a ajudar a proteger seus filhos da tecnologia viciante. O Capítulo 4 analisa os perigos da tela no cérebro em desenvolvimento. Exponho as variadas maneiras por meio das quais a tecnologia está desencadeando níveis tóxicos de estresse e ansiedade em crianças, estimulando a liberação do hormônio cortisol. Você vai entender a reação ao estresse e como reconhecê-lo em seu filho; também aprenderá modos de orientá-lo a conquistar competências positivas de enfrentamento.

No entanto, os efeitos da tecnologia não são todos negativos, pois, quando usada da maneira certa, ela será benéfica. No Capítulo 5, aprendemos a ajudar nossos filhos na melhoria de sua saúde mental, física e espiritual. Rastreadores fitness, aplicativos de gratidão e playlist de músicas constituem parte da resposta. Mas também precisamos forçá-los a alterar sua rotina off-line. O Capítulo 6 explora a fundamental necessidade humana de interação e as fascinantes maneiras de a tecnologia ajudar as crianças a interagirem e até mesmo a reverterem as alarmantes novas tendências à solidão e à depressão na adolescência. No Capítulo 7, aprendemos como a tecnologia pode ajudar as crianças no cultivo de seus talentos, no estímulo à criatividade e na descoberta de seus objetivos, por meio do desenvolvimento de sua identidade e talentos individuais.

Então, depois de abordar como a tecnologia afeta as emoções e o comportamento da criança, retomo esses aspectos no Capítulo 8 para lhe propor um programa de seis etapas visando lidar com a questão mais relevante para os pais de nosso tempo. Por fim, no Capítulo 9, olhamos para o futuro e ponderamos sobre como preparar as crianças para o sucesso em uma era de ruptura digital, isto é, ensiná-las a pensar criticamente e a serem conscientes e flexíveis.

Desse modo, você terá um conhecimento mais aprofundado sobre como a tecnologia consumida pelas crianças as afeta e também aprenderá a definir uma dieta tecnológica saudável para sua família. O elemento primordial para a prosperidade em um mundo digital está em *nos conhecermos*. E isso significa realmente nos conhecermos: como nosso corpo e nossa mente funcionam *de fato*, o que nos deixa felizes, estressados, desesperados, eufóricos. Com esse conhecimento, podemos nos cuidar de um modo novo e poderoso e ensinar nossos filhos a agir da mesma maneira. E pelos atos de conhecer e amar, seremos capazes de liberar uma nova energia de criatividade, alegria e realização para nossos filhos e para nós mesmos. Neste livro, apresento o fundamento, a neurociência e a orientação para esse processo. Assim como uma pequena semente se transforma em um carvalho gigantesco, todos nós temos o potencial de crescer e florescer. E, neste mundo moderno em constante mudança, nosso relacionamento com a tecnologia será um aspecto primordial desse crescimento.

1. DISRUPÇÃO

Como a tecnologia está afetando o cérebro e o comportamento dos nossos filhos

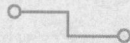

"Só Deus sabe o que isso está fazendo com o cérebro de nossos filhos."

SEAN PARKER, presidente fundador do Facebook

Eu jantava fora com minha família quando percebi uma cena corriqueira, ainda que perturbadora: um simpático e jovem casal próximo de nós pegou seus smartphones, antes mesmo de olhar o cardápio, e continuou a utilizá-los durante a refeição.

Mesmo assim, interagiam muito mais do que uma família ao lado, de três pessoas. Pai e filho pareciam dedicar mais tempo aos aparelhos digitais do que a ouvir e conversar, enquanto a mãe permanecia de lado, solitária em seus pensamentos. Um pouco além, um bebê de macacão, e cabelos cacheados, estava embasbacado em um tablet dos pais, ou talvez dele mesmo. O final perfeito para a noite veio pouco antes de sairmos, quando um adolescente, caminhando com os olhos grudados no celular, foi de encontro a um garçom.

Não me entenda mal: não sou ludista; adoro a tecnologia. O celular é meu assistente de pesquisa, a câmera, minha professora de meditação. Além disso, ele ainda me permite cumprir com pontualidade os compromissos e não me deixa esquecer o agendamento do dentista das crianças. Até mesmo me alerta para que me movimente um pouco quando fico sentada por muito tempo. Porém, também gosto de desligá-lo e dar uma caminhada com meu marido, ler um bom livro ou ter uma noite em família sem ser incomodada.

Em restaurantes, quartos, carros ou salas de aula, as telas se tornaram uma parte inevitável da vida da maioria das pessoas. Antigamente, nos dias felizes de nosso romance com as telas, imaginávamos que nada poderia dar errado com nossos smartphones. Recebíamos com grande entusiasmo cada aplicativo novo, fosse Uber®, *Candy Crush*®, Tinder® ou Instagram®; extasiados, fazíamos o download em nossos celulares. Mas estamos mais conscientes agora. Essas novas ferramentas não estão nem perto da inocência que supúnhamos. Sem lermos as letras miudinhas, não imaginávamos que a maioria delas estava coletando nossos dados e seguindo-nos por toda a internet. Hoje temos ciência de que a tecnologia manipula nossas decisões, determinando como nos comportamos e como nos sentimos. Sabemos também que os cientistas estão registrando mensuráveis alterações nos cérebros dos bebês expostos a telas por tempo demais.

Segundo a pesquisa "Estresse na América", de 2017, compilada pela Associação Americana de Psicologia, 48% dos pais dizem que controlar o tempo de tela dos filhos é uma batalha constante. Cinquenta e oito por cento afirmam que temem a influência da mídia social na saúde física e mental de suas crianças. Preocupamo-nos com nossos filhos e sabemos ser insustentável nossa relação atual com a tecnologia. No entanto, ao permitirmos que smartphones controlem mais e mais como usamos nosso tempo, como nos sentimos e como agimos, muitos de nós autorizamos os filhos a seguirem o mesmo caminho.

O celular criou tal obsessão que conquistou um léxico próprio. Naquela noite, no restaurante, as pessoas ao nosso redor estavam fazendo *phubbing*[3] com seus entes queridos. A *tecnoferência* (tecnologia + interferência) evitava que o bebê, grudado ao seu tablet, desse atenção à mãe, o que a levou a perder a paciência. E o garoto que trombou com o garçom exemplifica a figura do *smombie,* ou seja, um zumbi de smartphone. Para os chineses, ele é um membro da tribo dos "cabeça abaixada", pedestres que insistem em digitar mensagens ou continuar jogando enquanto caminham. Para que tenham segurança, as autoridades criaram até mesmo faixas exclusivas para eles nas cidades chinesas de Chongqing e Xian.

Antes de sairmos do restaurante, nossa garçonete nos parou para dizer como foi bom ver nossos três filhos conversando de verdade conosco durante a refeição. Afirmou não se lembrar da última vez que presenciara tal cena, pois normalmente tanto as crianças quanto os pais se fixavam nas telas. Eu me senti terrivelmente preocupada com tais palavras, mas não surpresa.

▍COMO A TECNOLOGIA ESTÁ AFETANDO NOSSOS FILHOS?

Corredores próprios para *smombies* parecem exagero, mas atualmente a maioria dos adolescentes consulta seus celulares 150 vezes por dia, ou seja, a cada seis minutos. Somando-se todos os acessos, eles gastam mais de sete horas por dia olhando para a tela dos smartphones, e isso sem contar a escola e a lição de casa. Como destacou o professor de marketing Adam Alter, da Universidade de Nova York, isso significa que durante a vida nossas crianças gastarão pelo menos sete anos mergulhadas nos próprios aparelhos. Reflitamos por um

---

3 *Phubbing,* termo inglês criado pela junção das palavras *snubbing* (esnobar) e *phone* (telefone) para descrever o ato de ignorar alguém usando como desculpa um telefonema, mensagem ou outros por meio de um celular. (N. da T.)

momento: Sete. Malditos. Anos. E com o indiscutível aumento do uso, penso que esse número será ainda mais elevado.

A forma como nossas crianças estão usando a tecnologia, e sendo estimuladas a usá-la – inadvertidamente, rolando telas enquanto se alternam entre quatro ou cinco aplicativos abertos, com um videogame no fundo –, não é, claro, saudável para o desenvolvimento mental delas. Isso quer dizer que o cérebro está em constante demanda, o que, por sua vez, torna as crianças reativas e nervosas, levando-as a sentimentos de inquietação e ansiedade. E com um smartphone na ponta dos dedos, muitas sequer precisam se lembrar de nada, ou pensar em algo novo, ou descobrir como combater o tédio, ou aprender a se sentar e relaxar e apenas conviver consigo mesmas.

Uma recente pesquisa demonstra até que a estrutura e o funcionamento do cérebro das crianças estão sendo alterados por smartphones e telas. Em um estudo particularmente alarmante de 2019, publicado na revista *JAMA Pediatrics*, varreduras cerebrais revelaram que crianças que passam mais tempo diante das telas têm menor mielinização, ou "integridade da substância branca", nos cérebros. Testes posteriores mostraram que elas apresentavam menos capacidade de letramento e linguagem.

A mielina (geralmente denominada matéria branca devido à sua coloração esbranquiçada) é uma camada isolante de gordura que envolve os nervos. Como o isolamento de fios elétricos, ela protege os neurônios e favorece o disparo com mais rapidez e precisão dos sinais nervosos (impulsos elétricos). Por volta dos dezoito meses, a via neural que conecta a área de Broca à de Wernicke – duas áreas corticais conhecidas pela produção e compreensão da linguagem humana, respectivamente – torna-se totalmente mielinizada. Isso é o que permite aos bebês irem da capacidade de entender palavras para a capacidade de dizê-las e explica os resultados do estudo de 2019.

A importância da mielina no desenvolvimento da linguagem é apenas um exemplo dentre muitos. Na verdade, a totalidade da função cognitiva de uma criança depende da integridade da estrutura da mielina no cérebro. Explico: a capacidade delas de armazenar, recuperar e processar informações em pensamentos, sentimentos e comportamentos depende da organização adequada dos nervos e da espessura da bainha de mielina que os envolve. Quando ela é muito fina ou está danificada, os impulsos nervosos não acontecem de modo normal, podendo diminuir e até mesmo parar, o que desencadeia problemas de saúde mental, comportamentais e neurológicos.

O uso da tecnologia traz uma miríade de outras potenciais consequências, por exemplo, cyberbullying (assédio virtual), privação do sono, postura inadequada, dores nas costas e no pescoço, sedentarismo, obesidade, solidão, redução da visão, ansiedade, depressão, distúrbio da imagem corporal e vício. Todo esse cenário está afetando as crianças, interrompendo a conexão de impulsos biológicos básicos para que interajam, tornem-se independentes e até mesmo procriem.

SERÁ QUE ELES SABEM ALGUMA COISA QUE DESCONHECEMOS?

Os executivos da área de tecnologia foram os primeiros a reconhecer o problema há mais de uma década. Pouco depois do lançamento do iPad® em 2010, Steve Jobs, fundador da Apple®, foi questionado pelo *The New York Times* sobre o que seus filhos achavam do novo aparelho. Jobs respondeu ao repórter Nick Bilton que os filhos sequer o haviam usado, que ele e sua mulher "impunham limites às crianças no uso de tecnologia em casa". Bilton ficou tão surpreso que entrevistou uma série de executivos do Vale do Silício, descobrindo que a maior parte deles também barrava ou limitava com rigidez o acesso dos filhos à tecnologia. Bilton chegou à conclusão de que os "CEOs de tecnologia parecem saber alguma coisa que o restante de nós desconhece". Recentemente, Tim Cook, CEO da Apple, disse que baniu seu sobrinho da mídia social. O fundador da Microsoft®, Bill Gates, não permitiu que seus filhos tivessem smartphones até completarem 14 anos. Agora, Melinda Gates diz que deveriam ter esperado mais tempo.

Como nossas crianças se tornaram escravas de um aparelho que supostamente deveria nos libertar, nos conectar com os outros, nos dar mais tempo para aproveitar a vida e aqueles a quem amamos? Como se constatou, foi pelo design. Em algum momento, o objetivo de um grande número de companhias tecnológicas parece ter deixado de ser o de conectar pessoas. Embrenharam-se em uma corrida para descobrir quem apresentaria a informação da maneira mais atraente, o modo mais engenhoso de fazer com que consultássemos reiteradamente nossos celulares.

Esta é a força motriz por trás da "economia da atenção" da tecnologia: aquele aplicativo gratuito, ou aquela rede social, ou aquele mecanismo de pesquisa que parece ter sido criado para ajudar você, na verdade se destina a apreender seus dados, que podem então ser agrupados e vendidos para alguém. Atualmente, essa indústria acumula 1 trilhão de dólares por ano. Os dados que coletam recentemente ultrapassaram o petróleo em valor, tornando-se o bem mais valioso do planeta. E o custo humano é enorme. Os aparelhos de seus filhos estão roubando o tempo deles, devorando-lhes aos poucos os anos de vida. Cada hora diante de uma tela equivale ao tempo que poderiam estar correndo e interagindo com outras crianças de sua idade ou observando e aprendendo com o que existe ao redor; interações com o mundo real são essenciais para o saudável desenvolvimento físico e social.

Talvez seja ainda mais preocupante o fato de que não estejam vivendo como de fato desejam. Afinal, se desconhecem como a tecnologia os influencia, correm o risco de permitir que seu comportamento seja por ela controlado. É importante refletir: as crianças estão usando a tecnologia ou a tecnologia as está usando?

A exemplo dos habitantes das C-suítes do Vale do Silício[4], fui uma das primeiras testemunhas do lado sombrio da tecnologia. Em consultas, os pais relatam que os filhos perderam o interesse pela escola, pelos esportes e pelas famílias para se dedicarem ao videogame. Tratei de muitos adolescentes que reagiram com ameaças de violência, fuga de casa, mutilação e suicídio aos limites impostos pelos pais quanto ao uso das redes sociais. Uma vez fui chamada para atender um garoto que trancou a mãe por três dias em um porão a fim de jogar um novo videogame sem limitações.

Esses pais se sentiam constrangidos, desamparados e sobrecarregados. Infelizmente, porém, esses problemas se tornam cada vez mais frequentes, afetando cada vez mais famílias em todo o mundo.

▍POR QUE NOSSOS FILHOS SE SENTEM DESSA MANEIRA

Seja por um comentário maldoso feito no Snapchat®, seja por alguém fazendo bullying ao prender uma criança contra um armário, o cérebro reagirá automaticamente a uma ameaça presencial ou virtual da mesma maneira. Ele desencadeará a reação biológica de congelamento, luta ou fuga, que visa preparar o corpo para um ataque. Você conhece a sensação: o coração dispara, a pulsação acelera e o foco se estreita.

Assim, tento explicar que os sentimentos de seu filho em um determinado momento pode não depender de uma situação que está ocorrendo na tela ou fora dela. Na verdade, dependem de qual *substância neuroquímica* é liberada naquela circunstância. Dopamina, cortisol, endorfinas, oxitocina e serotonina – muitas vezes

---

[4] Essa denominação nasceu nos Estados Unidos porque a maioria dos cargos do alto escalão tendem a começar com a letra C: Chief Executive Officer (CEO), Chief Financial Officer (CFO) etc. (N. da T.)

denominados "mensageiros químicos" do corpo – constituem as cinco substâncias neuroquímicas essenciais que regulam a vida de nossos filhos, levando-os a estados energéticos ou desmotivados, conectados ou solitários, felizes ou infelizes, engajados ou alijados da vida. Tais "mensageiros" existem em cada ser humano e, tão certo quanto o nascer do sol, desencadeiam respostas. E, compreendendo-os, seremos capazes de ajudar nossos filhos no aprendizado, no desenvolvimento e na prática de hábitos saudáveis, que os farão se sentir felizes, valorizados, fortalecidos, amados.

Vamos explorar com um pouco mais de detalhes essas cinco substâncias neuroquímicas. Ao ler as descrições, tente imaginar o que aconteceria se esses neuroquímicos se desequilibrassem. Quais seriam as consequências para nosso corpo, para nossa mente e para a própria sociedade se os alicerces da saúde humana fossem orientados, manipulados e desregulados?

1. A **dopamina** ativa nossa motivação, recompensando-nos com uma sensação imediata de prazer. É liberada sobretudo por atividades que promovem a sobrevivência da espécie, como caça, coleta e criação de vínculos. Como não vivemos mais como os humanos pré-históricos, a caça pode incluir o ato de subir de nível em um videogame, enquanto a coleta e a criação de vínculos podem envolver o número de curtidas nas mídias sociais.
2. O **cortisol** e a resposta ao estresse produzem a sensação de estarmos sob ataque. Assim que surge o perigo, eles nos impulsionam a fazer alguma coisa para escapar: congelar, lutar ou fugir. Com isso, nossa frequência cardíaca e pressão arterial aumentam. Com o tempo, essa situação pode ocasionar privação do sono, ganho de peso, problemas intestinais, supressão do sistema imunológico e interrupção da formação óssea.
3. As **endorfinas** produzem sensações de paz, calma, felicidade ou euforia. Elas são liberadas por meio de atividades como

exercícios cardiovasculares, risadas e intimidade, que neutralizam sensações de ansiedade, estresse e dor. As endorfinas aliviam as adversidades da vida, liberando-nos para tentar coisas novas e inovar.

4. A **oxitocina** produz a sensação de segurança e amor. Ela é liberada durante experiências sociais compartilhadas, quando recebemos reconhecimento social e vivenciamos momentos de vínculo e intimidade. A oxitocina nos motiva a confiar nos outros e ajudá-los, a buscar companheirismo, a aprender a amar.

5. A **serotonina** produz sensações de contentamento, felicidade e orgulho. É liberada durante atividades físicas, interações sociais positivas, exposição à luz solar e na execução de alguma coisa que amamos. A serotonina nos motiva a tentar coisas novas, inovar e conquistar o respeito alheio.

Como você sem dúvida já observou em sua casa, smartphones, jogos on-line e mídias sociais estão literalmente mudando a mente das crianças por meio da liberação de determinadas substâncias neuroquímicas. Às vezes, isso tem efeitos positivos, por exemplo, quando seus filhos falam pelo Skype® com a vovó, sentem-se conectados com ela. Mas algumas tecnologias criam ciclos de recompensa neuroquímica de baixo valor e em grande quantidade, assim alterando a estrutura do cérebro em desenvolvimento; o resultado é que nossos filhos passam a querer mais do que vem dos dispositivos e menos do que vem do mundo físico.

Tempo excessivo de exposição a telas pode trazer as seguintes consequências:

- Liberação de quantidades prejudiciais de cortisol, desencadeando reação de estresse.
- Desejo por quantidades perigosas de dopamina, o que pode levar ao vício.

- Redução na liberação natural de oxitocina, serotonina e endorfinas, que são a chave para a saúde, a felicidade e o sucesso a longo prazo.

A liberação desses neuroquímicos é basicamente regida por quatro minúsculas estruturas cerebrais, o hipocampo, a amígdala, a glândula pituitária e o hipotálamo, conhecidas coletivamente como sistema límbico. É ele que gera e controla nossas reações emocionais.

Por exemplo, embora algumas tecnologias deem às crianças uma onda imediata de prazer, isso nem sempre leva à felicidade. O jogo descontraído proporcionará aos nossos filhos uma dose de dopamina. Mas dopamina em excesso (ou prazer) à custa de oxitocina (ou vínculo) fará com que se sintam sozinhos, ansiosos e deprimidos. Para neutralizar essas sensações, eles vão querer outra dose de dopamina, que, por essa razão, é o principal neuroquímico por trás do vício. Os likes nas redes sociais também fornecem dopamina. No entanto, quando nos comparamos negativamente com os outros, também desencadeamos a liberação de hormônios do estresse.

Nos capítulos seguintes, exploraremos as relações entre neuroquímicos e motivação, comportamento, vitalidade, criatividade e felicidade. Também abordaremos as substâncias químicas do cérebro que fazem nossos filhos se sentirem felizes, estressados, criativos ou inspirados ao interagir com a tecnologia.

Estou convicta de que a tecnologia pode ocupar um espaço saudável na vida da criança. Uma mensagem encorajadora dos pais tem a capacidade de transformar um dia complicado. Uma postagem no Facebook sobre incêndios florestais na Austrália pode aumentar a conscientização e inspirar nossos filhos a pensarem além do próprio mundinho. Assim, de modo geral, soaria inadequado rotular a mídia digital como totalmente boa ou totalmente ruim.

Mas não seria ótimo se você pudesse mostrar aos seus filhos como ativar os compostos neuroquímicos potencializadores, tanto on-line quanto ho dia a dia? Isso é exatamente o que vou ensiná-los a fazer.

Vamos lembrar que já vivemos essa situação antes. Esta não é a primeira vez que pais precisam descobrir como ensinar os filhos a usarem novas e poderosas tecnologias. Nem é a primeira vez que a inovação humana mudou tudo.

▌O PODER DO FOGO

Embora ser pai na era da disrupção muitas vezes pareça estressante e inédito, não difere muito daqueles que viveram algumas das mudanças importantes ocorridas ao longo do tempo. Considere a descoberta do fogo, que representou um movimento divisor de águas na história da evolução humana. O fogo nos deu luz e calor; permitiu ao *Homo erectus*, nosso ancestral humano direto e o primeiro, que se sabe, a dar início ao fogo, a descer das árvores e a dormir com segurança no chão ao perseguir ursos, grandes felinos e outros predadores noturnos. O fogo nos uniu ao possibilitar a interação das pessoas em um lugar para comer e se aquecer, originando as tradições de contar histórias e estabelecendo as bases para a sociedade humana.

No entanto, cozinhar talvez seja a dádiva mais importante de todas. Livrar alimentos de parasitas e bactérias reduziu drasticamente as taxas de mortalidade e prolongou, na mesma proporção, o tempo de vida. E dado que nossos ancestrais primatas passavam a maior parte do tempo mastigando raízes, folhas, frutos e cascas apenas para obter calorias suficientes para sua sobrevivência, cozinhar foi revolucionário. Os alimentos cozidos reduzem o tempo e a energia desperdiçados na alimentação e digestão, permitindo aos hominídeos utilizarem melhor sua energia interna: desde alimentar o estômago até alimentar o cérebro. (Mesmo em repouso, a mente humana consome 25% de nossa energia.) Tal transformação desencadeou o crescimento explosivo do cérebro e, em última análise, do sistema nervoso mais avançado que o planeta já conheceu. Com mais de 100 bilhões de neurônios, esse sistema processa todos os nossos pensamentos, ações e reações. Em resumo, o fogo nos permitiu avançar para a próxima fase da evolução, para nos tornarmos complexos, inteligentes, compassivos e criativos.

O FOGO DA NOSSA ERA

Não é exagero afirmar que as inovações tecnológicas desenvolvidas no Vale do Silício e em outras regiões transformaram a humanidade. A tecnologia nos permitiu sequenciar o genoma humano e encontrar substitutos viáveis para os combustíveis fósseis. Em breve, é possível que até nos ajude a chegar a Marte e determinar nosso próximo passo evolutivo.

Mas o progresso é um negócio desconcertante. Como o fogo, a tecnologia tem o poder de nos destruir. Tenho certeza de que mães e pais hominídeos vivenciaram sentimentos contraditórios sobre permitir aos filhos que lidassem com o fogo. Mas eles também sabiam que dominá-lo era a chave para o sucesso e a sobrevivência. Então, imagino que levaram as crianças até os campos enegrecidos para lhes mostrar que os incêndios florestais, se não contidos, poderiam se alastrar descontroladamente na savana seca, destruindo pessoas, animais e aldeias primitivas inteiras. Imagino que explicaram aos filhos que as chamas queimariam seus pulmões caso se aproximassem muito delas. Imagino que os ensinaram a usar pedras para que eles mesmos aprendessem a produzir fogo.

Os pais hoje enfrentam um dilema semelhante: sabemos que o sucesso de nossos filhos exigirá deles o domínio de várias tecnologias, mas tememos o risco. Entretanto, não podemos enterrar nossa cabeça na areia, permitindo-lhes determinar regras próprias, e rezar para que evitem, por exemplo, ver a pornografia mais explícita e violenta. Também não podemos simplesmente impedir que nossos filhos joguem *Grand Theft Auto*® ou abram uma conta no Instagram. Eles precisam de nossa ajuda; precisam que os orientemos quanto ao tempo de tela saudável e os afastemos dos aplicativos e games que provocam estresse e os levam a se refugiar nos próprios mundos on-line. Precisamos levá-los para a savana.

Cabe a nós explicar-lhes que a exposição constante aos perfis e à vida dos amigos pode gerar um sentimento de desajuste, sobretudo nos momentos em que já se sentem desanimados. Que pode comprometer seu desempenho escolar e sua capacidade de fazer amigos. Que, quanto mais dependentes se tornam de likes, retuítes e compartilhamentos, mais correm o riso de ficar ainda mais distraídos, ansiosos e deprimidos. Eles precisam entender com que facilidade podem ser intimidados on-line e com que rapidez podem se tornar dependentes de smartphones e videogames.

NÃO SURTE

Mas não vamos pensar demais nisso. *The New York Times* relatou recentemente que algumas famílias começaram a contratar coaches para ajudá-las a criar filhos livres do celular; são "consultores de tela" que lembram aos pais como as pessoas criavam os filhos antes do surgimento do smartphone. O artigo do *Times* quase parece uma paródia da Bay Area[5]. Acredite: você não precisa disso.

---

[5] Bay Area é como são conhecidas, nos Estados Unidos, a área e as cidades que circundam a baía de São Francisco no norte da Califórnia. É uma região metropolitana extensa e geograficamente diversa que abriga mais de 7 milhões de habitantes em cidades como São Francisco, Oakland e San Jose. É mais conhecida por seu estilo de vida, política liberal e por ser a região em que estão as cidades

Vou lhe apresentar o que há de melhor e mais recente em neurociência e explicar em termos simples o funcionamento do cérebro e do sistema nervoso das crianças e o caminho para o sucesso. Assim que você realmente entender como a tecnologia faz seus filhos se sentirem, faremos uma analogia com o tempo de tela e a alimentação saudável, sugerindo um programa familiar e digerível para o problema mais importante dos pais de nossa época.

Lembre-se de que o smartphone está conosco há apenas uma década e meia, razão pela qual desperta sensações tão desconcertantes. Embora talvez não se perceba, vivemos em uma era de disrupção. Não é natural estarmos em casa, sozinhos, curvados e olhando para nossas telas o dia todo. Por 10 mil anos fomos agrários; passávamos os dias ao ar livre, trabalhando juntos. Por cerca de 70 mil anos antes disso éramos caçadores-coletores e vivíamos em tribos. Dormíamos ao pôr do sol, acordávamos ao amanhecer e nos movimentávamos o dia todo, perfeitamente integrados com a natureza e uns com os outros.

Não se preocupe: podemos voltar a ser quem somos. Não importa que novas tecnologias continuem surgindo – e, acredite, elas vão continuar –, uma vez que somos humanos, e isso não vai mudar.

Acredito em ciência, em pesquisa, em criar filhos inteligentes, felizes e cheios de vigor que possam alcançar seu potencial máximo, e acho que a maior parte das coisas é razoável, desde que com moderação. Meu princípio norteador em relação à tecnologia é não surtar e usar a intuição como guia. Respire. Vamos superar isso juntos.

---

que compõem o Vale do Silício – local onde se concentram as grandes empresas de tecnologia como Facebook, Apple, Google®, Intel®, HP®, entre outras.

LEMBRE-SE...

- A maioria dos adolescentes consulta os celulares 150 vezes por dia, o que os torna irritados e nervosos e desencadeia sensações de angústia e ansiedade.
- Smartphones e telas podem estar mudando a estrutura e a função do cérebro das crianças.
- Esse cenário está modificando as crianças, interrompendo os impulsos biológicos naturais que as levam à independência, inclusive afetando a procriação.
- A sensação de uma criança em determinado momento depende de qual neuroquímico foi liberado por uma experiência.
- A dopamina ativa nossa motivação, recompensando-nos com uma sensação imediata de prazer.
- O cortisol e a resposta ao estresse produzem a sensação de estarmos sob ataque.
- As endorfinas produzem sensações de paz, calma, felicidade ou euforia.
- A oxitocina produz a sensação de segurança e amor.
- A serotonina produz sensações de contentamento, felicidade, confiança e autorrespeito.

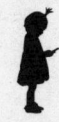

2. TRILHAS

O poder dos hábitos para ajudar nossos filhos a atingirem o potencial máximo

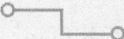

*"Nós somos o que repetidamente fazemos.
A excelência, então, não é um ato, mas um hábito."*

WILL DURANT

Quando estava grávida de meu primeiro filho, sentia-me razoavelmente bem preparada para a maternidade. Com 33 anos na época, era uma médica que havia trabalhado de perto com mães no pós-parto, crianças e famílias durante vários anos. Tinha ajudado meus quatro irmãos mais velhos com seus bebês, crianças e adolescentes. Tinha lido todos os livros clássicos sobre criação de filhos e me inscrito em todos os blogues que surgiam sobre o assunto. Logo que nosso lindo menino chamado Joesh nasceu, fiquei exultante e arrebatada.

Tornei-me mãe em 2005, ano em que a população da internet atingiu a marca de 1 bilhão. Às vezes, achava que encontraria on-line tudo o que precisava saber. Outras vezes, sentia-me sobrecarregada com informações e disparates contraditórios. A tecnologia estava em toda parte e anunciava uma promessa que parecia incrível. Recebi a coleção de DVDs *Baby Einstein* e fiz Joesh assistir a todos, esperando que um pouco do "Einstein" surtisse efeito!

O peso do meu filho começou a cair significativamente, semana após semana, quando ele tinha mais ou menos doze meses. Joesh foi do octogésimo quinto para abaixo do quinto percentil para sua idade. Meu bebê gorduchinho e feliz basicamente parou de comer. Na hora da alimentação, ele comprimia os lábios com força e virava o pescoço e o rosto o mais longe que conseguia. Levei-o a médicos, especialistas, ao programa de nutrição do hospital infantil local. Entretanto, as respostas se limitavam a: "Ele provavelmente não vai morrer de fome; continue tentando fazê-lo comer uma colher sempre que possível". E também tentamos de tudo: cantorias, fantoches, combinações diferentes de comida. Alguns dias, nossa cozinha parecia um circo, enquanto lutávamos para Joesh comer algumas colheradas. Sem dúvida, um período estressante e exaustivo.

Até que, um dia, os primos mais velhos de Joesh deram uma passada em casa e todos se reuniram para assistir ao filme de animação *Procurando Nemo*. Joesh ficou hipnotizado. Quando viu o tubarão falante, abriu a boca, e aproveitei para empurrar um pouco de purê de batata-doce nela. Encantado com o filme, ele engoliu! Mais algumas colheradas cheias, e pareceu um milagre: meu filho comeu tudo. Pela primeira vez, não precisávamos recorrer a uma produção completa da Broadway apenas para ele comer metade de uma banana amassada. Depois de somente alguns minutos de Disney, Joesh estava alimentado.

Na época, eu não imaginava, mas, em retrospecto, tudo isso faz sentido para mim. Joesh, agora um adolescente, odeia comidas macias ou pastosas, inclusive molhos e até sopa. Obviamente, quando bebê, ele não podia me dizer isso, e sem a dentição completa não restava muito que conseguisse comer a não ser alimentos pastosos. Portanto, durante alguns poucos meses até ele voltar a engordar, aliei-me à tela para alimentá-lo. Colocávamos a cadeirinha para refeição na sala de estar, bem diante da TV.

Eu estava desesperada, exaurida, grávida do meu segundo filho e não sabia de nada. Ou talvez soubesse e tenha optado por não pensar nisso.

Nós, pais, talvez não percebamos o impacto das telas em nossos filhos. Por essa razão, precisamos da ciência e da pesquisa para nortear nossa tomada de decisão. Às vezes, usamos a tecnologia como uma muleta porque queremos que nossa vida seja mais fácil e, em alguns casos, ela poderá mesmo nos salvar no momento. Embora não devamos apontar o dedo em direção às pessoas que de vez em quando dão um tablet aos filhos, ainda precisamos lembrar que às vezes as coisas que facilitam a vida no curto prazo podem torná-la muito mais desafiadora e complicada no longo prazo. Ainda que alimentar Joesh diante da TV tenha ajudado naquele momento, esse processo poderia ter criado nele o hábito de comer distraído e sem pensar. E, uma vez desenvolvidos esses hábitos, é bem possível que a negligência e a distração extravasem para outras áreas da vida, como fazer a lição de casa ou conversar.

É impossível voltar no tempo, mas posso avaliar meus comportamentos e aprender com o passado. Cabe a todos nós apoiar nossos companheiros pais, educadores e todas as pessoas que interagem com as crianças por meio de reflexões, estratégias e uma mão amiga. Precisamos construir uma comunidade de apoio, na medida em que todos objetivamos o mesmo para nossos filhos: que atinjam seu potencial máximo.

"NOSSA VIDA NÃO É NADA ALÉM DE UMA MASSA DE HÁBITOS"

As 150 vezes que seus filhos desbloquearam os celulares ontem não resultaram de 150 decisões bem fundamentadas. Nasceram de hábitos, impulsos que a maioria de nós mal reconhece ou compreende.

Nossos hábitos são ações e comportamentos executados de maneira subconsciente. Cada experiência, pensamento e sentimento ativa milhares de neurônios que, por sua vez, formam uma trilha neural em nosso cérebro. Gosto de pensar neles como trilhas em uma floresta, as quais surgem por meio do uso repetitivo. Com o tempo, conforme repetimos comportamentos, as trilhas neurais se desgastam e facilitam a navegação; as mensagens para que adotemos determinados comportamentos começam a ser transmitidas cada vez com mais rapidez. Com a constante reiteração, eles se tornam automáticos.

A dificuldade de ativar novos hábitos está no fato de eles serem apenas trilhas estreitas em meio a uma selva de neurônios. Também por isso trilhas desconhecidas podem parecer perigosas ou exaustivas, pressionando-nos a continuar nas familiares.

Vamos nos lembrar de quando estávamos aprendendo a amarrar os cadarços dos sapatos. No início, era uma luta, que exigia toda a nossa atenção. Mas, com a prática, o cérebro finalmente começou a mudar para o piloto automático sempre que precisávamos amarrá-los. Mesmo as tarefas que parecem impossivelmente complexas no início, como aprender a tocar piano, falar francês ou operar um novo controle remoto da TV, tornam-se simples depois de várias vezes executadas. (Bem, não o controle remoto; tenho a sensação de que sempre vou depender dos meus filhos para usá-lo.)

Há uma razão para isso. Nosso cérebro está sempre à procura de atalhos. Ao executar tarefas complexas sem pensar, ele é capaz de parar de trabalhar de modo tão pesado e focar-se em um trabalho mais urgente. Afinal, se tivéssemos de nos concentrar toda vez que escovamos os dentes ou fazemos um café, nunca teríamos tempo para pensar em outra coisa!

Do momento em que acordamos até a hora de dormir, nossa mente permanece quase sempre no piloto automático. Pesquisadores da Universidade Duke, em um estudo de 2006, constataram que mais de 40% de nossas atividades diárias são na verdade hábitos. William James, o primeiro psicólogo a oferecer um curso de psicologia nos Estados Unidos, estava mais certo do que imaginava quando escreveu, em 1892, que "toda a nossa vida, na medida em que tem forma definida, não é nada além de uma massa de hábitos".

▌É POSSÍVEL MUDAR

É verdade que as trilhas percorridas durante anos se fortalecem, de maneira que os comportamentos associados a elas costumam tornar-se automáticos. Esse processo é conhecido como a teoria hebbiana[6]: "neurônios que disparam juntos se unem". E isso com frequência significa que, quanto mais velhos ficamos, mais difícil fica mudarmos nossos hábitos. Criar um novo hábito aos 60 anos pode equivaler a tentar abrir caminho em uma selva densa. No entanto, a boa notícia é que os cérebros de nossos filhos, e seu potencial humano inato, são bem mais flexíveis e passíveis de mudança do que você imagina. O cérebro é capaz de formar novas vias neurais. Os hábitos podem ser alterados, ignorados, substituídos. E no córtex das crianças há mais espaço aberto para novas trilhas, o que significa que são mais neuroplásticas e capazes de mudar.

Mesmo assim, não podemos simplesmente impor bons hábitos às nossas crianças. Afinal, caso se sintam forçadas a fazer algo, vão criar uma associação negativa com esse hábito. Pesquisadores da Universidade Estadual de Iowa concluíram, em 2018, que o modo como nos sentimos em relação às atividades físicas quando adultos pode até estar enraizado em nossas experiências de infância nas aulas de educação física! Esses pesquisadores descobriram que, por um lado, lembranças desagradáveis de tais aulas se correlacionam com uma

---

6 Teoria criada por Donald Hebb, em 1949. (N. da T.)

resistência persistente ao exercício, mesmo décadas depois. Por outro lado, os participantes que adoravam educação física e recordavam-se de experiências positivas apresentavam maior propensão a achar a atividade física agradável e também maior tendência a ser ativos.

De modo similar, se você forçar sua filha a praticar todos os dias violoncelo por noventa minutos tão logo ela retorne da escola, quando está cansada, faminta e irritada, provavelmente ela não se apaixone pelo violoncelo. Vejo isso o tempo todo nos esportes juvenis. Uma criança gosta de futebol e revela um talento natural para isso. Então, os pais começam a pressioná-la, forçando-a a ir a acampamentos, fazer exercícios repetitivos, testes para times de elite. Agindo assim, eles poderão acabar destruindo o amor e a paixão da criança pelo jogo. Lembremos que hábitos bons e duradouros devem ser intrínsecos, ou seja, precisam vir de dentro. E talvez arruinemos a paixão natural, o talento e os hábitos perfeitamente positivos ao relacioná-los a associações negativas.

O oposto também é verdade. Pense em uma matéria de que você não gostava na escola, mas que de repente se tornou fantástica, em virtude de um professor que trouxe muita energia e paixão para a sala de aula. Portanto, colaborando com nossos filhos na criação de um novo hábito por meio de diversão, humor e positividade, é provável que associem bons sentimentos a isso.

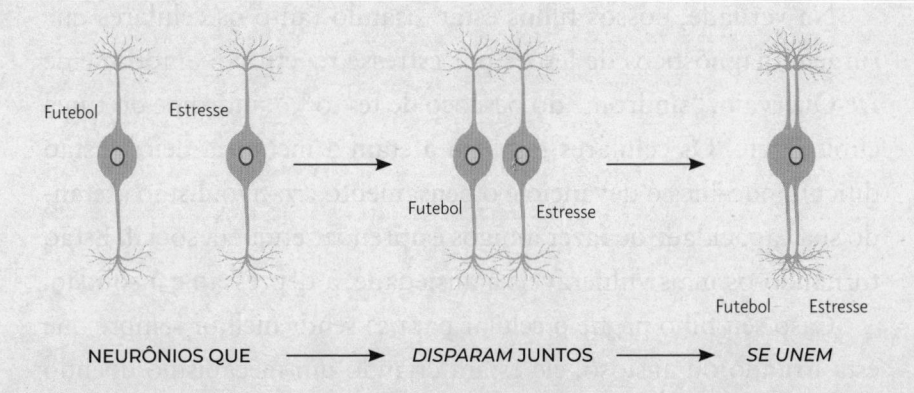

Futebol	Estresse		Futebol	Estresse		Futebol	Estresse
NEURÔNIOS QUE	→		DISPARAM JUNTOS	→		SE UNEM	

"MAUS" HÁBITOS

É claro que há um aspecto sombrio nos hábitos, ou seja, nossos filhos podem incorporar também os maus, como perfeccionismo, impaciência, comida em excesso, multitarefa ou procrastinação. E, quando aparece um hábito, esses padrões neurais são colocados em nosso banco de memória, a região do cérebro denominada hipocampo. Uma vez ali codificados, eles podem nunca desaparecer. Até hoje, sempre que vejo Joesh comendo distraído diante da TV, pergunto-me se é escolha ou programação automática em função dos meses em que ele se alimentou enquanto assistia a *Procurando Nemo*. Porém, felizmente, comemos sobretudo à mesa, de maneira que meu filho foi capaz de construir novos caminhos que estão assumindo o controle. A menos que auxiliemos as crianças a reconectar novos hábitos, antigos padrões serão desdobrados automaticamente. Por exemplo, mesmo anos depois de pararem de fumar, os fumantes às vezes sentem a necessidade de acender um cigarro ao abrir uma cerveja gelada ou ao entrar no carro após um dia de trabalho, ou qualquer que seja o antigo gatilho que disparava o vício.

E os dispositivos atuais têm o poder de reforçar alguns hábitos bem desagradáveis: colar-se ao celular, não olhar para as pessoas, sentar-se com má postura, não se movimentar, ficar dentro de casa, verificar o celular à noite, no banheiro, durante o jantar... A lista continua.

Na verdade, nossos filhos estão usando tanto os celulares que surgem diagnósticos de lesões por estresse repetitivo: Síndrome de De Quervain, "síndrome do pescoço de texto", "síndrome do túnel cubital" etc. Os celulares também afetam a memória deles. Estão dificultando-lhes o devaneio e o pensamento criativo. Estão afetando sua capacidade de fazer amigos e aprender etiqueta social. Estão tornando-os mais vulneráveis à ansiedade, à depressão e à solidão.

Caso seu filho pegue o celular para se sentir melhor sempre que está irritado ou ansioso, ele estará criando um mecanismo doentio para lidar com essas emoções. Em vez de aprender a lidar com elas, o que é parte significativa do desenvolvimento, vai aprender a fugir para evitar sentimentos complicados. Não estará aprendendo a se autocontrolar, a lidar com a vida ou a resolver problemas. Portanto, sempre que se sentir infeliz ou irritado, é provável que ele busque uma tela. Esses sentimentos podem se tornar exacerbados em um ciclo de feedback. Ou seja, seu filho pode ficar on-line para fugir do mundo real e, então, permanecer com a sensação de que os colegas estão realizando mais, fazendo mais e conectando-se mais do que ele. Sentindo-se ainda pior, tentará fugir ainda mais da realidade.

▎HÁBITOS SAUDÁVEIS COMEÇAM COM VOCÊ

É possível que seu filho mantenha esse padrão na universidade e no local de trabalho. Conforme a vida se torna mais real, ele se esvai para outras distrações, como trabalho e gastos excessivos, comida em exagero, pornografia, álcool ou drogas para ajudá-lo na fuga.

Um significativo aspecto do crescimento implica conquistar um conjunto de competências que ajude na escola, no trabalho, nos relacionamentos. E isso inclui aprender a se comunicar, resolver conflitos, construir amizades e relacionamentos românticos. Mas, se seu filho se limita a navegar pelas amizades e terminar namoros em celulares, não formará nem uma estrutura nem a prática de como agir no mundo real. Se a era da conectividade nos ensinou alguma coisa, é que estar conectado com todos o tempo todo na verdade nos torna menos atentos às importantes competências sociais para o sucesso futuro.

Considerando que os hábitos criados na infância formam a base para os comportamentos futuros, aproveite os anos de formação dos seus filhos. Desde cedo, oriente-os para os hábitos mais importantes, ajudando-os também a mantê-los conforme as crianças se desenvolvem. Não adie essa orientação até perceber que seus filhos conseguem mesmo entender o que você está falando. Eles estão captando muito mais do que se imagina. E lembre-se de que o cérebro humano é neuroplástico e, portanto, nunca é tarde para criar ou mudar hábitos.

Só para ficar claro, é impossível fazer esse trabalho *para* os nossos filhos. É impossível controlar cada momento deles. Mas não devemos viver na ilusão de que comportamentos e hábitos positivos surgirão por conta própria. As crianças são *aprendizes relacionais*. Suas vivências e os sentimentos que nutrem pelos pais e professores importam. Então, como pais, somos mais eficazes quando nos unimos aos nossos filhos, fornecendo-lhes amor, inspiração, apoio e orientação nos altos e baixos da vida.

Há muitos recursos para os pais, mas a seguir apresento os três comumente citados. Ao ler as descrições, considere em quais aspectos seu modo de agir atual tende a se enquadrar e qual estilo de educação parece o melhor para criar crianças confiantes e automotivadas.

1. **Pais autoritários** acreditam que sabem absolutamente o melhor. Esse tipo tem grandes expectativas de desempenho externo e de reputação (prêmios, notas, aparência), mas pouco enfoque nas qualidades internas de gentileza, senso comunitário e automotivação. Destacam-se dois estilos de pais autoritários. Os *pais autoritários controladores*, chamados de "tigres" ou "tubarões", estabelecem e impõem regras e expectativas; eles dizem o que funciona e deixam pouco espaço para a autonomia. Os *pais autoritários protetores*, chamados de "pais-helicóptero", tendem a pairar sobre as crianças, microgerenciar e resgatá-las quando as coisas saem errado. Filhos de pais autoritários apresentam níveis mais elevados de ansiedade, depressão e perfeccionismo e menos capacidade de se adaptar a mudanças, superar o fracasso e demonstrar resiliência.

2. **Pais permissivos** estão na outra extremidade do espectro, mas não são menos desequilibrados do que os pais autoritários. Refiro-me a eles como "pais águas-vivas", pois tendem à covardia e à falta de objetividade. Esse tipo não norteia muito os filhos em termos de regras, orientação, direção e foco. Filhos de pais permissivos carecem de valores internos, têm pouco controle dos próprios impulsos, buscam orientação nos amigos e na mídia e são mais propensos a desenvolver problemas com figuras de autoridade e firmeza.
3. **Pais autoritativos** se caracterizam como o ponto de equilíbrio entre os dois extremos dos autoritários e permissivos. Eles têm expectativas claras para seus filhos e colaboram na tomada de decisões. Chamados de "pais golfinhos", como o alongado corpo do animal marinho, são firmes em valores interiores e caráter, mas flexíveis com os interesses, as escolhas e a autoexpressão da criança. Valorizam a diversão, a comunidade e um estilo de vida saudável e harmonioso. Filhos de pais autoritativos demonstram mais saúde mental, mais capacidade de resolução de problemas, de controle de impulsos, melhor desempenho escolar, consciência social, adaptabilidade e automotivação do que os dos outros dois tipos.

Para mim, os resultados são importantes e, portanto, acredito que a paternidade autoritativa seja o tipo mais eficaz. Na verdade, abordei isso no livro intitulado *The Dolphin Parent: A Guide to Raising Healthy, Happy, and Self-Motivated Kids*[7].

Os pais golfinhos orientam em vez de direcionar, encorajam em vez de instruir. Ensinam seus filhos por meio da demonstração

---

7 *O Pai Golfinho: Um Guia para Criar Crianças Saudáveis, Felizes e Automotivadas* – tradução livre. (N. da T.)

de um bom comportamento. Meu exemplo favorito desse tipo advém da natureza. Quando um filhote de golfinho nasce, a mãe o empurra com delicadeza para a superfície do oceano, onde ele respira pela primeira vez. Em vez de suspendê-lo até lá, ela nada. Nos primeiros meses, a mãe golfinho guia, modela e instrui quando necessário, permanecendo perto do filhote, afastando-se apenas raramente dele.

O tipo de pai golfinho é eficaz, porque enfatiza a importância de um estilo de vida equilibrado, focando-se em autocuidado, brincadeira, exploração, vínculo social e contribuição. Por essa razão considero os termos *parentalidade golfinho*, *parentalidade equilibrada* e *parentalidade intuitiva* intercambiáveis. Os objetivos são iguais: criar crianças curiosas, confiantes, conectadas, adaptáveis e resilientes por meio dos comportamentos parentais dos golfinhos – vínculo, modelo de exemplos e orientação.

PRINCIPAIS COMPORTAMENTOS DOS PAIS GOLFINHOS

Vínculo. Criar vínculo significa conhecer seu filho pela pessoa que ele é, não por aquela que você quer que ele seja. Significa aceitar sua criança, apesar do que vislumbra nela, amá-la e conectar-se com ela não apenas como filho, mas como indivíduo.

Modelagem de comportamento. Atuar como um exemplo implica demonstrar a seu filho que o que você faz e como se coloca no mundo refletem seu interior. Significa usar seu eu genuíno para ensinar lições de vida. É evidente que as crianças também aprendem por observação. Todos os dias, estamos modelando comportamentos para elas. Por exemplo, se sempre seguramos um celular, transmitimos o comunicado "Isso é correto". Para algumas crianças, a mensagem soará mais alta e clara do que qualquer palavra que lhes diga enquanto segura o celular. A modelagem de comportamento objetiva revelar quem você é por dentro por meio do que faz por fora. Como as crianças percebem quando ocorre uma discrepância entre os dois, nem se preocupe em pregar alguma coisa em que você não acredita.

Orientação. Crie seu filho ocupando uma posição de conhecimento e autoridade, respeitando também a autonomia dele. Os pais orientadores propiciam aos seus filhos um *tour* pelo mundo, apontando os altos e baixos da vida e fornecendo-lhes apoio ao longo do caminho. Assim, dizem coisas como "Ei, a vida pode ser injusta", "As pessoas resolvem conflitos dessas maneiras" e "Este é um belo momento para comemorar". Orientar não significa pressionar, pairar sobre o filho, microgerenciar ou forçar; significa aceitar que a jornada de seu filho pertence a ele.

Embora o ideal fosse que todos nós nos tornássemos modelos perfeitos, guiando nossos filhos por um caminho de felicidade e perfeita união o tempo todo, isso não é realidade! Lembro-me de uma ocasião em que peguei meu celular enquanto meus filhos e eu esperávamos no estacionamento de um shopping, e eles me chamaram de "hipócrita". Precisei explicar-lhes que não estava jogando videogame ou navegando nas redes sociais, mas pagando contas on-line. E também disse a eles que com frequência reservo nossas férias, inscrevo-os em atividades, respondo e-mails de pacientes, leio artigos de neurociência e escrevo notas para meus livros no celular. No entanto, claro que às vezes *sou* mesmo hipócrita e verifico meu celular enquanto jantamos. O adjetivo com certeza merece ser usado!

Adotar comportamentos parentais importantes ao ler e implementar algumas das sugestões deste livro garantirá a você um relacionamento forte e positivo com seus filhos. Na medida em que lidamos com a cultura digital de hoje, é de nossa responsabilidade ajudar nossas crianças na compreensão das maravilhas e dos riscos da tecnologia e no estabelecimento de hábitos tecnológicos saudáveis e construtivos. O mundo da tecnologia constitui o ambiente nativo das crianças tanto quanto o mundo físico. Portanto, elas precisam que estejamos naquele espaço da mesma forma que precisam de nós em seu mundo off-line.

E nossos filhos não apenas consomem tecnologia de modo passivo. Eles também são participantes ativos: criadores, colaboradores e até mesmo influenciadores. Alguns fazem avaliações ou *unboxing* de brinquedos e vídeos do tipo "Jogando *Overwatch*®" ou "Como desenhar personagens do *Minecraft*®" em seus canais do YouTube®. Eles postam vídeos com a #DIYslime, brilhantes ou em tons pastel, no Instagram; ou mesmo dão suporte a iniciativas de ativismo global dos próprios quartos. Alguns até conquistam grande audiência e ganham bastante dinheiro com isso. Muitos estão não apenas explorando novas paixões e interesses, mas também aprendendo a se comunicar por meio de mídias, uma competência cada vez mais importante. Goste ou não, tudo isso faz parte da parentalidade moderna.

EDUCANDO PARA O FUTURO: CRIANÇAS PREPARADAS

Em comparação com o mundo onde nossos filhos estão entrando, a vida era fácil para as gerações anteriores, que obtinham uma formação escolar e, depois, encontravam um emprego. No entanto, os empregos com salários decentes que exigiam baixa e média qualificações, responsáveis pelo sustento da classe média ao longo do século passado, estão desaparecendo com rapidez. É um movimento irreversível, e a crescente desigualdade, uma tendência paralela, está aumentando gradativamente. Nossos filhos entrarão no mercado de trabalho em um momento ímpar de mudanças econômicas, sociais e tecnológicas, com alterações disruptivas em empregos e competências já afetando todos os setores. Desenvolvimentos tecnológicos rápidos em inteligência artificial (I.A.), aprendizado de máquinas e automação também estão em andamento. Conforme um relatório de 2018 do McKinsey Global Institute®, um terço dos trabalhadores americanos talvez tenha de mudar de emprego nos próximos quinze anos em razão da I.A.

E as informações nunca estiveram tão acessíveis como agora. No passado, quem acumulava mais conhecimento tendia a ser mais valorizado. A memorização mecânica era a chave para o sucesso de um aluno. No entanto, em razão da tecnologia, deixou de ser essencial memorizar tabuadas, fórmulas químicas e capitais mundiais. Os estudantes não precisam mais saber a correta resposta para uma determinada pergunta; podem simplesmente pesquisá-la no Google. Hoje, torna-se muito mais relevante saber elaborar as perguntas certas e promover as competências fundamentais que não podem ser cooptadas por computadores; habilidades que ajudarão os alunos a conquistar sucesso na atual economia tecnológica, altamente social e ultracompetitiva.

Podemos pensar nessas competências como a nova inteligência para o futuro do Quociente de Consciência (QC), um termo que cunhei em *The Dolphin Parent*. Ao contrário do Quociente de Inteligência (QI), do "cérebro esquerdo", e do Quociente Emocional (QE), do "cérebro direito", o QC considera todo o nosso sistema de inteligência humana. A boa notícia é que as competências de QC estão disponíveis em todos nós, desenvolvidas por meio de nossas trilhas neuroplásticas.

> ## AS CINCO COMPETÊNCIAS
> ## DO QUOCIENTE DE CONSCIÊNCIA (QC)
>
> 1. **Criatividade** significa pensar para *além* de ideias, regras, padrões e relacionamentos tradicionais. Significa gerar ideias novas e originais.
> 2. **Pensamento crítico** inclui ter mente aberta para análise, interpretação, explicação e resolução de problemas. Saber elaborar a pergunta correta importa mais do que saber a resposta correta.
> 3. **Comunicação** significa ser capaz de se expressar em diferentes mídias, de ensaios e e-mails a infográficos e posts nas redes sociais, aplicativos de mensagens e comunidades digitais.
> 4. **Colaboração** significa aprender, inspirar e trabalhar em intercâmbio com pessoas de origens diversas e globais.
> 5. **Contribuição** significa agregar valor à equipe e transformar o mundo em um lugar melhor em proporções reduzidas ou extensas.

Esses cinco elementos do QC ajudarão as crianças na superação de algumas das mais significativas mudanças na história da humanidade. Sistemas antigos estão sendo abalados. Inovações em educação, transporte, comunicação e bancos ocorrem em uma velocidade vertiginosa. Por essas razões é tão importante não temer a tecnologia, e por isso também vou abordar as formas saudáveis de nossos filhos conseguirem aproveitá-la melhor e usá-la para terem sucesso.

TENTE O SEU MELHOR

Como pais, é importante lembrar que devemos tentar dar o nosso melhor. Ainda que eu seja abençoada de muitas maneiras, sou mãe de três filhos, dois dos quais com diferenças de aprendizagem significativas; sofro de uma doença séria e tenho uma carreira profissional em constante mudança. Por sorte, conto com um marido solidário, mas ele também está sobrecarregado de inúmeras maneiras. Temos contas a pagar, corpos em envelhecimento, pais idosos, treinos de basquete e acampamentos. Vivemos cansados. Às vezes, nos finais de semana, deixamos nossos filhos relaxarem diante da TV por algum tempo, e eles estão bem. E mais, acho que a tecnologia pode ser incrivelmente benéfica para as crianças. Por exemplo, alguns videogames estimulam de um jeito positivo a maneira de elas se relacionarem. Quando meus filhos jogam *FIFA*® ou *NBA Live*®, eles estão rindo com os primos no Reino Unido e nos Estados Unidos ou mesmo os vaiando. Não acho que teriam criado esse relacionamento se não fosse pelos videogames. Portanto, por esses momentos de interação e muitos outros semelhantes, os dispositivos digitais da minha família merecem nossa gratidão.

O importante é ensinar os filhos a usar a tecnologia com sabedoria para assim impedir que ela os usem e consuma a vida deles. Afinal, somos o que reiteradamente fazemos. Se você quer ser bom em matemática ou em futebol, precisa praticar matemática ou futebol. Portanto, é fundamental termos certeza de que a tecnologia não comprometerá as chances de nossos filhos vivenciarem a vida real. Devemos também ajudá-los a usar a tecnologia de forma capacitadora. Cabe a nós auxiliá-los a compreender plena e profundamente não apenas os incríveis benefícios dela, mas também seus efeitos adversos para que possam dominar a artilharia tecnológica da nossa era.

LEMBRE-SE...

- Nossos hábitos, ou trilhas neurais, assemelham-se a trilhas em uma floresta; com o tempo, as mensagens que viajam pela mesma trilha neural começam a ser transmitidas cada vez mais rapidamente. Com muita repetição, elas se tornam automáticas.
- Nossos hábitos são ações e comportamentos programados subconscientemente por meio dessas trilhas.
- Neurônios que disparam juntos se conectam; emoções e associações incorporam-se em nossos hábitos.
- Os hábitos firmados na infância são a base para os comportamentos futuros.
- O cérebro de nossos filhos – e seu potencial humano inato – é muito mais flexível e suscetível à mudança, à positividade e à inspiração do que percebemos.
- O cérebro é capaz de formar novas vias neurais: hábitos podem ser mudados, ignorados e substituídos.
- O trabalho de criar novos hábitos exige foco, motivação, esforço e tempo. Quanto mais velhas as crianças ficam, mais difícil se torna o processo.
- A relação autoritativa e colaborativa dos relacionamentos chamados golfinhos pode ajudar a guiar as crianças por trilhas positivas e reajustar as negativas.
- O estilo interpessoal do orientador golfinho também prepara as crianças para o futuro, com uma mentalidade positiva e competências para navegar em nosso mundo em rápida mudança.
- A nova inteligência do século XXI é o Quociente de Consciência (QC), ou seja, comunicação, colaboração, pensamento crítico, criatividade e contribuição.

SOLUÇÕES

A parte deste livro denominada "Soluções" se compõe de conselhos práticos para lidar com problemas específicos relacionados à tecnologia. As sugestões devem ser combinadas do modo que melhor se adaptem às suas necessidades e às de seus filhos.

Até agora, discutimos as razões pelas quais a tecnologia foi projetada para manipular nossa atenção e o impacto disso no cérebro em desenvolvimento. Também aprendemos o poder dos hábitos, como eles se conectam com nossas emoções por meio de trilhas neuroplásticas. Como pais, nossa função é orientar os filhos para hábitos que lhes sejam úteis, afastando-os daqueles que os prejudiquem. O melhor jeito de fazer isso é adotar o tipo autoritativo de pais golfinhos e, assim, conduzir a criança em direção ao QC, a inteligência do século XXI.

A seguir, proponho-me a lhe dar sugestões para ajudar seu filho a estabelecer hábitos positivos. Também preparo o terreno para a melhor forma de apresentar a tecnologia à criança e quais hábitos iniciais são capazes de ajudá-la a otimizar os benefícios, minimizando os efeitos tecnológicos adversos.

ESTRATÉGIAS-CHAVE

NÃO

- Supor que um produto seja saudável somente por estar disponível.
- Pensar que alguém esteja cuidando do melhor interesse de seu filho.
- Esperar que alguém resolva os problemas de seu filho relacionados ao uso da tecnologia.
- Permitir às crianças usarem a tecnologia sem um objetivo, limites e monitoramento.
- Usar a tecnologia como um brinquedo.

SIM

- Adiar a introdução da tecnologia o máximo possível.
- Usar a tecnologia como uma ferramenta para realizar alguma coisa.
- Lembrar-se de que, no início, seu filho não deve ficar sozinho durante o tempo que utiliza a tecnologia.
- Criar claras regras da casa para o uso de tecnologia.

CRIE DESDE CEDO HÁBITOS DE VIDA SAUDÁVEIS

Neuroplasticidade é a capacidade do cérebro de evoluir e mudar ao longo da vida de um indivíduo. Agora você sabe que o cérebro de crianças e adolescentes é altamente neuroplástico, o que significa ser muito mais fácil criar hábitos saudáveis e alterar os negativos antes dos 25 anos.

A seguir, vou apresentar cinco ingredientes essenciais para promover a neuroplasticidade e hábitos de vida saudáveis. No entanto, sou a primeira a admitir que, embora esses elementos sejam simples, nem sempre é fácil concretizá-los. Por exemplo, estou familiarizada com a ciência do sono, mas isso nem sempre significa que eu durma o suficiente!

Torne o sono prioridade

Enquanto dormimos, nosso cérebro arquiva informações importantes do nosso dia a dia, as quais corroboram com o aprendizado e a memória e descartam o que não é necessário.

A Academia Americana de Medicina do Sono recomenda que todas as noites:

- Bebês de 4 a 12 meses durmam de doze a dezesseis horas.
- Crianças de 1 a 2 anos durmam de onze a catorze horas.
- Crianças de 3 a 5 anos durmam de dez a treze horas.
- Crianças de 6 a 12 anos durmam de nove a doze horas.
- Adolescentes de 13 a 18 anos durmam de oito a dez horas.
- Adultos durmam de sete a nove horas.

Certifique-se de que as crianças estejam bem nutridas e hidratadas

Em nosso cérebro há mais de 70% de água. Portanto, ainda que apenas levemente desidratados, nosso desempenho pode ser afetado.

A saúde otimizada do cérebro exige uma saudável variedade de alimentos. Uma boa regra é recorrer a uma dieta diversificada de alimentos integrais não processados. E considerando que a maior parte do tecido cerebral é gordura, devemos garantir que nossos filhos comam gorduras saudáveis, como os ácidos graxos ômega-3, de peixes, nozes e abacates. Porém, em razão das guerras alimentares de hoje e do que acredito ser uma obsessão nociva com "alimentos corretos", é importante lembrar que comer jamais deve se transformar em um ato estressante. Se assim for, o corpo do seu filho – e o seu! – começará a liberar hormônios do estresse, o que neutralizará os benefícios de uma alimentação saudável.

Entretanto, é fundamental minimizar as substâncias que impactam negativamente na saúde do cérebro, por exemplo, aspartame e açúcar processado.

Crianças precisam de atividade cardiovascular

O exercício cardiovascular implica atividades que estimulem o coração e os pulmões das crianças, como correr, caminhar ou pedalar. Seus filhos estão na "zona de frequência cardíaca" benéfica quando os batimentos cardíacos deles aumentam, sentem falta de ar e não conseguem manter um diálogo. Isso melhora o fluxo sanguíneo para o cérebro e eleva os níveis de oxigênio, o que, por sua vez, aumenta o crescimento dos neurônios. É necessário que crianças a partir de 6 anos e adolescentes se dediquem no mínimo a uma hora diária de atividade física, sendo a maior parte dela gasta em exercícios cardiovasculares moderados ou vigorosos. As crianças também precisam de atividades que fortaleçam músculos e ossos, como subir escadas, pular, saltar e dançar pelo menos três dias por semana. O resultado final é que um corpo ativo fortalece a mente para o aprendizado. E se a criança cultiva o hábito da atividade física desde pequena, é mais provável que seja ativa até a idade adulta.

Deixe a criança brincar!

Todos os mamíferos aprendem brincando, chimpanzés, filhotinhos de cachorros ou crianças. Ao brincarem, o que significa essencialmente o ato de se divertir com tentativa e erro, as crianças aprendem a descobrir o que funciona melhor para elas e sentem-se à vontade com a incerteza. É ideal que a brincadeira não tenha nenhuma organização sistemática, permitindo às crianças a experiência desprovida de julgamento ou avaliação. Desse modo, o aprendizado será seguro e divertido. E aí, pais, tentem não analisar todos os movimentos do futebol, comentar os pormenores de uma narrativa ou avaliar as obras de arte dos filhos!

Não esqueça: o amor potencializa a mente

As crianças aprendem melhor quando vivenciam relacionamentos seguros, solidários e amorosos. A sensação de interação e segurança reduz o estresse, enquanto a de solidão e medo o aumenta. Entretanto, lembre-se de que amor não significa permitir-lhes fazer qualquer coisa que quiserem e no momento que quiserem; isso é ser o pai água-viva. Elas precisam do amor golfinho, incondicional, mas emparelhado com limites e regras comportamentais claras. É dessa maneira que as crianças se sentem conectadas e seguras. Amor, positividade e otimismo geram o crescimento de mais fibras neurais conectivas nos cérebros, as quais desempenham um papel essencial no fomento da função cognitiva. Portanto, se você deseja filhos inteligentes, felizes e vigorosos, ame-os exatamente pelo que são!

CRIE HÁBITOS TECNOLÓGICOS SAUDÁVEIS PARA SEU FILHO

Agora que você sabe como criar hábitos saudáveis, vamos conhecer a base para a criação de hábitos tecnológicos saudáveis em casa.

Adie, adie, adie

A primeira coisa a fazer por seus filhos é retardar a introdução do tempo de tela o máximo possível, proporcionando-lhes o espaço de que precisam para o desenvolvimento de competências e hábitos de vida relevantes. Isso estará construindo, a longo prazo, o caminho para saúde, felicidade, automotivação e sucesso.

Se as competências apresentadas a seguir não forem conquistadas antes da introdução da tecnologia, seu filho correrá o risco de associá-las exclusivamente a ela, e poderão surgir problemas. Por exemplo, se as crianças aprendem a criar vínculos com amigos por meio de um dispositivo, elas "conectam e disparam" essas competências que dependem da tecnologia e talvez não se sintam confortáveis ou capazes de fazer o mesmo na vida real. Portanto, precisam ser estimuladas a desenvolver amizades e vínculos saudáveis na vida real muito antes de o fazerem on-line. Isso vale também para os videogames; se as crianças recorrerem a eles antes de aprenderem a administrar o tempo ou controlar as emoções, estarão mais propensas a perder o controle com o jogo ou usá-lo para mascarar ou evitar as próprias emoções.

Por favor, estimule a construção, o domínio e a manutenção de três competências essenciais para a vida – regulação emocional, competências sociais e gerenciamento de tempo – antes de introduzir seus filhos no mundo tecnológico e também enquanto você o faz. Se você responder com sinceridade "sim" às três perguntas a seguir, pode ser o momento certo para apresentar a seu filho uma nova tecnologia.

1. **Regulação emocional:** Seus filhos são capazes de sentir e controlar as próprias emoções?
2. **Competências sociais:** São capazes de interagir e se comunicar frente a frente com outras pessoas de modo colaborativo e confiante?

3. **Gerenciamento de tempo:** São capazes de deixar de seguir em frente com alguma coisa divertida e continuar conscientes dos compromissos com as tarefas diárias, como sono, atividade física ou aprendizagem?

Como programar o tempo dedicado à tecnologia

A pergunta mais frequente dos pais é: "Quanto tempo de tela é o ideal para meu filho?". Gostaria de lhes dar uma resposta objetiva, mas na verdade cada criança, cada família e cada situação são diferentes. Quando se trata de tecnologia, precisamos de firmeza na prevenção de malefícios e de flexibilidade na vida diária. Estas são minhas diretrizes:

- Não se recomenda tela para crianças menores de 2 anos.
- O tempo de tela deve ser limitado a menos de uma hora por dia, em se tratando de crianças de 2 a 5 anos. Mas lembre-se de que é melhor adiar o tempo de uso da tecnologia o máximo possível; portanto, se puder evitá-lo nessa faixa etária, melhor ainda.

Para as outras faixas etárias, programe o uso da tecnologia com um objetivo, considerando as atividades da vida, em vez de programar a vida considerando a tecnologia. Dessa maneira, as crianças vão priorizar as atividades da vida real conforme ficam maiores e entenderão o papel da tecnologia no seu dia a dia:

1. Pegue uma folha de papel pautado.
2. Separe 24 linhas, que representarão as 24 horas do dia.
3. Identifique as horas necessárias para sono, higiene, alimentação, tarefas domésticas, exercícios, interações sociais, escola, trabalhos escolares (podem exigir tecnologia) e brincadeiras

sem tecnologia. Talvez também precise de tempo para outras coisas importantes valorizadas por sua família, como ir à igreja/templo, prestar atividades comunitárias e cuidar de animais de estimação.
4. O tempo restante *pode*, mas não necessariamente *precisa*, ser dedicado em partes à tecnologia.

O tempo de tecnologia não deveria ser o tempo sozinho

Para criar hábitos positivos e permanentes de uso da tecnologia no futuro, incentive seus filhos a ficarem na sala de estar ou na cozinha, não nos próprios quartos. Adote uma abordagem colaborativa, curiosa e comunicativa para aprenderem a usá-la, explicando também a utilização inapropriada da tecnologia. Isso significa que você deve tentar aprender mais sobre seus filhos por meio do uso da tecnologia e usá-la para ensinar a eles importantes lições de vida. Tente identificar interesses, paixões e preocupações das crianças e converse com elas sobre quaisquer assuntos ou problemas que surjam.

Eis algumas sugestões:

- Esteja presente e engajado quando seu filho estiver diante da tela. Sempre que possível, compartilhe este momento com ele.
- Converse! Faça-lhe perguntas sobre os games favoritos, os programas, os aplicativos e as personagens. Levante questões sobre o que ele aprendeu assistindo a um programa de TV ou em um videogame. Está aí uma oportunidade de criar vínculos, aprender com a criança e ensiná-la.
- Ajude seus filhos a reconhecerem e questionarem a estereotipagem, as mensagens publicitárias e outros conteúdos problemáticos. Pergunte-lhes o que acham dessas questões.

Determine a expectativa de limites, independência e diversão

Assim como é impossível você estar com seu filho 24 horas por dia, 7 dias por semana, também é inviável que fique obcecado com o uso de tecnologia. Uma atitude mais saudável envolve o hábito de verificar, questionar e monitorar o uso. Quando você age desse modo desde o início, seu filho vai entender que isso é parte do seu papel e haverá menos resistência mais tarde. Você também pode estabelecer as bases para compartilhar sua expectativa e confiança de que ele começará a fazer escolhas saudáveis:

- Incentive a análise independente e a tomada de decisão sempre que possível. Por exemplo, se seu filho quiser assistir a um filme ou comprar um novo game, diga-lhe que verifique as avaliações e explique por que é importante uma boa escolha. Caso a criança ainda não leia, peça-lhe que explique verbalmente ou desenhe.
- Se o seu filho quiser ficar mais on-line, pergunte-lhe como planeja administrar o tempo e autorregular o uso.
- Peça a seu filho que imprima e relate o histórico do navegador e depois converse com ele sobre o que anda vendo.
- Converse sobre o conteúdo e priorize a programação educativa adequada à idade de seu filho, de qualidade e interativa. Trabalhe com ele na configuração do software para filtros ou na restrição ao acesso a conteúdo impróprio. Por exemplo, use Kiddle® em vez do Google (quando meu filho se interessava por cobras e pesquisou "anaconda" no Google, ele foi parar em um site pornô!).

Seja o exemplo de hábitos saudáveis

Todos nós já ouvimos isto um milhão de vezes e é verdade: as crianças aprendem mais com nossas ações do que com nossas palavras.

Portanto, não faz sentido instruí-las em algo que você mesmo não está praticando.

- Mostre a seu filho que você tem o hábito de escolher alternativas saudáveis para o tempo de tecnologia, como ler, brincar ao ar livre e desenvolver atividades criativas e interativas.
- Quando você recorrer a algum equipamento tecnológico, explique a seu filho que o está usando como ferramenta e conte-lhe sua intenção. Costumo dizer aos meus filhos alguma coisa como: "Preciso usar meu celular agora para pagar contas/enviar uma mensagem para a vovó/pesquisar informações para meu livro. Não estou navegando nas redes sociais ou jogando videogame!".
- Ao usar uma tela, seja um exemplo de como deixá-la de lado para manter o contato visual e a atenção ao se comunicar.
- Seja um exemplo ao *não* responder a um toque, notificação ou mensagem diante das crianças. Diga coisas como: "Verificarei isso depois porque agora estamos conversando aqui. Vou desligar meu celular para não ser interrompido".
- Crie um programa familiar para usar a tecnologia definindo metas SMART[8] (páginas 264 e 265). Talvez valha a pena até incluir quando, como e onde as telas podem (ou não) ser usadas em casa.

---

[8] A sigla SMART vem do inglês *Specific* (Específico), *Measurable* (Mensurável), *Attainable* (Atingível), *Relevant* (Relevante) e *Time-bound* (Temporal). (N. da T.)

3. VÍCIO

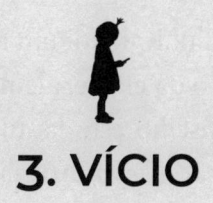

A dopamina e como administrar
o poder do vício em tecnologia

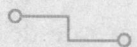

"Como o uso cria no homem um novo hábito!"

WILLIAM SHAKESPEARE
(Os dois cavalheiros de Verona, Ato 5, cena 4)

Na minha prática profissional, vejo cada vez mais crianças e adolescentes bonitos, inteligentes e de bom coração, cheios de potencial, que estão perdendo o controle da mente e da vida para as telas. Muitos deles passam horas intermináveis olhando para um monitor brilhante, negligenciando deveres escolares, famílias e a si mesmos enquanto navegam nas redes sociais ou discutem estratégias para o *World of Warcraft*® usando fones estranhos de ouvido. Eles não diferem de pacientes viciados em cocaína ou álcool: vidas arruinadas, relacionamentos interpessoais inexistentes e forma física péssima.

Para ajudá-lo a entender como a tecnologia pode dominar a vida de um jovem, vou contar a história de Kyle, criado em um lar afetuoso de classe média em uma cidadezinha nos Estados Unidos. O pai é um biólogo molecular; a mãe, Michelle, já foi gerente de loja varejista e agora ajuda crianças com necessidades especiais nas escolas.

Durante o ensino médio, Kyle foi um aluno brilhante: o orador da turma e o melhor aluno da classe, além de atleta dedicado a três esportes, membro do conselho estudantil e trompetista na banda de honra. Não fumava, não usava drogas nem bebia, pois receava que isso afetasse suas expectativas futuras, como me contou. No entanto, quando chegou à universidade, Kyle começou a se sentir sobrecarregado pelo ambiente competitivo. O estresse que enfrentara como aluno concluinte do ensino médio se aprofundou. Nesse contexto, os games, que jogava desde os 6 anos e que usava para lidar com o estresse, tornaram-se a única saída. Começou a jogar até tarde da noite e logo estava matando aula, incapaz de largar o controle. Em pouco tempo, o jogo exerceu tal domínio sobre a vida de Kyle que ele abandonou os estudos. Quando seus pais tentaram impedi-lo de jogar, foi para as mídias, navegando obsessivamente por sites variados e pelas redes sociais.

Se Kyle não conseguisse acessar uma tela, "vivia em uma ansiedade deplorável, tristeza e raiva", explica Michelle. O "filho de convivência pacífica, paciente e gentil" virava um "tirano cruel e inconsolável". Kyle se odiava por isso. Oscilava entre sentir remorso pelo tratamento dado à mãe e odiá-la por ficar entre ele e os videogames.

A essa altura, Kyle discutia todos os dias com os pais, gritando, batendo a cabeça contra a mesa, fazendo qualquer coisa apenas para não conversar com eles sobre games. Diz que os jogos on-line o consumiam. "Eu vivia para jogar e jogava para viver; estava destruído, completamente entregue ao meu vício." A terapia não funcionava. Kyle chegou a convencer os terapeutas de que tinha controle sobre sua "paixão", e eles pensaram que o garoto só precisava amadurecer.

Mas o vício permeava a família de Michelle. Depois de entender que o filho se viciara em games, tomou uma atitude e deu um ultimato a Kyle: ir para a reabilitação ou sair de casa para morar com a irmã dela. Michelle não conseguia mais controlar a raiva e a depressão do filho; uma nuvem negra parecia pairar sobre a família.

O PODER VICIANTE DO JOGO

Sempre que Kyle eliminava alguém ou subia de nível em um jogo, sentia a adrenalina no corpo, devido à liberação de dopamina, que nos traz uma sensação de prazer e excitação. E porque gostamos de sentir prazer, nosso cérebro se lembra instintivamente do que nos faz sentir desse jeito. Portanto, os pequenos gatilhos de dopamina levaram Kyle a desejar mais: mais games, mais dopamina, mais explosões de prazer. Por um tempo, ele diz, parecia que sua vida se resumia a buscar "gatilhos de dopamina". Entretanto, sentia-se interiormente morto.

Em 2018, a OMS acrescentou "transtorno de jogos eletrônicos" à sua Classificação Internacional de Doenças, definindo-o como uma excessiva preocupação com videogames que compromete o desempenho acadêmico, social ou profissional por pelo menos doze meses.

Kyle sabia que estava deprimido. Fora reprovado na escola; tinha poucos amigos e morava no porão dos pais. No entanto, nos momentos em que jogava, sentia-se talentoso, tinha amigos, podia fugir para um mundo onde ele era o herói. Na reabilitação, Kyle compreendeu que os videogames preenchiam necessidades básicas não satisfeitas e por isso se tornavam viciantes, razão pela qual tinha tanta dificuldade em abrir mão deles.

O QUE O JOGO DEU A KYLE

Reforço positivo. Ao acumular recompensas – encontrar uma pista, conquistar uma pontuação alta, subir de nível –, Kyle se sentia cada vez mais competente. Como enfrentava dificuldades em outras áreas da vida, a sensação de sucesso que acompanhava essas recompensas era inebriante.

Companheirismo. Durante o primeiro boom dos games na década de 1980, a maioria dos videogames se destinava a um único jogador. Os jogos on-line para múltiplos jogadores, conhecidos como MMOs, o tipo preferido de Kyle, permitiam-lhe jogar em grandes grupos, o que nutria a necessidade de interação do garoto. Era difícil para ele fazer log-off, pois se sentia ligado aos companheiros virtuais. Na vida real, havia perdido contato com os antigos amigos e vivia um sentimento de vergonha pela sua situação. On-line, ninguém conhecia seus fracassos.

Uma nova realidade. As imagens de má qualidade de *Super Mario Bros.*® pertencem ao passado. Kyle estava mergulhando em reinos virtuais detalhados com primor, em constante mudança e com frequência maravilhosos, fazendo, por comparação, o mundo real parecer sem graça.

A chance de ser um herói. Alguns games permitiam a Kyle criar um personagem próprio e, em seguida, embarcar em uma aventura ímpar.

EM BUSCA DA PRÓXIMA DOSE DE DOPAMINA

A dopamina está sendo determinante não apenas nos videogames, mas também na maior parte da mídia que hoje consumimos. O presidente fundador do Facebook, Sean Parker, que começou a administrar a rede social de sucesso em 2004, quando ela contava com apenas cinco meses de existência, agora reconhece que a plataforma foi criada com base nesse neuroquímico. A dopamina, diz Parker, é o tempero secreto que energiza o sucesso do Facebook.

Em uma entrevista de 2017, ele explicou que a ideia era: "Como vamos conseguir o máximo possível de tempo e atenção consciente do usuário?". O Facebook reconheceu que precisava "dar um pouco de dopamina de vez em quando porque alguém gostou de uma foto ou postagem ou comentou sobre ela". Isso estimularia os usuários a compartilhar mais conteúdo, o que geraria mais curtidas e comentários. "É um ciclo de feedback de validação social", disse Parker, "exatamente o tipo de coisa que um hacker como eu faria, porque se está explorando uma vulnerabilidade da psicologia humana".

Parker, que já saiu da empresa, disse que, como nosso cérebro começa a associar a mídia social a uma recompensa, vamos querer continuar atualizando nossos feeds para receber a próxima dose de dopamina.

Pense quando você postou uma foto de seu bebê recém-nascido ou uma imagem de si mesmo nas redes sociais. Você se lembra da onda de felicidade que sentiu ao ver dezenas de mensagens favoráveis? Essa sensação veio da liberação da dopamina; ela nos recompensa quando fazemos alguma coisa que nos mantém vivos, por exemplo: a caça, a coleta ou a criação de vínculos; ela forma a base do ciclo de feedback positivo do nosso cérebro, um sistema primitivo tão antigo quanto a própria vida.

O processo é fundamental para nossa sobrevivência, motivando-nos a buscar comida ou abrigo ou a elevar a temperatura corporal. Mas, caso se desregule, também pode desencadear anseios, devido ao excelente feedback de validação social que surge quando as pessoas retuítam ou dão likes para algo que escrevemos. Sentimo-nos felizes e amados, mas, em muitos casos, o processo poderá se vincular à nossa autoestima como indivíduos.

Neste ponto, deve estar ficando evidente como tudo isso pode levar ao vício. Embora nosso estômago envie ao nosso cérebro um sinal nos dizendo para pararmos de comer quando satisfeitos, os aplicativos de mídia social são intencionalmente projetados para ignorar sinais internos por meio do oferecimento de mais doses de dopamina. Mesmo quando estamos cientes de que nossa navegação está nos deixando irritados, ansiosos ou deprimidos, nosso cérebro continua nos dizendo para voltar, para atualizar nossas informações, para continuar navegando.

Em um famoso estudo psíquico da década de 1950, dois neurocientistas da Universidade McGill, Peter Milner e James Olds, implantaram pequenos eletrodos nos cérebros de ratos. Eles os colocaram no *nucleus accumbens*, a área do cérebro que regula a produção de dopamina, a qual se ilumina quando um viciado em drogas ingere fentanil ou um jogador tira a sorte grande. Olds e Milner o rotularam de "centro do prazer".

Os cientistas também colocaram uma alavanca nas gaiolas dos ratos. Cada vez que um dos roedores a empurrava, a ação estimulava o eletrodo no centro de prazer do animal. Deixados sozinhos, os ratos continuaram reiteradamente pressionando as alavancas até 7 mil vezes por dia. Mesmo com sede, eles recorriam à alavanca, não à água. Ignoraram a fome, recusaram o sexo. Tudo o que queriam se resumia a continuar batendo na alavanca.

Esse comportamento lhe soa familiar? Lembre-se de Kyle, que ficava acordado durante toda a noite e matava aula para jogar videogame, chegando, inclusive, a parar as atividades físicas e a não mais se alimentar de modo saudável. Kyle queria apenas acertar a alavanca. Talvez você tenha testemunhado um comportamento semelhante em algum jovem que conheça – um adolescente que navega nas redes sociais até altas horas da madrugada? Um jovem tão obcecado pelo celular que ignora as pessoas ao redor dele? Em 2017, um rapaz de 17 anos de Guangzhou (Cantão – Hong Kong) sofreu um derrame e quase morreu depois de jogar *Honor of Kings*®, o famoso RPG chinês, por quarenta horas seguidas. O governo japonês estima que haja 1,15 milhão de *hikikomori*, jovens em reclusão social que vivem fechados nas casas ou nos quartos por meses e até por anos jogando videogame e navegando na web. Pais ou familiares cuidam deles.

Há uma grande diferença entre as ferramentas de tecnologia projetadas para melhorar a qualidade de vida das pessoas daquelas projetadas para fisgá-las. A meu ver, a tecnologia positiva é a que as crianças usam ativamente a serviço de seus objetivos. Por sua vez, a negativa é a que consomem passivamente. Para as empresas alcançarem seus objetivos, elas acabam usando as crianças.

POR QUE A TECNOLOGIA É PROJETADA PARA VICIAR

A maioria dos aplicativos e das redes sociais não é paga. Cliques e olhos sustentam a internet. Para as grandes empresas tecnológicas, o objetivo, como explicou Parker, é fazer os usuários passarem o máximo de tempo nos sites. No vernáculo asséptico do Vale do Silício, isso é conhecido como "usuários engajados". Afinal, quanto mais tempo o Twitter®, o Facebook e o YouTube conseguirem que fiquemos "engajados", mais cobrarão dos anunciantes.

Para manterem o crescimento da receita, as redes sociais e os aplicativos buscam constantemente novas maneiras de controlar seu cérebro, visando impedir você de fazer log-off, de excluir os aplicativos ou de se envolver em atividades da vida real. À disposição deles, existem centenas de anos de pesquisas com financiamento público em neurociência, psicologia, linguística, ciência cognitiva e comportamento social.

Mas poucas crianças (e pais) entendem que, quando um serviço on-line é gratuito, eles não são o cliente, mas o produto. Corporações como Google, Facebook e Amazon®, cujos sites você visita, rastreiam suas curtidas, compras e localização, informações que empacotam e vendem aos anunciantes. Tal fato coloca os executivos de tecnologia em uma situação difícil, diz Bill Davidow, ex-vice-presidente da Intel Corp. "Ou eles sequestram a neurociência para ganhar participação no mercado e conquistar lucros gigantescos, ou permitem aos concorrentes fazerem isso e fugirem deles com o mercado."

Em nenhum lugar, o desejo generalizado de decifrar o código neurológico como o Facebook desvendou antes é mais escancarado do que na controvertida start-up Dopamine Labs® da Califórnia, que busca "surpreender e atrair" os usuários por meio de aplicativos e plataformas com os mesmos poderes viciantes do Instagram e Twitter. O Dopamine Labs é fruto do cérebro de dois amigos, T. Dalton Combs, neuroeconomista, e Ramsay Brown, neuropsicólogo. "Uma vez que conheceram parcialmente o funcionamento das partes do cérebro que lidam com o vício, as pessoas descobriram como estimulá-las ainda mais e como inserir essas informações em aplicativos", diz Brown. Ele reconhece nisso um fantástico *e* aterrorizante poder: "Temos a capacidade de mexer em alguns botões em um painel de aprendizado de máquina que construímos e, em todo o mundo, centenas de milhares de pessoas mudarão silenciosamente seu comportamento de maneira que, sem que saibam, pareçam instintivos, embora sejam mesmo projetados".

Simplificando, Brown afirma que aparentes decisões conscientes são, na realidade, métodos de um tipo de ataque à segurança da rede que os engenheiros usam para alterar nosso comportamento.

SETE MANEIRAS COM AS QUAIS OS PROGRAMADORES PODEM MANIPULAR A MENTE DOS NOSSOS FILHOS

Programadores como Sean Parker e neuropsicólogos como Ramsay Brown entendem exatamente o mecanismo da explosão liberada pela dopamina no cérebro e infundem seus produtos recorrendo a técnicas que a desencadeiam. Os mais bem-sucedidos nos engajam por meio da exploração das necessidades humanas primordiais: amor, reconhecimento, competência, atenção, conquista. Alguns argumentam que cabe a nós, como pais, proteger nossos filhos de táticas manipuladoras como essas. No entanto, não conseguimos protegê-los de algo que nem sequer identificamos.

Portanto, seguem alguns métodos frequentes que os programadores usam para prender a atenção das crianças. Depois de conhecê-los, você deve ensinar seus filhos a identificá-los e compreendê-los. Isso será importante para ajudá-los a retomar o controle em suas interações com a tecnologia.

1. Alerta Vermelho!

Todos conhecemos o significado do vermelho, a cor mais intensa e dinâmica: *Emergência! Urgente!* Na verdade, é denominada uma cor de "gatilho". Pesquisas comprovam que o vermelho pode elevar a frequência cardíaca e a pressão arterial. Também demonstram que diante dele as pessoas clicam em um nível mais elevado do que frente a qualquer outra cor.

Inicialmente, as notificações do Facebook eram em azul, de acordo com a marca corporativa cuja escolha ficou famosa por ser aquela que o fundador, Mark Zuckerberg, daltônico para o vermelho-verde, conseguia enxergar melhor. Porém, o Facebook descobriu uma propensão das pessoas a ignorar esses alertas. Assim, quando os alteraram para vermelho, os cliques de repente foram às alturas.

A indústria assimilou. Hoje, existem pontinhos vermelhos anexados a aplicativos no iPhone, implorando-lhe que os abra. Na próxima vez que se sentar com seus filhos, pegue o celular e mostre a eles esses alertas a respeito de uma mensagem ou avisando que alguém "curtiu" seu status. Explique às crianças por que são vermelhos e como somos biologicamente motivados a abrir um aplicativo nessa cor. Mostre-lhes como alterar o celular para tons de cinza, de modo que tudo apareça em preto e branco, portanto, menos estimulante, mais chato, menos atraente.

2. Aprovação social

Da mesma forma que nós, humanos, temos uma necessidade básica de alimento e abrigo, também temos uma necessidade inata de pertencer a um grupo e criar relacionamentos profundos com os outros. As curtidas do Facebook e os corações do Instagram agem nessa necessidade primordial de amor e formação de vínculos.

O mundo pode ter mudado dramaticamente desde os tempos paleolíticos, mas não nosso cérebro. Na savana, precisávamos administrar com todo o cuidado nossa posição social na tribo, pois havia uma tendência de banir solitários e rejeitados. A sobrevivência dependia de ser importante e apreciado.

Na adolescência, extremamente sensíveis às pressões sociais, ansiamos pela inclusão no grupo. Acho que muitos de meus pacientes adolescentes se tornam obcecados em marcar presença nas redes sociais, pois é uma forma de reconhecimento e demonstração de amizades, o que nós, humanos, fazemos desde tempos imemoriais.

Se você convive com um adolescente, considere contar-lhe alguma vez em que fez uma postagem que não recebeu curtidas nas redes sociais e como foi constrangedor e doloroso porque soou como uma rejeição pública. Ele precisa saber que, apesar da realidade dos sentimentos dolorosos, não houve rejeição. As curtidas do Facebook não dimensionam a popularidade. Os verdadeiros amigos nos amam como somos, com defeitos, talentos, senso de humor singular. Pesquisas evidenciam que nossos filhos precisam de um ou dois amigos reais, não de oitocentos nas redes sociais.

Tente também incentivá-los a usar plataformas que não rastreiam os dados dos usuários, não exibem anúncios e não tentam estimular curtidas e emojis.

3. Autoplay e rolagem infinita

YouTube e Netflix® sabem que o jeito mais fácil de impedir que as crianças (e seus pais!) façam log-off é a reprodução automática do próximo vídeo por default. Não surpreende que as visualizações tenham disparado repentinamente quando a Netflix introduziu o recurso pela primeira vez, colocando na fila o próximo episódio após uma contagem regressiva de dez segundos.

Os sites de redes sociais costumam explorar o mesmo princípio. Por meio do preenchimento automático do feed e da rolagem infinita, eles dificultam o log-off.

Na próxima vez que assistir a uma série na Netflix com seu filho, clique em pausa quando o próximo episódio começar a ser reproduzido. Explique-lhe por que isso aconteceu. Lembre-o de que cabe a ele controlar o tempo em que assiste a algo.

4. Reforços variáveis

Por mais contraditório que pareça, a melhor maneira de manter os jovens checando o Instagram *não* é recompensando-os cada vez que abrem o aplicativo. A *aleatoriedade* é o que de fato os fisga. Com comentários e curtidas aparecendo sem programação definida, eles são forçados acessar de modo compulsivo os aplicativos, sem qualquer certeza de quando serão recompensados com uma dose de dopamina.

Esse processo é conhecido pela ciência como "reforços variáveis". E caso não acredite que ele funcione em humanos, lembre-se de que as máquinas caça-níqueis – responsáveis por cerca de 80% da receita média de um cassino – são projetadas desse modo.

Os engenheiros de tecnologia se basearam no trabalho do psicólogo norte-americano B.F. Skinner, que, em uma série de experimentos com pombos, constatou o poder da distribuição aleatória de recompensas. Skinner ensinou os pombos a bicarem um botão para comer. No entanto, percebeu que levaria os coitados à loucura recompensando-os aleatoriamente. Eles bicavam e bicavam, na esperança de ganhar a sorte grande. Um continuou bicando por dezesseis horas seguidas!

Explique em termos simples ao seu filho adolescente que a mídia social funciona assim. Cada vez que ele abre o Instagram, Snapchat ou Twitter, está na verdade puxando a alavanca de uma máquina caça-níqueis. Será recompensado com um link para uma história fascinante ou um monte de tuítes ridículos? Sem saber a resposta, continuará atualizando seus feeds. Os humanos, como os pombos, anseiam previsibilidade. A variabilidade é nossa criptonita. Assim, fazemos coisas malucas como abrir o Snapchat 45 vezes em um único dia.

Ensine seus filhos a definirem um horário específico diário e um objetivo claro para as mídias sociais. Por exemplo, Joesh tem amigos na África do Sul e na Europa e pode usar o Snapchat e o Instagram apenas nas tardes de domingo para conversar com eles.

5. Viés de novidade

O viés de novidade significa que nós, humanos, adoramos coisas novas, afinal, fomos programados dessa forma. No período paleolítico, nossa capacidade de reconhecer e reagir ao novo, com frequência perigoso, representava o elemento primordial de nossa sobrevivência.

Hoje, reagimos automaticamente diante de informações novas, razão pela qual os aplicativos de mídia social vivem nos incomodando para ativar as notificações. Quando recebemos um alerta de que há uma nova mensagem do WhatsApp® ou uma notícia, é difícil ignorá-lo. Meu conselho: ensine seus filhos a desligarem as notificações para que não se sujeitem à aleatoriedade delas. Essa é outra maneira de eles retomarem o controle sobre os aplicativos ou outras plataformas que estejam usando.

6. Medo de ficar de fora (FOMO[9])

FOMO, ou o medo de ficar de fora, medo de perder, é uma das principais razões que nos mantêm conectados nas redes sociais, embora saibamos, racionalmente, que é um tempo indutor de ansiedade. Se excluirmos as mídias sociais, talvez percamos um convite, uma venda ou a mensagem de um amigo. E para os adolescentes, ansiosos pelo pertencimento, os riscos de não participarem de uma brincadeira ou de passarem a imagem de chatice podem parecer extraordinariamente altos.

Cabe a nós, como pais, ajudá-los a entender que não perdem o que não veem e que as mensagens de fato importantes chegarão a eles, estejam ou não no Instagram. E se chegarem a perder alguma coisa, tudo bem.

7. Reciprocidade social

Estamos programados para querer dar um retorno às pessoas quando entram em contato conosco. Isso é conhecido como reciprocidade social, o fluxo de ida e volta da interação social que nos desperta o desejo de reagir a uma ação positiva com outra também positiva.

Quando o Facebook diz ao emissor que um receptor leu sua mensagem, nosso senso de reciprocidade social é ativado. O Snapchat e o WhatsApp foram um passo além: os usuários são informados *no exato momento* em que um amigo começa a lhes digitar uma mensagem. A urgente necessidade de responder pode sobrecarregar um adolescente, mais do que dar atenção aos pais ou sair com o cachorro que late porque precisa fazer xixi. Para nosso cérebro paleolítico, ignorar uma DM do Twitter ou um pedido para seguir no Instagram pode soar como uma gafe social potencialmente arriscada.

---

[9] FOMO, em inglês, *fear of missing out*. (N. da T.)

Conte aos seus filhos como eram os bons e velhos tempos, quando os telefones ficavam fixos nas paredes e não acompanhavam você a passeios ou ao banheiro. Ninguém esperava que ficasse em casa o tempo todo para atender a uma ligação. Você a retornava quando podia. E isso ainda vale para hoje, mesmo que os métodos de comunicação tenham evoluído. Faça seus filhos compreenderem que não precisam responder instantaneamente às mensagens. Ajude-os a criar o hábito de não as abrirem por um dia ou mais. Ensine-lhes a importância de pensar antes de enviar uma mensagem e *nunca* mandar um e-mail quando estiverem irritados ou aborrecidos.

SEJAMOS REALISTAS SOBRE A FORÇA DE VONTADE DE NOSSOS FILHOS

Com um grupo de engenheiros cujo trabalho é deteriorar a força de vontade e a responsabilidade pessoal de quem está do outro lado da tela, é difícil para qualquer um, ainda mais para uma criança de 12 anos manter um equilíbrio saudável. Elas são ainda mais vulneráveis aos vícios de tela e games; seus lobos frontais não se desenvolveram totalmente e não adquiriram a capacidade de parar, refletir sobre a situação e mudar o curso das coisas. Isso significa que precisam da autorregulação e compreensão de longo prazo, elementos que evitam que muitos adultos desenvolvam hábitos que os levem à dependência. E essa é outra razão pela qual explico aos pais seu papel fundamental na orientação quanto ao uso da tecnologia.

O cérebro adolescente apresenta um desafio ainda maior, pois é bioquimicamente direcionado para três comportamentos principais de produção de dopamina:

- Correr riscos.
- Tentar fazer coisas novas.
- Ser admirado pelos amigos.

As raízes desse comportamento remetem à nossa história evolutiva, a um período quando os hominídeos adolescentes precisaram se aventurar em novos territórios para encontrar um parceiro e ajudar na sobrevivência de nossa espécie.

Hoje, os novos territórios estão on-line, mas o ambiente não é necessariamente menos traiçoeiro. Certa vez, um jornalista me pediu que explicasse por que os adolescentes fariam algo tão absurdo como o "Tide Pod Challenge", uma das sensações de mídia social mais alarmantes de 2018. Naquele ano, você deve se lembrar, alguns adolescentes começaram a fazer vídeos ingerindo cápsulas coloridas de detergente, o que desencadeou um pico de intoxicações. Respondi que o desafio viralizou na medida em que nutriu os três impulsos básicos do cérebro do adolescente: correr riscos, fazer uma coisa nova e postá-la, gerando mais e mais curtidas e retuítes.

AS CRIANÇAS DEVEM SER ALVOS?

Se seus filhos são parecidos com os meus, eles já foram 100% seduzidos pelas mídias sociais ou plataformas de games em algum momento da vida. As características persuasivas da tecnologia funcionam muito bem em mentes jovens, ainda em fase de maturação. Em 2017, um relatório interno da empresa revelou que o Facebook consegue identificar o momento exato em que os adolescentes se sentem "inseguros", "desvalorizados" ou "precisam de um impulso de confiança". No documento, que vazou para o jornal *The Australian*®, o Facebook estava na verdade *se gabando* para anunciantes e investidores quanto à própria capacidade de explorar o caráter vulnerável dos adolescentes.

A intrusão da tecnologia está destruindo tradições antigas e modos de vida que nos mantiveram saudáveis, felizes e fortes. Considere o seguinte:

- A taxa de brincadeiras fora da tela entre as crianças caiu 25% nos últimos 20 anos.
- As crianças agora passam cinco horas e meia por dia em frente às telas, de acordo com estudos da Kaiser Family Foundation, uma organização americana sem fins lucrativos.
- Para os adolescentes, o número se eleva a mais de sete horas (números que não incluem trabalhos escolares).
- Os adolescentes de hoje gastam mais tempo nas mídias sociais e nos videogames do que dormindo.
- A maior parte das crianças passa mais tempo se comunicando por meio das telas do que cara a cara.
- Em 2008, um ano após o iPhone chegar ao mercado, as pessoas gastavam em média dezoito minutos nos telefones todos os dias. Em 2019, esse tempo aumentou para três horas e quinze minutos diários.

Mas mesmo na minha área profissional, a psiquiatria infantil, poucos questionam as questões éticas de tudo isso. Psicologia e neurociência – campos que tendemos a associar com cura e ajuda, regidos pelo princípio ético básico de "não causar danos" – estão sendo transformadas em arma para afastar as crianças dos trabalhos escolares, do sono e do essencial desenvolvimento da aprendizagem, que é a resolução de problemas e o domínio de competências do mundo real. Poucos setores são tão cruéis e não regulamentados quanto as grandes empresas tecnológicas, em que as tomadas de decisão não consideram o bem-estar das crianças.

Portanto, na ausência de supervisão governamental, os pais precisam intervir.

Ex-executivos de tecnologia se manifestam

Em nenhum lugar, a crescente compreensão dos problemas associados aos smartphones e à mídia social é mais intensa do que nas encostas de São Francisco, onde eles estão sendo criados. Nos últimos anos, ex-funcionários do alto escalão das três gigantes do Vale do Silício, Google, Apple® e Facebook, começaram a denunciar seus produtos, em especial os efeitos deles nas crianças. Agora com 41 anos, Sean Parker se descreve como "uma espécie de objetor de consciência" contra as mídias sociais, que "literalmente mudam as relações com a sociedade e também uns com os outros". "Só Deus sabe o que elas estão fazendo com o cérebro de nossos filhos."

Chamath Palihapitiya, ex-vice-presidente de crescimento de usuários do Facebook, também se manifestou contra as mídias sociais. Nas palavras dele, os "ciclos de feedback de curto prazo que criamos impulsionados pela dopamina estão destruindo o funcionamento da sociedade". Palihapitiya diz que sente uma "tremenda culpa" pelo papel que desempenhou. A respeito dos próprios filhos, ele acrescentou: "Eles não têm permissão de usar essa merda".

Nenhum dos contestadores do Vale do Silício falou mais alto do que Tristan Harris, ex-gerente de produtos do Google, que passou os últimos anos incentivando as pessoas a abandonarem as tecnologias que ele próprio ajudou a criar. O Center for Humane Technology, uma organização sem fins lucrativos criada por ele, inclui uma equipe de ex-membros de empresas de tecnologia e CEOs que "entendem profundamente a cultura, os incentivos de negócios, as técnicas de design e as estruturas organizacionais que determinam como a tecnologia sequestra nossa mente". "Liberdade suprema" implica "uma mente livre", diz Harris. "Precisamos da tecnologia, que faz parte da nossa equipe, para nos ajudar a viver, sentir, pensar e agir livremente."

Ainda assim, a realidade permanece: as empresas de tecnologia levam uma vantagem profundamente injusta sobre os pais, pois poucos deles percebem o poder de sedução desses dispositivos e a facilidade com que podem colonizar a vida dos filhos. Os evangelistas tecnológicos tendem a nos lembrar que já vivenciamos esse surto de pânico dos pais antes. Quando criados, telefones, rádios e até livros geraram sérias preocupações entre pais, professores e autoridades. A TV foi a princípio ridicularizada como um "vasto deserto" que tornava as crianças "agressivas e irritáveis". Mas as TVs não eram constantemente ajustadas para ficar cada vez mais viciantes. Como observa Harris: "É a mente do *Homo sapiens* contra os mais poderosos supercomputadores e bilhões de dólares". O processo se assemelha a levar uma faca para uma luta espacial com laser. "Vamos olhar para trás e dizer: 'Por que diabos fizemos isso?'".

No entanto, vários governos asiáticos tomaram medidas. A Coreia do Sul e a China introduziram as chamadas leis da "Cinderela", que obrigam os jogadores jovens a se desconectarem. A "Lei de Desligamento" da Coreia do Sul, promulgada em 2011, proíbe que qualquer pessoa com menos de 16 anos jogue entre meia-noite e as seis da manhã. Em 2019, Pequim anunciou o toque de recolher, culpando o vício em videogames pelo aumento das taxas de miopia e pelo fraco desempenho escolar dos jovens. Os jogadores chineses com idade inferior a 18 anos estão proibidos de jogar on-line entre as dez da noite e as oito da manhã.

As novas regras também limitam o gasto de menores de 16 anos a duzentos yuans (em torno de 30 dólares) por mês em add-ons[10], por exemplo, fantasias virtuais, animais de estimação e armas.

---

10 Componente de software que adiciona novas funcionalidades ou características a jogos e aplicativos. (N. da T.)

COMO IDENTIFICAR VÍCIOS EM MÍDIA

Em 2018, a decisão da OMS de incluir o transtorno do jogo compulsivo como doença diagnosticável desencadeou controvérsias. Afinal, entendíamos inicialmente o vício em substâncias como álcool, cocaína, opioides e outras drogas. Portanto, o vício em jogo, *um comportamento*, gerou debates acalorados por duas décadas na psiquiatria, antes que os transtornos comportamentais de jogos pela internet fossem incluídos no *DSM-5*[11], em 2013.

O debate sobre a decisão da OMS nesse sentido se iniciou quando os pesquisadores começaram a documentar alterações cerebrais semelhantes em viciados em jogos de azar e viciados em drogas: aceleração dos batimentos cardíacos e sudorese quando não jogavam.

O vício se resume em buscar alguma coisa compulsivamente, apesar das consequências negativas. Os viciados são incapazes de reduzir o consumo; conforme desenvolvem uma tolerância ao longo do tempo, precisam de níveis cada vez mais elevados de estimulação para se satisfazer; além disso, têm desejos incontroláveis.

Então, nesta tentativa de explicar o vício em tecnologia aos pais, sugiro-lhes que observem o seguinte:

- **Desejo ávido** – pensamentos, sentimentos e sensações corporais ou desejos de fazer parte desse comportamento.
- **Perda de controle** – falta de controle nos games ou no uso da internet.
- **Compulsão** – aumento da prioridade dada ao jogo ou ao uso da internet até que se tornem mais importantes do que outros interesses e atividades diárias.

---

11 *Manual Diagnóstico e Estatístico de Transtornos Mentais*. 5.ed. (N. da T.)

- **Uso apesar das consequências** – continuação ou a intensificação da recorrência aos games ou à internet, apesar das consequências negativas, como reprovação escolar, tensão no pescoço, ganho de peso ou perda de sono.

Por exemplo, se o jovem fica jogando até altas horas da madrugada, sabendo que não conseguirá aproveitar a escola no dia seguinte – e as avaliações escolares refletem esse comportamento –, é hora de intervir.

Lembre-se de que o padrão de comportamento deve ser grave, ou seja, comprometer os relacionamentos pessoais, o desempenho escolar, os esportes e outras atividades, estendendo-se por no mínimo doze meses. Mas eu não esperaria nem mesmo um ano para o padrão das consequências negativas significativas começar a se desenvolver. Observe se há sinais de vício em seu filho, não importa a idade dele, e intervenha. Além disso, considere os fatores de risco comuns para vício em geral:

- Histórico de vício na família.
- Transtornos de saúde mental, como ansiedade, depressão, Transtorno do Déficit de Atenção com Hiperatividade (TDAH), também conhecido por Distúrbio do Déficit de Atenção (DDA), entre outros.
- Pressão dos colegas para incorporar comportamentos problemáticos ou participar deles.
- Afastamento da família.
- Uso precoce.
- Dificuldades anteriores com uma droga ou um comportamento viciante.

AJUDE SEU JOVEM JOGADOR A DESCOBRIR POR QUE ELE ESTÁ JOGANDO

Não receie perguntar ao jovem por que motivos ele acha que está jogando. Ajude-o a compreender que, embora às vezes jogue como diversão, outras vezes o faz como isolamento ou fuga da ansiedade ou da depressão. Aí está o primeiro passo para auxiliá-lo. Depois de ele entender *por que* está jogando por horas a fio, sugira-lhe novos hábitos e uma nova rotina que ajudem a satisfazer o motivo subjacente. A solução não é fácil, mas o primeiro passo envolve a compreensão das coisas que esse comportamento estava recompensando. Considere os perfis a seguir apresentados e como você pode ajudar seu filho, dependendo daquele em que ele se enquadre.

- O **jogador solitário**, que joga em busca da socialização, pode se beneficiar cultivando novos laços sociais. Você pode ajudá-lo a encontrar um clube ou uma atividade que lhe permita encontrar novos amigos.
- O **jogador coagido**, que joga para fugir de provocações ou do bullying, pode se beneficiar de uma intervenção escolar, treinamento de assertividade ou até mesmo de aulas de artes marciais para ajudá-lo a conquistar confiança.
- O **jogador entediado**, que joga on-line por entretenimento, pode se beneficiar de um tipo diferente de estimulação cognitiva, como ler livros ou se dedicar a um novo esporte. Tente fazer um brainstorming ou sentar-se com seu filho para assistir a documentários ou filmes interessantes, engraçados, que o levem a novos mundos junto com você.

O SIGNIFICADO DISSO PARA NOSSOS FILHOS

Quando se trata de vício, ansiedade, depressão e outros problemas de saúde mental, sempre houve o debate do ovo e da galinha: a pessoa deprimida descobriu que as drogas ou o álcool a ajudavam a minimizar sua dor, levando-as ao vício? Ou o alcoólatra se sentiu deprimido porque o problema com a bebida tirou sua vida do eixo? Muitas vezes é difícil separar os dois.

Dados mostram que cerca de 70% dos jovens viciados também enfrentam problemas de saúde mental e vice-versa. É insignificante a quantidade de pessoas diagnosticadas como viciadas que não tenham também um problema de saúde mental, por exemplo, ansiedade, depressão, TDAH, Transtorno do Estresse Pós-Traumático (TEPT), transtorno alimentar, bipolaridade ou qualquer outra coisa. A ciência apoia a concepção de "causa comum", ou seja, os problemas partem do mesmo lugar e correm paralelos.

Os dados também evidenciam que um adolescente com um problema de saúde mental ou vulnerabilidade ao vício corre maior risco de se viciar em tecnologia. E, em geral, sabemos que as sementes do vício são plantadas na infância e na adolescência. Com o vício em tecnologia, o processo ocorre por meio de dois mecanismos:

1. **Uso reiterado.** Isso prepara o cérebro para buscar dopamina repetidamente ou para ficar chapado. Por sua vez, cria as vias neurais que se fortalecem com o tempo, e logo o hábito (dose de dopamina) se transforma em uma trilha dominante no cérebro.
2. **Uso reiterado de tecnologia como uma competência de enfrentamento.** O jovem torna-se dependente do prazer de curto prazo para fugir das emoções negativas. Essa situação evita o desenvolvimento de vias neurais necessárias para

lidar de forma saudável com o estresse, a tristeza e outras emoções negativas.

O CICLO DE FEEDBACK DA DOPAMINA

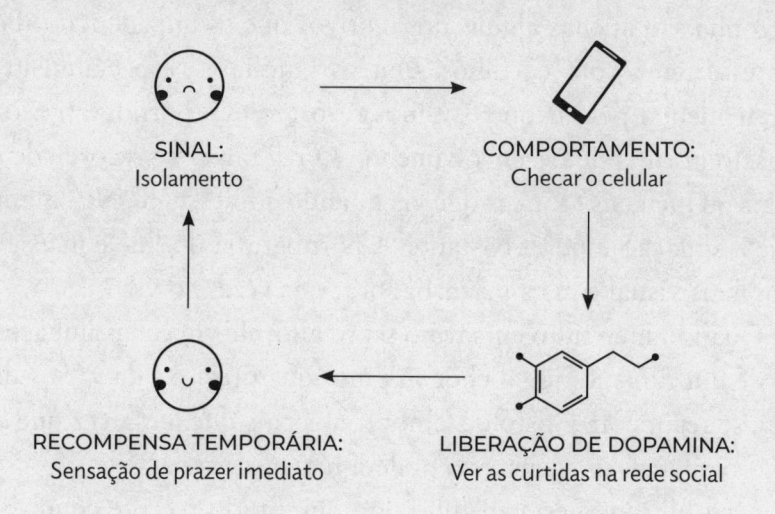

SINAL:
Isolamento

COMPORTAMENTO:
Checar o celular

LIBERAÇÃO DE DOPAMINA:
Ver as curtidas na rede social

RECOMPENSA TEMPORÁRIA:
Sensação de prazer imediato

Uma vez que o vício é uma doença da plasticidade neural, o aspecto da reiteração é fundamental. Ocorre quando a trilha, ou via neural, estabelece um vínculo intenso entre uma associação exterior, como verificar a mídia social, e uma rápida sensação interior de prazer ou uma breve fuga da ansiedade.

Inadvertidamente, os pais podem fazer o vício sair do controle ao permitir que o filho ansioso se conecte com amigos on-line ou minimize a pressão de uma prova escolar por meio do jogo. Entretanto, usar a tecnologia como automedicação não é melhor do que usar maconha ou álcool para lidar com problemas. Nossos filhos, as joias de nossa vida, precisam de apoio, orientação e, às vezes, tratamentos que os ajudem a lidar com o problema subjacente. Quando adotamos tal postura, esses comportamentos tendem a ficar muito mais controláveis ou até mesmo desaparecer.

SIM, TENHO MEDO DE QUE PRECISEMOS FALAR DE PORNOGRAFIA

A pornografia na internet é um assunto desconfortável para a maioria dos pais. Negação, ingenuidade, preconceito, constrangimento e vergonha são apenas alguns dos motivos que os impedem de abordar esse tema com os filhos. Outros familiares, especialmente o pai, tendem a pensar que os filhos recorrerem à pornografia é um aspecto normal do desenvolvimento. O pai talvez se recorde de revistas ou imagens eróticas que via quando adolescente. No entanto, hoje a situação mudou bastante. A pornografia on-line é mais gráfica, mais visual e mais perturbadora, e às vezes ao vivo.

Quando meu filho cursava o sexto ano, ele viu cenas impactantes de um filme, o que o chocou tanto que precisou de vários dias para se recuperar. Gosto de lembrar aos pais que, uma vez que seu filho veja essas imagens, não poderá mais "desvê-las".

Meu filho não está sozinho. Em um estudo recente conduzido pelo Centro de Promoção da Saúde Sexual, da Universidade de Indiana, 36% dos garotos relataram ter assistido a vídeos de homens ejaculando no rosto de mulheres, um terço dos adolescentes viram BDSM (Bondage e Disciplina, Dominação e Submissão, Sadismo e Masoquismo) e 26% dos homens e 20% das mulheres viram dupla penetração. Outro problema da pornografia on-line é o fato de alguns adolescentes a usarem como um guia prático, muitas vezes com dificuldades em distinguir o que é real do que é falso. Um estudo britânico de 2016 mostrou que 53% dos garotos e 39% das garotas achavam que a pornografia era "realista".

A pornografia on-line também chega às crianças menores bem mais do que a maioria dos pais imagina, e o impacto pode ser devastador. Muitos adultos em minha clínica dizem que o uso de material pornográfico durante a adolescência arruinou a vida deles.

Outros a estão encontrando por acaso: um garoto pesquisando

"anaconda" no Google poderá acabar em um site pornô, como aconteceu com meu filho. Essa situação se assemelha à maneira como Alexander Rhodes, um desenvolvedor da web de Pittsburgh e fundador de um site antipornografia, foi inserido nesse mundo. Ele cresceu em uma casa repleta de computadores; seu pai é engenheiro de software; sua mãe, escritora. Aos 11 anos, Rhodes clicou por engano em um banner e deparou com uma imagem que retratava um estupro. Intrigado, continuou clicando.

Essa curiosidade inicial evoluiu para uma devoção diária à pornografia hardcore. A compulsão virou um vício, com Rhodes masturbando-se até catorze vezes por dia: "A pornografia representava para mim uma espécie de muleta emocional", diz Rhodes. "Se algo de ruim acontecesse, você iria ao pornô porque ele sempre estaria lá."

Entretanto, mais cedo ou mais tarde, aqueles que se refugiam no escapismo para não ter de enfrentar problemas precisarão retornar à realidade. Ignorar problemas mais profundos não os fará desaparecer. E quanto mais tempo nossos filhos gastarem com uma fantasia, menos energia terão para lidar com os problemas do mundo real. Não importa o que façam para anestesiar seus sentimentos e mascarar sua dor, haverá sempre o risco de se tornar viciante.

O vício em pornografia e a disfunção erétil induzida por pornografia são temas atuais para psicólogos, psiquiatras e pesquisadores. Os diagnósticos ainda não foram reconhecidos pela comunidade médica, mas acredito que em breve serão. Estamos vendo crianças dessensibilizadas diante de imagens sexuais violentas e sabemos que há relação entre as dificuldades de criar relacionamentos e maior tolerância à excitação.

Muitos rapazes que na puberdade recorriam à pornografia virtual relatam diminuição do interesse em procurar parceiros sexuais, dificuldade de se excitarem durante o sexo e incapacidade de atingirem o orgasmo sem pornografia. Rhodes argumenta que é possível ver mais mulheres on-line em poucos minutos do que um homem primitivo provavelmente viu durante toda a vida. A "superestimulação" resultante desencadeia consequências comportamentais semelhantes ao que drogas, álcool ou jogos de azar trazem ao sistema de recompensa do cérebro. Um estudo de 2014 da Universidade de Cambridge usando imagiologia cerebral mostrou que o cérebro viciado em pornografia reage a sugestões pornográficas da mesma forma que o cérebro viciado em drogas reage a sugestão de drogas. Quando Rhodes estava na universidade, ele sofria do que chama de "disfunção erétil induzida por pornografia". Ao namorar pela primeira vez, só conseguiu manter a ereção durante o sexo fantasiando imagens pornográficas. Nada funcionava muito bem caso ele se focasse apenas na namorada. E isso representou o momento da reviravolta. "Eu vivia uma situação complicada e, buscando as causas, sentia-me como um escravo dela."

Com o tempo, ele finalmente abandonou a pornografia e decidiu ajudar os outros, fundando o NoFap® ("fap" é uma gíria para masturbação masculina), que atua como grupo de apoio para aqueles que desejam abandonar a pornografia. O NoFap oferece aos usuários um serviço que rastreia exatamente quantos dias uma pessoa se absteve, concedendo-lhe distintivos por marcos de tempo tais como uma semana, um mês ou um ano sem se masturbar vendo pornografia.

Acredito que precisamos soar o alarme sobre esse assunto. Precisamos conscientizar os pais dos gravíssimos efeitos da pornografia on-line e incluir isso aos currículos de segurança digital de um modo muito mais consistente. É fundamental que ocorram uma discussão pública e o reconhecimento do vício em pornografia, abarcando tratamento profissional semelhante ao dispensado a jogadores ou viciados em jogos na internet a fim de ajudar a retornar ao normal o sistema do centro de recompensa do cérebro. Já perdemos muitos jovens promissores, sobretudo homens, para o mundo sombrio da pornografia na internet.

HÁ ESPERANÇA PARA ADOLESCENTES VICIADOS

Kyle, o jovem viciado em games, concordou em participar de um processo de reabilitação. Mas para Michelle, mãe do rapaz, encontrar o tratamento adequado representou um exercício de frustração. Na Ásia, um centro de criação, uso e dependência em videogames, existem há anos instalações de tratamento destinadas a ajudar jogadores compulsivos. Entretanto, na América do Norte, ainda é difícil encontrar centros de reabilitação de games, apesar de a demanda pelos programas de reabilitação ser alta.

Michelle inicialmente pensou em enviar Kyle para um programa de reabilitação residencial perto de Seattle, mas pagaria 30 mil dólares só pelas primeiras sete semanas de tratamento, e havia uma lista de espera de vários meses. Então, Michelle encontrou o Last Door, localizado em New Westminster, B.C., nos arredores de Vancouver, um centro residencial de dependência química especializado em vícios em mídia, o qual cobrava dois terços a menos. Encaminhei muitos pacientes para a Last Door ao longo dos anos. Para alguns, foi realmente a última saída.

E para Kyle, assim como para muitos de meus pacientes, a Last Door acabou sendo uma dádiva de Deus. Quando ele chegou, morava no porão da casa dos pais, "jogando todos os dias de forma suicida, totalmente incapaz de viver minha vida". Jogava não por prazer, mas para não se sentir pior, conforme explica: "Era um mecanismo de sobrevivência". Quando participou da primeira reunião, o grupo de seis pacientes jovens começou a entoar "Um de nós. Um de nós. Um de nós" e a dar tapinhas nas costas de Kyle, que se sentiu aceito. Durante a reunião, começou a ouvir alguns ali falarem sobre coisas que ele mesmo vinha sentindo havia anos e, pela primeira vez, viveu um sentimento de esperança.

Proibiram Kyle de acessar eletrônicos – seria mandado para casa se os usasse. Gradualmente, ensinaram-lhe como se socializar e se exercitar. Na Last Door, os pacientes ajudam a administrar a casa, e o garoto conseguiu um emprego na cozinha, onde aprendeu a cozinhar e a comer de forma mais saudável. À medida que descobria uma nova maneira de viver, sentia que o desejo de jogar estava indo embora. A depressão que o atormentava havia anos começou a desaparecer.

Depois de sair da Last Door, Kyle voltou para a escola e acabou se tornando um professor de Matemática do ensino médio. Conseguiu um emprego a três horas de onde morava com os pais e concluiu um mestrado, que lhe permitirá chegar a diretor de uma escola. Está limpo faz cinco anos.

A melhor maneira de superar um vício ou um mau hábito é inicialmente substituir o comportamento viciante por outro ou mesmo por uma distração. Ao refletir sobre seu vício em games, Kyle constatou que a interação com outros jogadores o ajudava a aliviar a solidão, portanto, no longo prazo, conseguiu superar o vício por meio do cultivo de uma vida social vibrante e de um emprego como professor, que lhe possibilitou ampliar sua rede de relacionamentos. Hoje, ele participa de três reuniões semanais do Narcóticos Anônimos (NA) e ajuda a administrar o grupo de NA local, tem uma namorada há quase um ano, a quem recentemente levou para conhecer a irmã e os pais dele. "Talvez eu nem mesmo estivesse vivo hoje, muito menos vivendo esta vida fantástica", diz.

Quando se trata de vício em potencial, a ação precoce é o melhor caminho. Mas nunca será tarde demais, mesmo que o jovem já esteja em uma situação viciante mais séria.

LEMBRE-SE...

- A dopamina atua fornecendo-nos sensação de prazer e excitação. O comportamento que desencadeia sua liberação será motivo para que queiramos repeti-lo, visando sentir o mesmo prazer.
- A dopamina é o neuroquímico-chave do vício.
- Sean Parker, do Facebook, admitiu que a plataforma foi projetada não para nos conectar, mas para nos viciar e distrair. Muitos outros executivos de tecnologia também estão se manifestando nesse sentido.
- Muitas plataformas de mídia social e videogames são projetados para liberar dopamina. As técnicas de maior sucesso nos atraem por explorarem necessidades humanas profundamente arraigadas: aprovação social, novidade e reciprocidade social, entre outras.
- Quando um serviço on-line é gratuito, você não é o cliente, mas o produto.
- Em 2018, a OMS acrescentou o vício em jogos eletrônicos à sua Classificação Internacional de Doenças (CID-11).
- Crianças e adolescentes são mais vulneráveis ao vício em games e telas, porque o lobo frontal está imaturo e ainda enfrentam problemas com planejamento de longo prazo e autorregulação.
- O cérebro do adolescente é exclusivamente impulsionado para correr riscos, buscar novidades e conquistar a admiração dos colegas.
- O vício muitas vezes resulta de hábitos reiterados ou funciona como automedicação e desvio de foco de um problema de saúde mental subjacente, como ansiedade, depressão ou TDAH.
- A pornografia na internet, um tema desconfortável, atinge crianças de maneira mais profunda do que a maioria dos pais imagina.

SOLUÇÕES

Neste capítulo, discutimos como prazer e recompensa obtidos por meio do neuroquímico dopamina podem ter efeitos comportamentais negativos quando liberada de modo inadequado. Sabemos que a dopamina é liberada ao caçarmos, nos agruparmos e socializarmos, a fim de recompensar atividades importantes para nossa sobrevivência. Também vimos o lado sombrio de empresas tecnológicas que projetam seus produtos para nos sobrecarregar com dopamina e voltar a eles a fim de conseguir mais.

Nas páginas a seguir, proponho sugestões sobre como introduzir e monitorar o dispositivo pessoal na vida da criança, minimizando o risco de tecnologias viciantes e evitando atitudes que possam torná-la mais suscetível a outros comportamentos compulsivos mais tarde. Além disso, esta seção apresentará alguns sinais e sintomas do vício e apresentará estratégias para afastar a criança de tecnologias que possam controlar a vida dela.

ESTRATÉGIAS-CHAVE

NÃO
- Supor que nenhum dano acontecerá ao seu filho já que "todo mundo está fazendo a mesma coisa".
- Preocupar-se ou acreditar que seu filho precisa de tecnologia para "estar atualizado".
- Dar a seu filho um celular ou tablet pessoal.
- Ficar você mesmo viciado em tecnologia.

SIM
- Apresentar a tecnologia com o cuidado que teria ao entregar as chaves do carro.
- Desenvolver e apoiar hábitos digitais saudáveis.
- Aumentar os privilégios e a independência um passo de cada vez.
- Ficar atento à má utilização e ao vício em tecnologia.
- Intervir precocemente quando notar sinais de dependência.

EVITAR...
Afaste seu filho de qualquer tecnologia que proporcione excesso de dopamina ou sensações intensas de prazer. Isso inclui jogos de azar on-line e pornografia. Evite-os o máximo possível e pelo maior tempo possível.

LIMITAR E MONITORAR...
Claro que evitar contato absoluto com videogames e mídias sociais não é realista, e, infelizmente, quase todos têm algum componente persuasivo no design. Portanto, os pais precisam supervisionar o uso, sobretudo no início. Converse sobre limites e monitore videogames e mídias sociais até que a criança mostre que entendeu os métodos de manipulação e que tenha condição de ela própria regular o uso.

COMO INTRODUZIR UM DISPOSITIVO PESSOAL PARA AJUDAR A ESTIMULAR A AUTORREGULAÇÃO

Você nunca entregaria as chaves do carro ao seu filho sem primeiro conversar com ele, sem que tivesse aulas de direção e dirigisse em estradas locais antes de ir para rodovias. Da mesma forma, não devemos entregar uma poderosa tecnologia viciante a ele sem primeiro ensinar-lhe como deve usá-la com segurança. Permita ao seu filho que progressivamente acesse mais tecnologia só quando ele demonstrar mais compreensão, responsabilidade e competência.

Portanto, ao introduzir um celular ou um laptop na vida da criança, estabeleça parâmetros claros. Aumente devagar e com o tempo as responsabilidades dela, seguindo o programa apresentado a seguir. Não se esqueça de continuar monitorando a criança e ajudando-a nas competências sociais, emocionais e de gerenciamento de tempo em cada etapa do percurso.

Mais importante ainda, uma sugestão fundamental para os pais: por favor, por favor, *por favor* não dê a seu filho um celular ou computador. Não faça disso um presente de aniversário ou de Natal. Se desejar, compre um celular para uso pessoal dele, deixando bem claro que o aparelho *não pertence a ele*, que ele pode pegá-lo emprestado e que você o pegará de volta se as coisas não correrem direito. A mesma lógica se aplica a um Xbox®, Nintendo Switch® ou qualquer outro console ou tablet que chegue ao interminável canal de dispositivos tecnológicos caros. Esclareça que você controla os cabos de alimentação.

Antes de entregar o dispositivo...

- Converse com seu filho e defina claramente a finalidade do dispositivo.
- Estabeleça as regras da casa, usando algumas ou todas as ideias a seguir apresentadas.

- Crie espaços da casa sem telas (mesa da cozinha, carro, quarto) e mantenha horários diários em que serão proibidas (refeições em família, hora dos trabalhos escolares, de leitura, de dormir).
- Desligue todas as notificações e reproduções automáticas de todos os dispositivos da casa.
- Escolha um dia da semana em que ninguém usará dispositivos.
- Desligue o Wi-Fi® de preferência duas horas antes de seu filho dormir até que ele vá à escola no dia seguinte.
- Instale uma estação de carregamento familiar em um espaço como a cozinha, onde todos conectarão os dispositivos quando não estiverem em uso.
- Avise ao seu filho que você precisará de todas as senhas e verificará o celular regularmente. Quanto mais cedo ele demonstrar o uso responsável, mais cedo conquistará privacidade e independência.

Nos primeiros dias de uso...

- Os dispositivos deverão ser usados para a criança se comunicar com pais, professores e amigos envolvendo questões práticas como trabalhos escolares ou carona. Ela poderá enviar mensagens a amigos sobre assuntos de escola, mas não para se socializar. No início, é melhor que socialize pessoalmente.
- Não permita mídia social, videogame ou aplicativos de streaming como Netflix. O uso deles é um privilégio que precisa ser conquistado. Diga ao seu filho que usar esses aplicativos se assemelha a dirigir na estrada: primeiro ele tem de aprender a dirigir nas estradas locais.
- Fique atento ao gerenciamento do tempo, ao controle emocional e às competências sociais do seu filho durante esse período inicial para garantir que ele controle o próprio comportamento.

Quando tiver demonstrado competência com o básico...

- Dê a seu filho mais alguns privilégios, por exemplo, a permissão para se comunicar com amigos em um grupo de bate-papo.
- Mantenha os limites de uso e, caso seu filho peça mais tempo, pergunte-lhe como planeja administrar esse tempo e autorregular o uso.
- À medida que os privilégios aumentarem, teste seu filho pedindo-lhe que imprima o histórico do navegador e converse com ele sobre o que está vendo ou pergunte-lhe que mídia usou e como se sentiu sobre isso.
- Dê ao seu filho a responsabilidade de orientar os irmãos mais novos, primos, amigos ou vizinhos. Ensinar os outros constitui uma excelente maneira de solidificar o próprio conhecimento ou o domínio do assunto.
- Espere tropeços! Os contratempos são inevitáveis e fazem parte do processo de aprendizagem. Portanto, um tempo sem celular é uma boa ideia.

O QUE FAZER SE SEU FILHO PARECE VICIADO EM TECNOLOGIA

1. Conheça os fatores de risco

Você talvez pressinta que seu filho esteja se prejudicando com a relação entre a mídia digital e a própria vida. Estudos sugerem que a propensão ao vício pode ter os fatores de risco identificáveis. Seu filho apresenta alguma destas características que talvez o predisponham ao vício?

- Dificuldade de criar e manter relacionamentos com colegas.
- Sensações frequentes de isolamento social ou solidão.
- Problemas de saúde mental, por exemplo, ansiedade, depressão, TDAH ou psicose.
- Problemas de controle de impulso, como administração de raiva ou déficit de atenção.
- Vícios em álcool, drogas, compras, sexo ou problemas de jogo.

A constatação de alguns dos fatores de risco não significa necessariamente que seu filho esteja envolvido em problemas com o vício, mas sim que poderá ter uma chance maior de desenvolver padrões de dependência no futuro. Use esse conhecimento para informar-lhe como você monitora o uso que ele faz da tecnologia e preste muita atenção ao comportamento dele.

2. Observe sinais e sintomas

A etapa seguinte é reconhecer sinais e sintomas. No caso do vício em tecnologia, existem muitos sinais físicos e comportamentais indicativos do tipo de uso que seu filho faz dela, os quais podem sugerir se ele corre risco de adentrar um território mais problemático. Além dos sinais reveladores de vício que discutimos antes neste capítulo – desejo ávido, perda de controle, compulsão e uso apesar das consequências –, verifique em seu filho algum dos sintomas de vício em tecnologia:

- Olhos colados na tela.
- Nenhum movimento natural por um período prolongado de tempo (pescoço curvado, postura rígida, nenhuma mudança quando tocado).
- Resistência para se afastar da tela.
- Reação raivosa ou defensiva quando alguém fala sobre seu comportamento.

- Retardo ou eliminação das atividades básicas da vida, como comida, água, movimento, exercícios, sono, interação social na vida real.
- Negligência com os cuidados pessoais (escovar os dentes, tomar banho etc.).
- Conflito familiar por causa das telas.
- Abandono de atividades positivas antes apreciadas.
- Isolamento social.
- Sensação de ansiedade ou depressão quando distante da tela.
- Pensamento constante em voltar à tela quando se distancia dela.
- Dissimulação para ocultar a intensidade do uso de internet ou dos games.

3. Converse com seu filho de modo calmo e colaborativo

Conversar com os filhos é um excelente jeito de aprender mais sobre como se sentem quanto ao uso de tecnologia. Ao abordá-los de uma forma tranquila e colaborativa, com verdadeiro interesse e ouvindo de fato as respostas, você talvez até se surpreenda com algumas coisas que serão ditas. Se seu filho parece ter problemas com a autorregulação, e você deseja saber mais, tente fazer algumas das seguintes perguntas:

- Você acha que está pensando mais do que gostaria em games/mídia social?
- É difícil não jogar/usar mesmo que não queira (por exemplo, você quer fazer um trabalho da escola, mas anseia jogar/verificar as redes sociais)?
- Quando não pode jogar ou ficar nas redes sociais, você sente que está mal-humorado, ansioso, irritado ou entediado?
- Quando está de mau humor, você recorre à tela para resolver seus problemas?

- Você fica na tela por períodos mais longos do que pretendia?
- Você tenta reiteradas vezes diminuir o tempo de tela, mas não consegue?
- Você sente algum sintoma físico por ficar tanto tempo on-line (dor nas costas, cansaço visual)?
- Você tem problemas na escola ou com atividades extracurriculares devido ao uso da tela?
- Você tem problemas de relacionamento com a família ou os amigos em razão do uso da tela?

Se você identificou fatores de risco, se observou sinais ou sintomas de dependência, ou se o seu filho respondeu afirmativamente a qualquer uma das perguntas, sugiro uma avaliação mais aprofundada, de preferência com um profissional. Se achar que está enfrentando um problema de vício, ou vício iminente, continue a leitura para saber mais sobre como ajudar seu filho a reduzir o uso de tecnologia.

COMO AJUDAR SEU FILHO A SE DESCONECTAR DA TECNOLOGIA VICIANTE

Muitos pais me dizem que o passo mais importante para ajudar o filho foi simplesmente tomar a decisão de fazer alguma coisa de maneira firme e compassiva. Eles trabalharam muito para alcançar o equilíbrio entre amor, limites e firmeza, com flexibilidade, envolvendo o filho em braços amorosos enquanto removiam dispositivos da casa. Nós mantivemos nosso Xbox no escritório do meu marido por muitas semanas quando lançaram o *Fortnite*®, eliminando, assim, a tentação de jogar. No entanto, passamos por muitos conflitos familiares e depois restauramos o equilíbrio em nossa casa, o que possivelmente impediu um futuro com o vício.

Como psiquiatra especializada em vícios que trabalhou em estreita colaboração com crianças, adolescentes e adultos jovens por mais de vinte anos, acredito que o vício pode ser superado, sobretudo no último grupo. É um fenômeno estigmatizado e incompreendido, o que explica algumas barreiras ao tratamento. No entanto, constantemente presencio jovens perseverarem quando os pais se envolvem, as famílias se unem e os cérebros se reconfiguram. A intervenção precoce é bastante eficaz, portanto, não hesite em conversar sobre suas preocupações com um profissional, mesmo que as ache exageradas.

Se está preocupado com a utilização excessiva de tecnologia, tente usar meu programa de seis etapas em seis semanas (página 253) para ajudar seu filho a avaliar hábitos e a reequilibrar o uso de tecnologia. Em casos mais graves, será necessário ajuda profissional; mesmo que seu filho esteja gradualmente reduzindo o uso viciante de tecnologia ou esteja ainda em um processo de reabilitação, poderá apresentar sintomas de abstinência e precisará do seu apoio. Em geral, a pessoa comum passa noventa dias de mudanças consistentes para renovar um hábito. Portanto, talvez se faça necessário um período de três meses de trabalho árduo para que seu filho abandone totalmente o vício em games ou telas. Depois disso, as coisas ficarão mais fáceis, mas ele ainda precisará de apoio para se manter no controle e resistir aos gatilhos da vida normal.

Antes de começar, lembre-se de fazer o seguinte:

1. **Peça ajuda.** É difícil tratar um vício sem ajuda profissional ou apoio intensivo de colegas. Um conselheiro, médico de família ou psiquiatra será útil para avaliar quaisquer problemas médicos ou de saúde mental subjacentes, sem dúvida um suporte essencial se você se preocupar com segurança (pensamentos suicidas, automutilação), violência, fuga ou outras questões de saúde mental que podem ocorrer

simultaneamente. Esteja aberto a métodos como tratamento residencial, aconselhamento individual, terapia de grupo e medicação. Frequentemente, prescrevo para crianças e adolescentes uma variedade de terapias e medicamentos que não causam dependência, vício ou problemas de saúde mental, e isso pode ser muito útil.

O vício em pornografia e jogos de azar on-line são mais bem administrados com a ajuda de profissionais especializados nesses tratamentos (como mencionei na abordagem sobre pornografia). Existem diversas intervenções específicas para cada um, e um profissional da área tem meios para ajudá-lo a encontrar a melhor opção.

2. **Espere os sintomas de abstinência.** Os sintomas de abstinência são o oposto de ficar chapado. Explique a seu filho que se a tecnologia estiver ajudando-o a relaxar, lidar com o estresse ou se relacionar com amigos, abandoná-la gradualmente pode gerar no início mais ansiedade, estresse, agitação e exclusão.

3. **Encontre apoio de colegas.** O apoio de colegas foi essencial na recuperação de Kyle e Alexander porque é de fato eficaz. Encontrar outras pessoas que estão vivenciando os mesmos problemas ajudará seu filho a lidar com o constrangimento, a culpa e a raiva. Ele ouvirá histórias e ideias valiosas sobre o que funcionou na reabilitação de alguns e o que levou outros à recaída. Ainda mais importante, terá acesso a um grupo de pessoas que o compreendem e poderão apoiá-lo na jornada.

4. **Mude o ambiente.** Dependendo da gravidade do vício, talvez seja difícil para seu filho permanecer no mesmo ambiente em razão dos gatilhos que nele existem. Portanto, será vantajoso que mude. Tente reorganizar o quarto ou outro espaço que ele usa muito e, se puder, remova a tecnologia problemática de casa; considere também a possibilidade de ele ficar um

tempo com um parente ou amigo próximo. Seu filho poderá se beneficiar dos fins de semana com os avós, e, se for verão, aproveite para enviá-lo a um acampamento. Envolver-se em um hobby ou esporte de que gostava, ou encontrar um novo, também vai ajudá-lo.

Tive um paciente cujos gatilhos incluíam o cheiro de pizza; o porão, onde ficava seu quarto; música hip-hop e determinadas roupas. Precisamos mudar seu quarto do porão, desintoxicá-lo de todas as telas por duas semanas (exceto quanto à lição de casa, monitorada) e, então, lentamente, durante três meses, reintroduzir um tempo de tela saudável e produtivo em um novo ambiente.

5. **Reintroduza a tecnologia sob severo monitoramento.** Após a fase de abstinência, seu filho precisará de ajuda na criação de novos hábitos envolvendo todas as emoções e situações para as quais antes dependia da tecnologia. Por exemplo, se a usava para lidar com o estresse, precisará desenvolver competências de enfrentamento (página 127). Ele também necessitará de ajuda para se distanciar das trilhas neurais (antigos hábitos) que o estejam provocando para serem usadas. Mais uma vez, educação, ajuda profissional, competências de enfrentamento, apoio de colegas, atividades recreativas e tempo são elementos essenciais para que os filhos permaneçam limpos enquanto você reintroduz a tecnologia de modo lento e monitorado.

4. ESTRESSE

O cortisol e a passagem dos nossos filhos do modo sobrevivência para o modo desenvolvimento

"Tudo o que somos é resultado do que pensamos."

BUDA

"Todo mundo está sempre ao celular – no ônibus escolar, no intervalo das aulas, até mesmo dentro da sala", contou-me recentemente Chen, minha paciente de 13 anos, descrevendo como a escola havia se tornado solitária. "Ninguém fala mais", acrescentou. "Nunca conversam."

No intervalo, Chen se senta com suas melhores amigas. Mas raramente falam, ela diz. Como os demais adolescentes e pré-adolescentes da escola, as garotas passam o tempo grudadas nos celulares, rolando as telas brilhantes para a esquerda e para a direita, abrindo e fechando o TikTok®, o YouTube e o Snapchat, sorrindo para os dramas que ali se desenrolam.

A primeira coisa que Chen faz ao acordar, antes mesmo de ir ao banheiro, é verificar as redes sociais. E também é a última coisa que ela faz à noite, antes de dormir. A garota passou, dentro do quarto, quase todo o verão antes do oitavo ano, aconchegada na cama com o celular, deslizando o dedo na tela, dando likes, postando, comentando. Quase nem viu os antigos amigos da vizinhança. Não tinha tempo disponível para eles, totalmente imersa na vida social on-line.

Assim é o ensino escolar na era do smartphone.

A MÍDIA SOCIAL LEVA SEU ADOLESCENTE AO ESTRESSE E À SOLIDÃO?

De todas as tendências tecnológicas que moldaram o mundo nos últimos anos, poucas impactaram tanto quanto a mídia social. E talvez nenhuma tenha afetado tanto a saúde mental dos adolescentes. Quando surgiu, a mídia social parecia um espaço no qual todos podiam compartilhar experiências. No entanto, o que começou como um sonho de um mundo mais conectado acabou desencadeando em alguns jovens sentimentos de exclusão, estresse, solidão devastadora, ansiedade e depressão.

Crescendo nos anos de 1980, meus amigos e eu de vez em quando comentávamos que desejávamos um corpo melhor, depois de ver fotos de celebridades em biquínis na TV ou em revistas. Em algumas segundas-feiras, desejei que tivessem me convidado para aquela balada divertida no fim de semana, sobre a qual todos pareciam estar conversando. Mas havia um limite para o que eu via e ouvia em relação àquilo que as crianças legais estavam fazendo. Ainda mantinha minha turminha de amigos e íamos todos ao 7-Eleven durante o almoço, rindo e irritando-nos mutuamente. Porém, com a mídia social, os adolescentes de hoje podem ficar obcecados com as férias fantásticas dos colegas de classe, com seus belos corpos em forma, com as últimas tendências da moda. Em geral, não conseguem evitar tal obsessão, sobretudo quando o feed do Instagram está repleto de fotos fakes e filtradas e os amigos e colegas de classe passam os intervalos fixados nos celulares.

Já mencionei a sigla que capta esse fenômeno: FOMO, ou medo de perder, um tipo de sofrimento silencioso resultante de o jovem testemunhar os excelentes momentos que os amigos e colegas estão vivendo sem ele. O acesso imediato por meio da tela à vida de nossos amigos nos faz comparar nossa existência monótona ao falso glamour da vida dos outros. A mídia social ajuda a exacerbar, a níveis que a maioria dos adultos desconhece, sentimentos dolorosos de exclusão, solidão, insegurança, carência e até mesmo vergonha. No entanto, poucos adolescentes desenvolveram os recursos emocionais necessários para lidar com a investida do FOMO e a insegurança que muitas vezes acompanha a rolagem dos feeds de mídia social.

Nas redes sociais, espaços nos quais as pessoas vivem se comparando com outras, os adolescentes costumam internalizar mensagens angustiantemente recorrentes:

- Todos são mais inteligentes do que eu.
- Todos são mais bonitos do que eu.
- Todos são mais populares do que eu.
- Todos são mais ricos do que eu.
- Todos são mais felizes do que eu.
- E a lista continua...

Muitas vezes, esse tipo de pensamento gera nos jovens um sentimento de mal-estar, angustiados com suas roupas imperfeitas, pais, amigos, vida social. Eles receiam que suas noitadas ou fotos de férias não sejam bem recebidas. Além disso, o espaço desperta uma sensação de falsa intimidade e uma preocupante falta de responsabilidade. Pode-se excluir alguém. Desaparecer. A comunidade parece real, até, de repente, não ser. São situações que geram no jovem sentimentos de vazio e solidão.

Chen, minha paciente, me disse que já não se sentia mais uma criança. No sétimo ano, com todos os amigos carregando celulares com Snapchat e Instagram, embora nenhum tivesse idade superior aos 13 anos que os sites exigem dos usuários, ela parou de fazer tudo que amava: pular corda no intervalo, construir fortalezas, brincar com slime, dar cambalhotas no gramado. Quando comecei a trabalhar com ela mais tarde naquele ano, Chen lidava com problemas de adultos, incluindo FOMO, ansiedade, depressão e pensamentos suicidas.

Há quinze anos, ainda era raro eu ter pacientes tão jovens quanto Chen com comportamento suicida. Mas hoje isso deixou de ser uma anomalia. Tenho meia dúzia de pacientes da idade dela, alguns ainda mais jovens, com problemas semelhantes.

Os dados comprovam o que vivencio em minha prática profissional em Vancouver. Na última década, as taxas de depressão, ansiedade, problemas de imagem corporal, comportamento suicida e lesões autoinfligidas, como cortes, dispararam sobretudo em meninas de 10 a 14 anos. Isso reflete um aumento preocupante desses comportamentos em garotas mais velhas. Os efeitos da mídia social obviamente não se restringem às meninas, mas, pelo fato de serem as principais usuárias das mídias sociais, as consequências são mais visíveis nelas. Além disso, como a idade em que as crianças ganham seus primeiros celulares caiu para 10, não nos surpreendemos ao ver jovenzinhos da idade de Chen, membros da chamada Geração Z, já apresentando problemas psiquiátricos. Nas seções a seguir, vou explicar por quê.

O QUE ESTÁ ACONTECENDO COM A GERAÇÃO Z?

Jean Twenge, professora de psicologia social na Universidade Estadual de San Diego e importante especialista em diferenças geracionais, começou a notar mudanças abruptas no comportamento e nos estados emocionais das adolescentes. A princípio, ela e outros pesquisadores pensavam que se tratava de um desvio temporário.

Mas as tendências continuaram por vários anos. E, conforme ela relata no livro *iGen*, em todas as suas análises de dados geracionais, algumas retrocedendo à década de 1930, nunca tinha visto nada parecido.

Inicialmente, Twenge adotou uma postura cética em relação a quem culpava o uso da internet por todos os problemas da Geração Z: parecia "uma explicação muito simples para resultados negativos de saúde mental em adolescentes, e não havia muita evidência para isso", escreve ela. Entretanto, quanto mais procurava explicações, mais se fixava em duas linhas de tendências distintas e aparentemente desconexas: a alta de problemas de saúde mental em adolescentes e a adoção de smartphones.

O súbito aumento nas taxas de solidão, depressão e comportamento suicida em garotas se iniciou em 2012, quando os smartphones atingiram a saturação do mercado, com mais de 50% dos norte-americanos relatando possuírem um. Os dados dos Estados Unidos também mostraram declínio acentuado no número de horas que os adolescentes passam com amigos e namorados/as:

- Aproximadamente 85% dos boomers[12] e da Geração X[13] namoravam quando estavam concluindo o ensino médio. Em 2015, apenas 56%.
- No final da década de 1970, 52% dos alunos concluintes do ensino médio se reuniam com os amigos quase todos os dias. Em 2017, apenas 28%. A queda foi mais significativa após 2010.
- Entre os alunos do terceiro ano do ensino médio, 39% disseram que costumavam se sentir solitários em 2017, contra 26% em 2012.

---

12 Baby boomers são pessoas nascidas entre 1945 e 1964. (N. da T.)
13 Geração X é formada por pessoas nascidas entre 1965 e 1984. (N. da T.)

- E 38% disseram que muitas vezes se sentiram excluídos em 2017, contra 30% em 2012.

Justamente na época em que os adolescentes começaram a passar mais tempo nos celulares e nas redes sociais e menos com os amigos da vida real, pesquisadores e psiquiatras como eu perceberam tendências preocupantes na saúde mental desses jovens. Essa mudança se evidenciou mais em garotas do que em rapazes:

- A depressão em garotas aumentou 50% entre 2012 e 2015. Nos rapazes, o salto foi de 21%.
- Os comportamentos suicidas em garotas aumentaram 70% desde 2010. Em rapazes, o aumento foi de 25%.
- Nos últimos dez anos, 62% mais meninas com idades entre 15 e 19 deram entrada no hospital por automutilação.
- As internações hospitalares aumentaram 189% para meninas na faixa etária de 10 a 14 anos.

Essas tendências não envolvem apenas os adolescentes. Jovens adultos em idade universitária também foram afetados: a proporção de alunos ingressantes que relataram sentir-se "sobrecarregados" aumentou para 41% em 2017 contra 29% em 2010.

São muitas as causas da depressão e do suicídio, portanto, constitui um desafio para os pesquisadores entenderem os motivos pelos quais os adolescentes de repente estão lutando contra taxas perturbadoramente altas de solidão, ansiedade, suicídio e depressão. É possível apontarem para correlações, mas não para causas. Ainda assim, saltos imensos em um período de tempo relativamente curto ajudam a delimitar as causas potenciais.

Muito antes do Instagram, já havia ansiedade e depressão. Mas os membros da Geração X não tiveram de lidar com situações como responder 24 horas aos snaps, postar nas redes sociais e seguir obsessivamente as aventuras incríveis dos colegas. Até mesmo os millennials[14] não aprenderam a lidar com essa nova realidade até se tornarem jovens adultos.

Comecei a tratar de garotas bem jovens com distúrbios de imagem corporal, anorexia e bulimia. E acredito que a culpa significativa disso recaia na cultura da selfie, que faz meninas cada vez mais jovens se exporem a tal situação. Aos 10 anos, as crianças começam a se reunir nas redes sociais. E a menos que tenham uma autoestima sólida como uma rocha, sejam imunes ao ciúme e tenham uma capacidade extraordinariamente racional de se lembrar do que todos estão fazendo ao postarem suas glórias nas redes sociais, é difícil permanecer indiferente. Em seu livro *The Happiness Effect: How Social Media Is Driving a Generation to Appear Perfect at Any Cost*[15], Donna Freitas chama o Facebook de "CNN® da inveja", um tipo de "ciclo de notícias 24 horas por dia, 7 dias por semana sobre quem é legal, quem não é, quem está em alta e quem está por baixo". A mídia social pode ser apenas um elemento do contexto, mas com certeza desempenha um papel importante no declínio da saúde mental dos adolescentes.

AS MENINAS SÃO DO INSTAGRAM; OS MENINOS, DO XBOX

Hoje, a maioria das crianças vive fixada nas telas. Entretanto, conforme sugerem algumas das estatísticas que já citei, em relação aos problemas de uso de tecnologia, surge uma clara divisão de gênero. Nesse sentido, a mídia social tem um impacto gigantesco na

---

14 Estima-se que essa geração representa os nascidos entre o período da década de 1980 e o começo dos anos 2000. (N. da T.)
15 Em tradução livre, *Efeito Felicidade: Como a Mídia Social está Conduzindo uma Geração a Parecer Perfeita a Qualquer Preço*. (N. da T.)

imagem corporal das meninas e nas taxas de depressão e ansiedade, enquanto nos meninos se constata uma propensão bem mais acentuada a desenvolver vícios em videogames.

Como abordamos no capítulo anterior, os programadores sabem que há uma tendência de desenvolvimento distorcida nos adolescentes, que desejam ganhar a admiração dos colegas por meio de competências e realizações; por essa razão, os desenvolvedores de games incorporam recompensas como moedas, caixas de dinheiro e subida de nível, assim estimulando a dopamina, que mantém os garotos jogando horas seguidas. E à medida que os games se tornam mais sofisticados, mais envolventes, mais sociais e mais portáteis, elevam-se as taxas de vício entre os meninos.

Claro que o gênero não é binário, e, portanto, as meninas também correm o risco de se viciarem em games, da mesma maneira que a mídia social pode tornar os meninos mais suscetíveis à depressão e a outros problemas. Mas as descobertas dessas pesquisas nos ajudam no entendimento dos fatores de risco da depressão, da automutilação, do pensamento suicida, do sofrimento generalizado e da perda do rendimento.

A REAÇÃO AO ESTRESSE

É fundamental entender o duplo papel do estresse: excelente quando nossa vida está ameaçada e tóxico quando não está. A adolescência já se caracteriza como um período de potencial e intenso estresse, e a reação dos adolescentes à tecnologia tóxica aumenta ainda mais a já pesada carga de estresse com a qual estão lidando. Também é importante saber que a adversidade constitui uma parte natural da vida dos jovens. Novas experiências, transições, prazos e pressões podem evocar sentimentos de incerteza, ansiedade, sobrecarga e pavor. Aprender a lidar com essa situação e com os altos e baixos da vida compõe uma parte essencial do desenvolvimento; sofrer, não.

Você já se perguntou o que acontece na mente de seus filhos enquanto navegam pelas redes sociais ou vão pela experiência surreal de jogo de tiro, em primeira pessoa, enquanto, ao mesmo tempo, ficam mais isolados, irritáveis e estressados? O cérebro deles está constantemente escaneando o entorno em busca de ameaças e comunicando-se com outros sistemas do corpo e da mente para determinar como lidar com isso. Nesse contexto, tão logo o cérebro percebe uma ameaça, ele envia um sinal de alarme para as duas glândulas suprarrenais do tamanho de uma noz no polo superior dos rins. Em um processo semelhante ao ato de de repente pisar fundo no acelerador, esse sinal induz um pico de adrenalina e cortisol – as sirenes de emergência naturais do corpo –, o qual faz o corpo entrar em ação com um surto de energia. Esses dois hormônios ativam o medo para tentar nos proteger do perigo.

A adrenalina funciona no curto prazo, acelerando os batimentos cardíacos e redirecionando o sangue para a resposta "congelar, lutar ou fugir" já mencionada anteriormente. Os efeitos do cortisol, no entanto, são mais duradouros. É assim que o corpo reage ao estresse e ajuda a criança na reação ao perigo iminente. A respiração ficará mais acelerada e superficial, e os níveis de açúcar no sangue aumentarão enquanto seu filho se prepara para lidar com uma ameaça. A liberação de adrenalina no curto prazo é positiva para as crianças quando, e somente quando, estão enfrentando perigo. Isso aumenta os níveis de vigilância e energia, melhora a memória e redireciona o fluxo sanguíneo para abastecer músculos, coração e cérebro. Todos os corpos humanos do planeta reagem da mesma forma diante de uma ameaça.

> **ESTRESSE REAGINDO A UMA SITUAÇÃO COM RISCO DE VIDA = UMA REAÇÃO SAUDÁVEL**
>
> - **Congelar:** seu corpo está lhe dizendo para parar, esconder-se e ficar o mais atento possível ao urso escondido na selva.
> - **Lutar:** seu corpo está lhe dizendo para lutar contra um cachorro feroz que está mordendo você.
> - **Fugir:** seu corpo está lhe dizendo para correr rapidamente e assim escapar do tigre.

Embora a liberação de adrenalina e cortisol para evitar o perigo seja fundamental para a sobrevivência do seu filho, uma liberação contínua dos hormônios associados à reação ao estresse pode ter efeitos graves na saúde física e mental. Com o tempo, a liberação excessiva de cortisol pode gerar sono sem qualidade, ansiedade e depressão, além da supressão do sistema imunológico, problemas intestinais, perda de massa muscular, redução da formação óssea e crescimento atrofiado. Acrescenta-se a isso a disrupção da arquitetura em desenvolvimento do cérebro.

Só na espécie humana se desenvolveu um "cérebro pensante", por essa razão somos a única espécie capaz de gerar uma reação ao estresse apenas por meio de nossos pensamentos. Gosto de comparar o funcionamento do cérebro com o sistema operacional de um computador. Em uma situação estressante, quando o cortisol repentinamente inunda o cérebro, ele congela da mesma forma que às vezes ocorre com um computador quando há muitas janelas e programas abertos. E é aí que aparece a irritante bola giratória azul (congelar), que faz você ficar com raiva (lutar) ou desligar o computador e abandoná-lo (fugir). Em resumo, não precisamos vivenciar uma situação de risco de vida para recorrermos ao modo sobrevivência. Podemos nos convencer a liberar adrenalina e cortisol navegando pelo Instagram, jogando videogame ou apenas nos distraindo. E, no contexto de nosso cotidiano, essa é uma reação não saudável ao estresse.

ESTRESSE ADVINDO DE PENSAMENTOS SOLITÁRIOS = UMA REAÇÃO NÃO SAUDÁVEL

- **Congelar:** sua mente reage ao estresse com ansiedade, procrastinação, evasão e indecisão.
- **Lutar:** sua mente reage ao estresse com irritabilidade, raiva, fúria ou resistência passivo-agressiva, incluindo comportamento opositivo ou obstinação.
- **Fugir:** sua mente reage ao estresse por meio da fuga, seja recorrendo a distrações – verificando várias vezes as redes sociais, reproduzindo um videogame, comprando on-line –, seja usando uma substância.

Ainda que nos tempos atuais tenhamos enfrentado muito menos guerras e situações de fome do que nos séculos anteriores, a mudança nos valores sociais e estilos de vida pouco saudáveis elevou os níveis de estresse. E no longo prazo ele poderá nos matar, pois estimula patologias como doenças mentais, cardíacas e câncer. Por essa razão a OMS declarou o estresse como a epidemia de saúde número um do século XXI.

MODO SOBREVIVÊNCIA *VERSUS* MODO DESENVOLVIMENTO

Uma complexa teia de nervos conhecida como *sistema nervoso autônomo* aparelha o corpo humano. Responsável por regular nossa frequência cardíaca, respiração, pressão arterial etc., esse sistema possui dois componentes.

O *sistema nervoso simpático* prepara o corpo para uma intensa resposta física em reação a uma ameaça. Quando esse sistema é ativado, dizem que estamos no "modo sobrevivência". Toda a energia do corpo é redirecionada visando nos ajudar a congelar, lutar ou fugir para sobreviver. Nesse estado, é impossível crescer, aprender, recompor-se, adaptar ou inovar.

Essas atividades ocorrem apenas quando estamos no "modo desenvolvimento", com o *sistema nervoso parassimpático* ativado. Esse sistema pode funcionar somente na ausência do estresse e opera melhor quando estivermos relaxados e calmos.

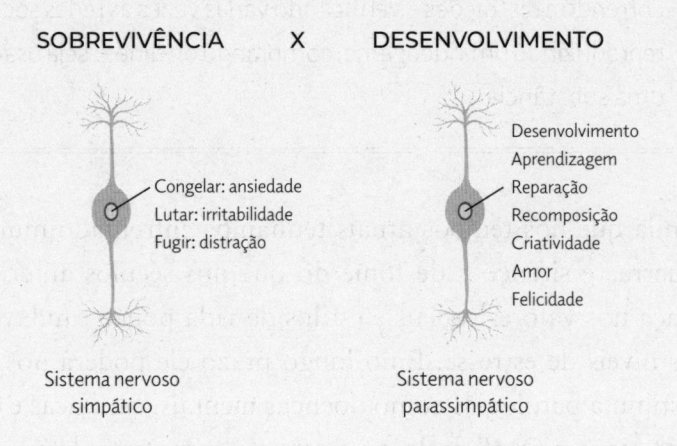

SOBREVIVÊNCIA X DESENVOLVIMENTO

Congelar: ansiedade
Lutar: irritabilidade
Fugir: distração

Sistema nervoso simpático

Desenvolvimento
Aprendizagem
Reparação
Recomposição
Criatividade
Amor
Felicidade

Sistema nervoso parassimpático

Nos jovens, problemas sérios surgem quando eles ativam reiteradamente o sistema nervoso simpático (e entram no modo sobrevivência) por motivos que não envolvam risco de vida, fatalidades. Ou seja, quando vivenciam estresse diário e crônico.

Alguns aplicativos, games e sites provocam quase sempre ansiedade e medo nos jovens: eles não são tão legais, tão bonitos, tão magros, tão espirituosos; sentem que estão perdendo um encontro ou não foram convidados de propósito. Esses surtos constantes de reação ao estresse inundam os cérebros em desenvolvimento com níveis tóxicos de cortisol.

Essa ativação reiterada também está transformando o estresse em um hábito por meio do fortalecimento das trilhas neurais associadas. Conforme já aprendemos, quanto mais trilhas neurais são desenvolvidas, mais facilmente acionadas podem ser. Lembre-se de que as trajetórias de seus filhos criam a vida que eles levam.

Além disso, "hiperexcitação", um estado anormalmente elevado de ansiedade, suprime o lobo frontal do cérebro, a área responsável pela regulação do humor. Como consequência, os jovens têm dificuldade de controlar seus sentimentos, desencadeando ansiedade e indecisão (congelar). Às vezes, eles podem até mesmo atacar a mãe diante de uma imposição de limite do tempo de tela (lutar). Ou então recorrem obsessivamente aos games, ou ao uso de mídia social, ou ao uso de substâncias (fugir). Todos esses comportamentos são reações ao estresse, sinais de um cérebro sob tensão exagerada, por isso precisam ser enfrentados.

Embora desinteresse e distração tenham praticamente se tornado a norma, não são reações saudáveis no cotidiano. As situações em que seu filho se mostra desinteressado significam que ele não está processando pensamentos e emoções, mas reprimindo-os ou evitando-os. Está no modo fuga. Nesse sentido, perde a oportunidade de identificar, compreender, gerenciar e comunicar seus sentimentos, atos denominados "regulação emocional", uma competência essencial para a vida, pois se relaciona à saúde, à felicidade e ao sucesso.

Emoções reprimidas podem gerar mais estresse e mais distração. Enfim, a criança que recorre à tecnologia para lidar com o estresse pode ficar sobrecarregada de ansiedade, raiva e distração, com problemas para lidar com a vida real. O desempenho escolar pode despencar; o interesse pelos esportes, desaparecer; os relacionamentos sociais, deteriorar.

TECNOLOGIA E ESTRESSE VELADO

Além do FOMO, comparações sociais, gerenciamento falho do tempo, solidão, distração e distúrbios da imagem corporal, há ainda muitos comportamentos comuns associados à tecnologia que talvez não relacionemos ao estresse.

Os comportamentos apresentados a seguir podem de fato desencadear a reação ao estresse na criança, sobretudo se ela se engajar a mais de uma atividade ao mesmo tempo, situação comum quando está usando a tecnologia. Tais comportamentos podem levar o cérebro da criança a *pensar* que está reagindo a uma ameaça, desse modo ativando o sistema nervoso simpático. Alguns deles – o sedentarismo, a fuga do contato visual – podem, é óbvio, não parecer estressantes. No entanto, lembre-se de que o cérebro paleolítico do seu filho desconhece a diferença entre sentar-se por um longo período em uma caverna ou sentar-se por um longo período diante de um videogame. Os neurônios da criança sabem que ela não está se movendo e se perguntam por quê. Um predador por perto? Um furacão chegando? Isso envia um sinal alarmante para o sistema: *Perigo!* Ou seja, o cérebro acredita de modo equivocado que está sob ameaça e inicia a reação ao estresse.

> ### DESENCADEADORES DE ESTRESSE POUCO CONHECIDOS
>
> - **Privação de sono.** Nossos neurônios não percebem que ficamos acordados a noite toda porque estamos na internet. Eles julgam haver alguma coisa muito perigosa impedindo o sono.
> - **Comportamento sedentário.** Um estudo que se estendeu por doze anos e envolveu mais de 12 mil pessoas descobriu recentemente que os indivíduos que passam a maior parte do tempo

sentados têm 50% mais probabilidade de morrer mais cedo do que aqueles que ficam menos tempo sentados, mesmo levando em conta idade, tabagismo e níveis de atividade física.
- **Corpo agachado ou curvado sobre um laptop.** Nossos ombros arredondados e o pescoço flexionado sinalizam aos neurônios que estamos nos escondendo do perigo em uma caverna.
- **Ausência de contato visual.** Nossos neurônios não sabem por que estamos isolados e não vemos outras pessoas. Devemos estar em perigo!

TEMOS TAMBÉM DE LIDAR COM O VIÉS DA NEGATIVIDADE?

Além de todas as situações citadas, os adolescentes também têm de lidar com o viés da negatividade humana já incorporado: a tendência de se focar mais nos elementos negativos do que nos positivos. Se você já se pegou pensando em um insulto que lhe foi dirigido, em um erro que cometeu no trabalho, em um prazo aproximando-se rapidamente ou em uma conversa complicada que o espera, sem dúvida já vivenciou o fenômeno. Simplificando, os eventos negativos têm um impacto mental muito mais poderoso do que os positivos. Por essa razão, os cientistas sociais afirmam que são necessários cinco elogios para compensar uma crítica. E o viés de negatividade tem um efeito intenso no comportamento e na tomada de decisões.

Há uma lógica evolucionária em focar-se no potencial de problemas, em especial quando tigres vagam pela savana. Assim funciona nosso cérebro. No entanto, quanto mais andamos nessas "trilhas da negatividade", mais corremos o risco de desenvolver hábitos de pensamentos negativos, também conhecidos como "armadilhas do pensamento". A seguir, relaciono as mais comuns. Se você tem um adolescente em casa, analise cada uma com ele. Aposto que ambos poderão se reconhecer!

1. **Filtro mental:** você filtra o positivo e se foca apenas no negativo. Por exemplo: a postagem de uma nova foto no Instagram recebe dez elogios, mas você só foca no único comentário sarcástico.
2. **Tirar conclusões precipitadas:** você interpreta as coisas negativamente quando não há fatos que justifiquem tal conclusão. Por exemplo: pressupõe que seus amigos estão bravos com você, porque nenhum deles lhe enviou uma mensagem recentemente.
3. **Pensamento preto e branco:** você vê as coisas como tudo ou nada – não há meio-termo. Por exemplo: se não receber muitas curtidas na sua nova foto de perfil do Facebook, conclui que ela é feia. Sequer leva em consideração que é domingo à tarde, que seus amigos talvez estejam curtindo o sol e que muitos deletaram o Facebook.
4. **Generalização excessiva:** você vê um único evento negativo, por exemplo, não ser convidado para um grupo de bate-papo, como um ciclo interminável de derrota. E usa palavras como "*Nunca* sou convidado" ou "*Sempre* sou excluído".
5. **Leitura mental:** você se convence de que alguém pensa ou reage negativamente à sua pessoa. Por exemplo: interpreta uma mensagem de uma só palavra como um insulto.
6. **Personalização e culpa:** você se considera responsável por alguma coisa que não consegue controlar. Por exemplo: sente-se culpado quando não convidam seu melhor amigo para o grupo de bate-papo de outro amigo.

Por experiência própria, todos sabemos que, embora emoções negativas como medo e rancor às vezes eclodam em segundos, elas tendem a permanecer interiorizadas muito mais tempo do que as positivas. Agora pense em suas experiências on-line, espaço dominado com frequência por indignação e polarização, no qual as discussões muitas vezes se transformam em territórios carregados de emoção e os feeds de mídia social despertam em nós sensações de exclusão e ansiedade. Histórias positivas não chamam nossa atenção. Como escreve Cal Newport, cientista da computação, em *Digital Minimalism: Choosing a Focused Life in a Noisy World*[16]: "Para usuários que exacerbam na internet, as interações reiteradas com essa escuridão podem se tornar uma fonte de negatividade que leva à exaustão, um preço exorbitante que muitos sequer percebem que estão pagando para sustentar sua conectividade compulsiva".

ESTRESSE *VERSUS* DESAFIO

Não me entenda mal. Não espero que seus filhos se tornem adultos sem antes ter contato com qualquer conteúdo negativo ou vivenciar situações de adversidades. E algumas servirão a um propósito na vida deles. Afinal, embora o estresse crônico, originado da região inferior do cérebro, seja ruim para cérebros jovens em desenvolvimento, os desafios não o são, pois estimulam o pensamento, a criação de estratégias e a vivência de experiências diferentes. Por meio desse tipo de pensamento, ativado pelas regiões corticais superiores, eles aprendem a resolver problemas à medida que enfrentam obstáculos. Portanto, desafios reiterados fazem bem.

ATIVAÇÃO DO CÉREBRO EM SITUAÇÕES DE ESTRESSE X DESAFIO

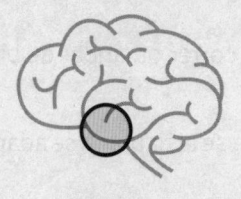

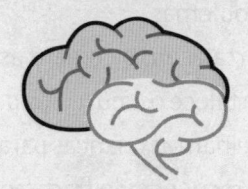

ESTRESSE   X   DESAFIO

---

16 Em tradução livre, *Minimalismo Digital: Escolhendo uma Vida Focada em um Mundo Ruidoso*. (N. da T.)

A melhor maneira de desafiar uma criança é orientando-a a realizar atividades dentro de sua "zona de desafio", ou seja, o ponto ideal entre o que é muito fácil e o que é muito difícil para ela. Tais atividades envolvem o córtex pré-frontal, a região cerebral mais evoluída do cérebro, conhecida como o "centro do pensamento". Atividades fáceis não exigem muito do centro de pensamento da criança. Atividades muito difíceis, por sua vez, podem desarmar o sistema cerebral límbico, ou o "centro do sentimento", desencadeando a reação de estresse. Na zona de desafio ocorrem o aprendizado e a neuroplasticidade; nela, as crianças abrem novas trilhas neurais. Nela, a magia acontece.

POR QUE OS DESAFIOS SÃO BONS PARA NOSSOS FILHOS?

- Liberam dopamina, gratificando-os com uma explosão de prazer.
- Liberam serotonina, inundando-os com sensações de confiança e felicidade.
- Ativam e exercitam o lobo frontal do cérebro, o centro do pensamento, a área envolvida em habilidades cognitivas importantes, como discernimento, memória, linguagem, expressão emocional, planejamento, definição de metas e resolução de problemas.
- Fortalecem o cérebro assim como correr ou andar de bicicleta fortalece os músculos das pernas.
- Treinam as crianças para aprender a se articular, a se adaptar e a se recuperar do fracasso.

A ÚLTIMA COISA DE QUE O CÉREBRO ADOLESCENTE PRECISA É MAIS ESTRESSE!

Conforme você deve ter observado em seu filho adolescente, basta algum tempo nas redes sociais para que a sensível e ainda em desenvolvimento mente do jovem mude de foco. Lembremos também que é na adolescência que se desenvolve o pico de estresse; o cérebro está organizando muitas coisas, inclusive identidade, relacionamentos e sexualidade. Portanto, com tantas alterações na vida de um típico adolescente, o engajamento a determinado tipo de tecnologia eleva esse período de pico de estresse a um nível sem precedentes.

Uma recente pesquisa concluiu que os cérebros de adultos e adolescentes processam as informações de modo diferente. Nós, adultos, tendemos a pensar com nosso córtex pré-frontal plenamente desenvolvido, a parte racional e pensante do cérebro. (Mas é óbvio que isso não significa que o processo é sempre assim.) No entanto, nos adolescentes, o córtex pré-frontal ainda não se desenvolveu totalmente, o que os obriga a confiar na reatividade emocional do cérebro, razão pela qual necessitam prática e ajuda para aprender a se autorregular (acalmar-se). Precisam da ajuda dos pais para aprender e usar as competências de enfrentamento, a ponderar sobre as ações alternativas e a se adaptar a situações novas, às vezes assustadoras.

Nos adolescentes, as conexões entre a parte emocional (ou sentimental) do cérebro (o sistema límbico) e seu centro de tomada de decisão (ou pensamento; o córtex pré-frontal) ainda estão em um processo de construção. Falta conectar totalmente a ponte neural entre elas. E o sistema límbico ainda é dominante. Seu adolescente já reagiu de modo explosivo a alguma coisa e depois teve problemas para explicar em que exatamente estava pensando? Existe uma explicação neurológica para tal situação: a parte dominante do cérebro assumiu o controle. O adolescente não estava pensando tanto quanto estava sentindo e reagindo. Também por esse motivo os cérebros dos adolescentes são muito mais sensíveis ao uso da tecnologia do que a maioria dos pais imagina.

Não importa se o seu filho joga futebol muito bem ou tem ótimo desempenho escolar, pois o cérebro dele não se destacará pelo bom senso. Ainda não. As redes de controle cognitivo no córtex pré-frontal estão passando por um rápido amadurecimento e alcançarão a maturação completa quando o jovem tiver 24 ou 25 anos.

Para piorar as coisas, na adolescência se verifica intensa autoconsciência. Por isso um adolescente parece tão facilmente constrangido, pois o crítico interior dele vive em alerta: "Estou vestido de um jeito esquisito?"; "Acabei de falar alguma coisa burra?"; "Como não sei disso?"; "Por que ainda não fiz isso?".

Como discutimos no Capítulo 3, o cérebro do adolescente é bioquimicamente conduzido pela dopamina, o neuroquímico da recompensa, para correr riscos, buscar novidades e conquistar admiração dos colegas. À medida que as crianças entram na adolescência, procuram fortalecer e ampliar as redes de amigos. Em determinado momento da história, os primatas adolescentes precisaram se aventurar para fora de suas tribos em busca de parceiros e, ao cruzarem a savana, tiveram de se defender dos animais selvagens. A recompensa por se arriscarem em um terreno tão perigoso era a novidade, os novos relacionamentos, o sexo e a reprodução. Os cérebros dos adolescentes ainda funcionam da mesma maneira: desejam interagir com outras pessoas em busca de segurança, amparo, conforto.

Com frequência, os adolescentes correm riscos incrivelmente insensatos para impressionar os amigos ou os potenciais parceiros, ou sem qualquer razão óbvia. Eles se colocam em situações de risco mais do que se verifica em qualquer outra faixa etária: envio de mensagens enquanto dirigem, uso de drogas, consumo excessivo de álcool ou sexo desprotegido são alguns exemplos.

Exatamente por esse motivo é tão importante ensinar as crianças desde cedo sobre literacia emocional e as formas como as mídias sociais interferem no humor e nos comportamentos delas. É muito comum os jovens se engajarem em competições de status: comparam aparência física, estilo de cabelo, oportunidades, amigos, sucessos e fracassos. Não é novidade que buscam o tempo todo aprovação e valorização, porém os jovens de hoje estão se curvando à pressão para que projetem um falso eu nas redes sociais – felizes, perfeitos, populares, magros. Devido ao impacto gigantesco da mídia social na saúde mental dos adolescentes, precisamos ajudá-los a compreender como ela está influenciando seu senso de identidade e seus relacionamentos na vida real.

A capacidade de pensar crítica e filosoficamente sobre o papel e a influência da tecnologia em sua vida capacitará o jovem a tomar as melhores decisões sobre como usá-la, quando usá-la e o momento de fazer log-off.

"Não percebi como a mídia social estava me afetando", Chen me disse. "Não consigo imaginar a vida sem ela, mas também sei que está me deixando louca."

É A HORA DO CTRL-ALT- DELETE?

Quando os pais me contam que os filhos não conseguem desconectar-se, seja do videogame, seja da mídia social, suspeito que o uso da tela substituiu a capacidade dessas crianças de se desligarem – e coloco com clareza que os pais precisam intervir: isso significa remover as telas e desenvolver competências reais de enfrentamento. Às vezes, também significa que precisam buscar ajuda profissional.

Brittney, minha paciente de 15 anos, tem 990 seguidores no Instagram. Como 75% dos adolescentes, ela também está no Snapchat, no qual ter uma pontuação baixa é estressante e constrangedor.

Portanto, a garota incessantemente manda "snaps" para os amigos, conquistando mais pontos para aumentar seu score. Quando começou a me ver, Brittney disse que se sentia na obrigação de curtir e comentar as postagens de todas as amigas, o que lhe ocupava horas todas as noites.

Para Brittney, a mídia social às vezes parece um trabalho de meio período, um emprego natural por ser uma adolescente na era do smartphone. Administra uma marca própria, cuidadosamente cultivada com atualizações engraçadas, vídeos trabalhados com Photoshop e fotos do cachorro, do quarto, do novo maiô, do novo corte de cabelo, da nova namorada. Essa obsessão a afasta dos trabalhos escolares, das conversas com a família e até do sono. A angústia que sente quando posta algo com uma mortificante falta de curtidas a tira do sério, enchendo-a de ansiedade e ódio de si mesma – "Instavergonha", ela diz.

Quando os pais de Brittney me procuraram pela primeira vez, disseram-me que não conseguiam fazer a filha desgrudar-se do celular. Tentaram castigos, cortaram a mesada dela. Nada funcionou. Quando tentaram desligar o Wi-Fi, a garota fugiu de casa.

Fui bem clara ao lhes dizer que precisavam tratar a utilização do celular como se trata um vício. Para se recuperar mais rapidamente, a filha teria de se desintoxicar do Instagram, do Snapchat e de todas as outras mídias sociais durante três meses, dentro e fora do ambiente familiar. Depois, deveria aprender a manter um relacionamento saudável com elas ou evitá-las completamente. Só assim Brittney poderia se conectar com novas e saudáveis trilhas tecnológicas e se distanciar das antigas, que tantos danos lhe causavam.

Não se esqueça: os filhos esperam que os pais criem limites, o que os ajuda a entender que estão sendo acolhidos e que nem sempre conseguem o que querem. Aos pais, cabe ensinar aos filhos que podem aprender coisas com o tempo, paciência e maturidade, o que, de outra forma, não perceberiam. Pouco importa quantas vezes os filhos agem como se estivessem no controle, porque muito poder pode ser perigoso e até assustador para eles. Intuitivamente sabem que precisam de um adulto para assumir o comando e contam com os pais para orientá-los.

Portanto, quando você intervém e estabelece para seu filho limites rígidos quanto ao uso da tecnologia, talvez até se surpreenda com os resultados. Certa vez, tive um paciente chamado Raj, que jogava videogame para administrar os elementos estressores da vida. Como resultado, lentamente se transformou em um jogador problemático. Seus pais estabeleciam reiteradamente limites para o jogo, os quais Raj, então com 15 anos, infringia com constância. Enfrentava dificuldades reais: mal dormia e foi reprovado na maioria das matérias do segundo ano do ensino médio. A maioria das interações sociais do garoto ocorria on-line, e sempre que a família o arrastava para um restaurante, ele reclamava em voz alta e se comportava mal até que todos se irritassem e voltassem para casa. Naquela época, Raj passava quase todo o tempo sozinho no quarto.

Ele e seus pais viviam em guerra. A certa altura, depois de um boletim escolar bem ruim, a mãe e o pai o proibiram de usar o Xbox por duas semanas. Tarde da noite, Raj esgueirou-se para o quarto dos pais, onde encontrou o console. Tão logo o pai percebeu que o filho estava jogando às escondidas naquela noite, desceu as escadas, arrancou o Xbox da parede, abriu a porta dos fundos e estilhaçou-o contra a cerca do quintal. A mãe se apavorou: tinha certeza de que Raj surtaria, destruiria a casa ou fugiria. Chegou a pensar que precisariam chamar a polícia para intervir.

No entanto, em vez de uma batalha total, nada aconteceu. Raj ficou no quarto. No começo, morto de raiva, mas depois de algumas horas disse que sua mente começou a clarear. Entediado – seus pais haviam confiscado seu celular havia muito tempo –, começou a vasculhar o quarto, até que achou o romance *The Outsiders*[17], que precisava ler para a aula de inglês. Então, leu os primeiros capítulos sem sentir vontade de jogar. Sabia que não podia; o aparelho estava destruído no quintal. E ficou tão fascinado pela história que leu até adormecer.

Na manhã seguinte, os pais de Raj estavam prontos para a batalha. No entanto, quando o garoto apareceu para o café da manhã, logo agradeceu ao pai. "Dormi mesmo", disse ele. "Eu me sinto melhor sabendo que não posso jogar. Gostaria que você tivesse feito isso um ano e meio atrás."

Seis meses depois, a mãe de Raj me disse que eles haviam vivido alguns dos melhores meses como família em anos.

A história dessa família não é única. Em casos extremos como o de Raj, recorrer à forte autoridade parental (ainda que devesse ser demonstrada de modo mais suave!) é uma atitude muitas vezes bem recebida pela criança. No entanto, o que mais impressiona na história de Raj está na clara diferença entre o cérebro do adulto e o do adolescente e o valor dos limites. O garoto tinha dificuldades em pensar além do presente; usava a tecnologia para controlar sua ansiedade e irritabilidade e para se desviar do modo sobrevivência. Entretanto, o pai entendeu as consequências daquela situação no longo prazo. Assim, ao se desfazer do dispositivo que estimulava o ciclo vicioso de reação ao estresse, permitiu a Raj encontrar o caminho de volta ao modo desenvolvimento.

---

17 Romance de Susan E. Hinton. Publicado pela primeira vez em 1967, *The Outsiders: Vidas sem Rumo* é um clássico da literatura jovem que transformou o gênero ao abordar, com complexidade e sensibilidade, uma juventude marginalizada em um cotidiano sombrio e violento. (N. da T.)

LEMBRE-SE...

- De todas as tendências tecnológicas que moldaram o mundo nos últimos anos, poucas tiveram um impacto maior do que a mídia social. E talvez nenhuma tenha afetado tanto a saúde mental dos adolescentes.
- O súbito aumento nas taxas de ansiedade, solidão, depressão e comportamento suicida se iniciou em 2012, coincidindo com o momento em que os smartphones atingiram a saturação do mercado.
- Os dados também mostraram um declínio acentuado no número de horas que os adolescentes compartilham com amigos e com namorados/as.
- Devido ao impacto gigantesco da tecnologia na saúde mental dos nossos filhos, precisamos ajudá-los a entender como isso afeta seu senso de identidade, suas competências de enfrentamento e seus relacionamentos na vida real.
- Quando se abordam os problemas de uso da tecnologia, há uma clara divisão de gênero: as garotas são do Instagram; os garotos, do Xbox.
- A parte racional e de formulação de estratégias de longo prazo do cérebro de um adolescente só se desenvolve plenamente entre 24 e 25 anos.
- O estresse serve apenas para ajudar a lidar com situações de risco de vida.
- O estresse leva à reação de congelar (ansiedade), lutar (irritabilidade) e fugir (distração).
- O corpo do seu filho é projetado para absorver o estresse apenas em pequenas doses e em rápidas descargas.
- Você quer ajudar a levar seu filho do modo sobrevivência para o modo desenvolvimento.

- Ensine-o a evitar o estresse e a se engajar nos desafios. O resultado será a melhoria da saúde, a felicidade e o sucesso.
- Desafios são essenciais na vida dos nossos filhos; estresse e sofrimento, não.

SOLUÇÕES

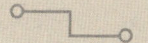

Neste capítulo, discutimos como os corpos das crianças são programados para absorver o estresse em somente pequenas doses e curtos períodos. Entretanto, o uso da tecnologia pode desencadear um estresse constante, por razões variadas: privação de sono, problemas de postura inadequada, má administração do tempo, distração, FOMO ou incorporação de mensagens negativas quanto aos nossos filhos não serem tão legais, tão bonitos, tão magros, tão espirituosos. Essa situação de estresse permanente inunda as mentes em desenvolvimento com níveis tóxicos de adrenalina e cortisol e cria trilhas neurais prejudiciais, que podem mais facilmente desencadear o estresse à medida que eles envelhecem.

A seguir, proponho sugestões de literacia tecnológica que reduzirão o estresse da tecnologia e estratégias para ensinar e modelar saudáveis competências de enfrentamento.

ESTRATÉGIAS-CHAVE

NÃO
- Ignorar os sinais de reação ao estresse, incluindo ansiedade, irritabilidade e distração.
- Permitir a seu filho que use a tecnologia para lidar com a vida.
- Confundir estresse com desafio.
- Ceder ao viés da negatividade e às armadilhas de pensamento.
- Exibir-se constantemente estressado como um aspecto normal da vida.

SIM
- Conversar sobre a diferença entre estar em um estado de sobrevivência e um de desenvolvimento.
- Estimular desafios saudáveis.
- Ensinar aos filhos as competências de enfrentamento.
- Lutar contra o viés da negatividade.
- Desafiar as armadilhas do pensamento.
- Estar atento aos gatilhos velados de estresse.

EVITAR...
Oriente seu filho para que se afaste de qualquer tecnologia que desencadeie uma reação ao estresse: mídia social, FOMO, privação de sono ou postura inadequada.

LIMITAR E MONITORAR...
É provavelmente impraticável não recorrer à mídia social e à tecnologia. Converse com seu filho, limite e monitore as mídias sociais até que ele pareça capaz de controlar o uso sem os problemas já apresentados.

ENSINE AOS FILHOS AS COMPETÊNCIAS DE ENFRENTAMENTO

Competências de enfrentamento são ferramentas claras e práticas às quais nossos filhos podem recorrer quando se sentem sobrecarregados, estressados, ansiosos ou deprimidos. Eles precisam aprendê-las e dominá-las, usando-as em qualquer situação para controlar e reduzir a reação ao estresse induzido pelo cortisol.

A seguir, vou descrever as três categorias gerais e saudáveis de habilidades de enfrentamento – **pausa**, **convivência** e **brincadeiras** –, explicando como criar padrões de comportamento positivo.

1. Pausa

A pausa nos permite relaxar e sentir seguros. Desconectar, dar um tempo e respirar é uma competência eficaz de enfrentamento. Ensine seu filho a praticar a pausa, ou um "tempo de silêncio", fechando os olhos, descansando e deixando a mente à deriva, mesmo que por poucos minutos, na mesa de estudos ou no carro.

Respiração profunda

Acredito que o modo mais eficaz de reduzir o estresse e deslocar as crianças do modo sobrevivência para o modo desenvolvimento seja a respiração lenta e profunda. Com frequência, respiramos superficialmente, alcançando apenas o meio dos pulmões. Postura inadequada, roupas restritivas e estresse são situações que contribuem para a respiração torácica rasa. Mas, ao respirarmos lenta e profundamente, os receptores nos pulmões e diafragma se expandem com a pressão do ar. Isso sinaliza ao nosso sistema nervoso que estamos bem, o que desativa a reação ao estresse e nos leva ao modo desenvolvimento e recuperação.

Após um pouco de prática, seu filho poderá recorrer à respiração profunda em qualquer lugar: depois de acordar, antes de dormir, ao retornar da escola ou mesmo quando precisar de um momento de paz.

Em nossa família, praticamos a respiração profunda e controlada. Tente o seguinte exercício com seu filho antes de incentivá-lo a fazê-lo sozinho. Quando respiramos *com* nossos filhos, nosso corpo recebe o benefício adicional de estar sincronizado com os deles em um fantástico ritmo compartilhado. Se você estiver sentado e respirando pela barriga, olhe nos olhos de seu filho. Sorria para ele. Aprofunde o vínculo entre ambos estando presente.

EXERCÍCIO DE RESPIRAÇÃO PROFUNDA

Este exercício respiratório ajudará no relaxamento de pessoas de qualquer idade. Crianças pequenas adoram respirar pela barriga, sobretudo quando você coloca um bicho de pelúcia na barriga delas e o leva para passear!

- Encontre um lugar tranquilo e confortável para seu filho se sentar ou deitar.
- Ensine-o a inspirar lentamente pelo nariz e a expirar do mesmo modo com a boca aberta. Considerando que um maxilar cerrado sinaliza estresse ao nosso cérebro, quando aberto e relaxado (como em um bocejo) vai sinalizar segurança.
- Quando ele aprender, peça-lhe que respire devagar pela barriga e sinta a expansão dela. Então, no momento de expirar, incentive-o a fazê-lo lentamente, atento à contração da barriga.
- Comece com três respirações e aumente o número até que seu filho esteja totalmente relaxado.

2. Convivência

Os laços sociais com um membro da família, um amigo ou mesmo com um animal de estimação ajudam na sensação de segurança e estabilidade. Passar tempo com outros é uma poderosa competência de enfrentamento.

Oriente seu filho no exercício de uma interação social significativa, ainda que apenas por alguns minutos, acariciando um animal de estimação, falando com os avós por chamadas de vídeo ou dando-lhe um abraço de bom-dia ou de boa-noite. Habitue-se a estimular a criação de laços com um irmão, um primo ou um amigo. Todos serão beneficiados!

E tente ficar alguns minutos a sós com seu filho todos os dias. Acredite, sei que isso é mais difícil do que parece! Porém, quando damos toda a atenção às crianças, elas se sentem amadas, o que fortalecerá nossos vínculos com elas.

3. Brincadeiras

O córtex pré-frontal é ativado quando nossos filhos vivenciam novas situações ou dedicam tempo às coisas de que gostam, assim passam do modo sobrevivência para o modo desenvolvimento. Como brincar desperta a curiosidade, as descobertas e a diversão, a liberação do cortisol é inibida. Afinal, o corpo não brinca e se estressa ao mesmo tempo. Portanto, brincadeiras constituem uma excelente competência de enfrentamento.

Oriente seu filho a se permitir brincar, ainda que por apenas alguns minutos. Em nossa família, o pula-pula atua como um anestésico do estresse. É impossível nos sentirmos estressados – e é difícil não dar risada – enquanto pulamos sobre ele. Também adoramos festinhas dançantes em casa. E brincamos um com o outro sempre que possível.

ENSINE SEU FILHO A LUTAR CONTRA O VIÉS DA NEGATIVIDADE

O cérebro da criança foi projetado para ser mais sensível às más notícias do que às boas. No entanto, se você puder ajudá-la a aprender a ver as coisas boas da vida desde cedo, ela achará mais fácil fazer isso quando crescer mais.

Discernir o bom do ruim é uma competência que exige tempo e prática. Use algumas das estratégias apresentadas a seguir para ajudar seu filho a ver uma situação de todos os ângulos:

- Converse sobre os prós e os contras das situações do dia a dia para que seu filho veja os dois lados.
- Conte-lhe histórias de como acontecimentos negativos geraram resultados positivos em sua vida. Por exemplo, você foi preterido para um trabalho ou não escolhido para uma equipe, mas acabou encontrando um trabalho ou uma equipe melhor.
- Quando as coisas derem errado, pergunte ao seu filho: "Qual o lado positivo dessa situação?". Se ele ainda não o vê nem o sente, peça-lhe que tente imaginar um aspecto bom.
- Desafios e decepções na maioria das vezes geram resiliência; portanto, explique esse processo a seu filho quando ele viver um momento difícil. Diga-lhe que os desafios e os obstáculos estão ajudando-o a ser forte e mais capaz de superá-los.

Desafie as armadilhas do pensamento

Para ajudar seu filho a lidar com pensamentos negativos, incentive-o a enfrentá-los em vez de ignorá-los ou afastá-los. Aqui estão algumas perguntas que talvez o auxiliem a desafiar esse tipo de pensamento. Pergunte-lhe na posição de um aliado, como alguém que está de fato ao lado dele. Talvez você até se divirta e faça seu filho rir, sem dúvida um bom jeito de mudar o humor dele.

- Qual a pior coisa que poderia acontecer?
- Se acontecesse, como você lidaria com a situação?
- Você está caindo em uma armadilha do pensamento?
- O que evidencia o caráter verdadeiro desse pensamento?
- O que evidencia que ele *não* é verdadeiro?
- Você confundiu um pensamento com um fato?
- O que você diria a um amigo com o mesmo pensamento?
- Em uma escala de um a dez, qual a avaliação desse problema?

Ensine seu filho a prestar atenção ao básico

Já falei sobre os gatilhos de estresse pouco conhecidos que podem desencadear em nossos filhos um estado negativo quando imersos nas telas. Alguns são inevitáveis, razão pela qual é importante equilibrar a vida on-line com as interações do mundo real. Considere as seguintes estratégias para ajudar seu filho a combater esses traiçoeiros estressores.

- **Privação de sono.** Você se lembra das diretrizes para o sono abordadas no Capítulo 2 (página 51)? Por favor, tente continuar com elas. O melhor jeito de evitar a privação de sono é valorizá-lo! É desse modo que nosso cérebro rejuvenesce, se recompõe e se renova. Agora, bem sei que com os trabalhos escolares, provas, eventos esportivos e viagens não é realista que as crianças durmam o bastante todas as noites; portanto, é preciso tentar recuperar qualquer privação nesse sentido. Cabe aos pais estimular os filhos a cochilar, a dormir até tarde nos fins de semana e a descansar mais durante as férias (incentivo meus filhos nas três coisas e às vezes até os recompenso por um sono extra!). Quando as crianças chegam à adolescência, muitas vezes ocorre uma mudança no ritmo circadiano e elas têm dificuldade de dormir. Para ajudá-las, tente agendar um tempo de folga.

- **Comportamento sedentário.** Oriente seu filho a se levantar a cada meia hora e alongar o corpo. Considere o download de um dos muitos aplicativos que enviam notificação quando for a hora do movimento.
- **Curvado sobre um laptop.** Coloquei um pôster em nossa geladeira ilustrando uma postura adequada sentado e em pé. Além disso, fiz observações em post-its, almofadas e travesseiros por toda a casa para estimular uma boa postura, em vez das negativas já abordadas.
- **Falta de contato visual.** Ensine seus filhos a olharem para o rosto e os olhos das pessoas sempre que elas falam. Quando os meus filhos estão passando por períodos de timidez, digo-lhes que olhem para o nariz da pessoa.

5. CONEXÃO COM A SAÚDE

Endorfinas e como encontrar o equilíbrio
em um mundo desequilibrado

*"Não existe nada fora de você que lhe permita se
tornar melhor, mais forte, mais rico, mais rápido ou
mais inteligente. Tudo vem de dentro. Tudo existe.
Não procure nada fora de você."*

MIYAMOTO MUSASHI

Alguns meses atrás, iniciei o atendimento a uma paciente de 15 anos que começara a se cortar com um estilete X-Acto® tirado do material de arte. Zara não passava por depressão, não tinha problemas de vícios; automutilava-se por estar mentalmente esgotada.

Zara é uma estrela do futebol que sonha em jogar em uma faculdade da Divisão 1 dos Estados Unidos com uma bolsa de estudos. (Ela adora Megan Rapinoe.) Também é excelente oradora e campeã de debates acadêmicos, uma aluna nota A nomeada monitora-chefe da escola em setembro. Seus pais exigem muito da filha, que se exige ainda mais.

Ela é uma excelente garota com algumas competências de vida muito boas, mas a tecnologia lhe comprometeu a vida, contribuindo também para uma sensação terrível de exaustão, que a faz achar que não consegue ser de fato boa.

Zara, como ocorre com tantos adolescentes, constantemente se compara aos outros, sobretudo on-line. Mesmo se sentindo ótima no futebol, acaba vendo nas redes sociais que uma ex-colega de time está em um nível superior. Mesmo orgulhosa de seu desempenho em debates, assiste aos vídeos da competição internacional de debates no YouTube e se sente uma amadora.

Zara ainda quer ser uma amiga perfeita. Sente-se obrigada a curtir e comentar nos feeds de mídia social de todos os amigos. Quando recebe uma notificação da chegada de um e-mail ou de uma mensagem, ela se sente obrigada a responder, ainda que precise interromper a lição de casa, um programa de TV ou a leitura de um livro.

Em razão da liderança na escola, os colegas de classe constantemente lhe enviam e-mails ou mensagens pedindo ajuda no trabalho escolar, na preparação para o debate ou apenas para informações gerais. Também a convidam com frequência para festas, torneios de futebol e conferências. Certa ocasião, assim que se acomodou para fazer a lição de casa, aconteceu de chegarem, ao mesmo tempo, um convite para participar do evento do Dia Internacional da Juventude e uma mensagem de uma garota do primeiro ano do ensino médio que enfrentava problemas com os colegas. No mesmo dia, a melhor amiga de Zara, criada em uma família conservadora, estava se assumindo como bissexual no Instagram, e Zara se sentiu na obrigação de apoiá-la e acompanhar o feed da amiga para o caso de ela receber algum comentário negativo. Além disso, tinha um treino de futebol à noite e uma prova de física no dia seguinte.

Às vezes, Zara se mostra irritadiça e seca com os pais, tem problemas para estudar e inventa desculpas para não ir ao treino de futebol e até mesmo a alguns jogos, situações que nunca aconteceram antes. No entanto, também nunca se automutilara antes e não consegue explicar por que isso acontece agora. Limitava-se a me dizer que queria "sentir alguma coisa".

ENDORFINAS

Essa "alguma coisa" são as endorfinas. Expliquei a Zara que elas atuam como os analgésicos naturais do nosso corpo, liberados quando somos magoados ou ofendidos. Então, ao se automutilar, seu cérebro recebia endofirmas, o que lhe proporcioanava o "alívio" de que precisava.

Todos produzimos endorfinas naturalmente. São elas as responsáveis pela sensação de bem-estar quando nos exercitamos, abraçamos um amigo ou respiramos profundamente. Também agem nos receptores opioides do cérebro, diminuindo a dor, conforme o próprio vocábulo anuncia: "endorfina" vem de "morfina endógena", que significa "morfina produzida internamente". Esses fantásticos produtos neuroquímicos incrementam a criatividade e a clareza mental.

Neste capítulo, vamos explorar o poder das endorfinas e a importância do autocuidado, que desperta em nós a sensação de energia, exuberância, vida. Simples assim. Também vamos falar das muitas maneiras de ajudar as crianças a aumentar naturalmente a produção de endorfinas. Mas antes de tudo quero abordar o problema que atinge Zara e muitos outros, jovens e velhos.

BURNOUT (ESGOTAMENTO)

Nos últimos cinco anos, comecei a tratar de mais pessoas como Zara: jovens muito competentes, sobrecarregados, com claros sinais de exaustão física e mental, em suma, esgotados. Se isso não for controlado, Zara, que também é perfeccionista, corre o risco de entrar em uma espiral descendente que poderá incluir ansiedade, depressão e o uso de substâncias como drogas e álcool para lidar com o problema.

Não muito tempo atrás, o esgotamento tendia a se limitar a profissionais de linha de frente – enfermeiras, policiais, paramédicos, militares e assistentes sociais –, pessoas que enfrentam trauma e grave estresse mental durante o trabalho. Mas o esgotamento, definido pela presença de exaustão emocional, "cansaço excessivo", acompanhado de sensação de fracasso e irritação, cada vez mais é visto como um sério e generalizado problema de saúde. Em 2019, a OMS o incluiu como uma "síndrome" na CID.

Como psiquiatra, já presenciei o impacto devastador do esgotamento na saúde mental, na vida familiar, nos estudos e nas carreiras profissionais. Portanto, espero que o reconhecimento da OMS aumente a consciência do problema, leve as pessoas ao autocuidado e reduza parte do preconceito que impede algumas de procurarem ajuda.

Muitos jovens relatam que a noção de autocuidado desperta neles o receio de que os colegas os vejam como "fracos", "indecisos", incapazes de seguir em frente. Mas, como digo aos meus pacientes, impingir a dor e ignorar o desconforto poderá levá-los à infelicidade. Aprender a dizer "não", a descansar e a se cuidar é um sinal de maturidade e resiliência. Estender a mão e pedir ajuda é sinal de bravura.

TRATANDO A SÍNDROME DE BURNOUT EM JOVENS

Reconheci quase todos os sinais de esgotamento em Zara. Com certeza, o uso de tecnologia contribuiu para que chegasse a tal situação, então, dei a ela alguns conselhos práticos que você deve considerar também para os próprios filhos.

- Inicialmente, fiz Zara desligar todas as notificações do celular, incluindo e-mails e alertas para mensagens de texto. Também lhe pedi que se livrasse dos alertas de notícias que recebia do *BuzzFeed®* além de todos os alertas do Instagram e Twitter. Ela

- precisava eliminar os sons do celular e do laptop constantemente sibilando, distraindo e estressando-a.
- Expliquei-lhe a importância do sono para regular o humor, retirar os resíduos do cérebro e reenergizar as células; incentivei-a a tentar dormir nove horas todas as noites, mesmo que tivesse um discurso ou uma prova no dia seguinte. Liberar tempo da tecnologia ajudou nesse processo.
- Ajudei Zara a entender a importância de se desconectar e encontrar tempo todos os dias para a solidão como forma de se reenergizar – escrevendo um diário, dando uma caminhada, tomando um banho quente ou meditando. Sim, os adolescentes podem meditar! Também a incentivei a fazer diariamente exercícios de respiração profunda.
- Disse-lhe que se afastasse por completo da mídia social até que conseguisse usá-la sem se comparar a outras pessoas. Lembre-se: as comparações on-line são tóxicas, pois despertam nos jovens a sensação de que não são tão bons, inundando-lhes o corpo com cortisol.
- Também precisamos conversar sobre multitarefa e perfeccionismo – a exemplo daqueles comportamentos que se tornaram trilhas bem gastas no cérebro de Zara e o modo como ela poderia se afastar deles.

MULTITAREFAS É MINHA TERAPIA HORMONAL

A história de esgotamento de Zara evidencia dois problemas corolários enfrentados hoje pelos jovens, ambos agravados pela onipresença da tecnologia: multitarefa e perfeccionismo.

Na era digital, acreditamos que o exercício de várias tarefas ao mesmo tempo nos torna mais eficientes e evita o tédio. Mito! Como vários estudos já confirmaram, a mente humana não consegue se concentrar em mais de uma coisa ao mesmo tempo, mas apenas mudar rapidamente o foco de uma coisa para a outra. Penso nisso sempre que ouço a "voz de e-mail" do meu marido, o monótono semiconsciente que ele assume durante uma ligação quando recebe um e-mail que lê enquanto continua a falar. Talvez ele pense que esteja realizando duas tarefas simultâneas, mas na realidade está realizando mal ambas.

Aqueles que se dedicam a multitarefas ativam partes do cérebro irrelevantes para a tarefa em questão. Tornam-se cronicamente desatentos. A memória padece. E mesmo as pessoas pensando que a necessidade poderá levá-las a se desligarem de tudo e se focarem em uma única coisa, na realidade já desenvolveram hábitos que inviabilizam isso. Perderam a capacidade de se concentrar em uma coisa de cada vez; conforme abordamos no Capítulo 2, quando nos comportamos reiteradamente de determinadas maneiras, esses comportamentos se transformam em hábitos que executamos sem pensar.

De acordo com um estudo recente da Common Sense Media®, a exemplo de Zara, impressionantes 72% dos adolescentes – e 48% dos adultos – sentem necessidade de responder imediatamente a mensagens de texto, redes sociais e outras notificações. Outra pesquisa também recente mostrou que a simples presença de um smartphone, mesmo desligado, é capaz de reduzir a capacidade cognitiva dos jovens, causando o que os pesquisadores denominaram de "sequestro de cérebros induzido por smartphone". E cerca de 90% dos universitários relatam sentir "vibrações fantasmas" nos celulares.

Ainda que a multitarefa nos dê a ilusão de economia de tempo, os neurocientistas descobriram que ela não apenas compromete nossa eficiência, mas também pode nos levar a um estresse significativo. Em nossa era de caçadores-coletores, como vivíamos rodeados por predadores, a menor distração talvez ocasionasse nossa morte. Então, quando distraídos – pulando entre vários sites ou tentando concluir um relatório com a TV ligada –, os neurônios sinalizam ao nosso cérebro que não estamos seguros, o que pode desencadear a reação ao estresse do lutar ou fugir, abordada no Capítulo 4. No curto prazo, ficamos ansiosos, irritáveis e mais distraídos; no longo prazo, resvalamos para situações de névoa mental, raciocínio confuso, problemas de saúde e até esgotamento.

A atenção é a base de todas as nossas capacidades cognitivas: lembrar, resolver problemas ou estar presente com nossos filhos. Mas interrupções tecnológicas constantes e distrações específicas estão afetando de modo massivo essas funções essenciais do cérebro. Em 2015, a Microsoft publicou um estudo mostrando que, de 2000 a 2013, o tempo médio de atenção humana se reduziu de 12 para 8 segundos. "Todo mundo está distraído o tempo todo", diz Justin Rosenstein, criador do botão de curtir do Facebook. E isso está nos estressando o tempo todo.

UMA OBSERVAÇÃO SOBRE MULTITAREFAS PARENTAIS

Admito: depois de esperar mais de uma hora, em mais uma longa reunião do grupo de atletismo do meu filho, o canto da sereia do meu celular começa a parecer muito atraente. A verdade, como todo pai sabe, é que há momentos da criação dos filhos que implicam um trabalho tedioso. Mas, quando nos desligamos lendo as últimas notícias ou pondo em dia o e-mail na companhia de nossos filhos, podemos começar a sofrer com o que a Academia Americana de Pediatria denomina "parentalidade distraída".

A documentação mais surpreendente desse fenômeno moderno veio dos Centros de Controle e Prevenção de Doenças dos Estados Unidos, que, depois de um longo período de declínio das lesões infantis, relataram um aumento de 12% em três anos, coincidente com a chegada do iPhone em 2007. Explicando, hospitais registraram um pico de lesões em crianças por queimadura, concussão e fraturas de ossos porque os pais estavam distraídos nos celulares.

Entretanto, existem problemas menos óbvios relacionados à distração parental. Há pouco, tomando um café com um amigo, notei uma criança tentando desesperadamente chamar a atenção da mãe: acenava com as mãos entre a mãe e o celular, puxava o aparelho, colocava o rosto na frente dele. A cena prendeu minha atenção porque observava a interrupção no fundamental dueto da conversação entre pais e filhos nos primeiros anos de vida da criança, o elemento principal para a fala e o desenvolvimento cognitivo, responsável por criar um duradouro sentimento de interação entre ambos. A cena também me remeteu a um estudo de 2015 conduzido pela Faculdade de Medicina da Universidade de Michigan, no qual os pesquisadores, observando 225 pares de mãe e filho jantando juntos, perceberam que as mães atentas aos aparelhos durante a refeição não prestavam tanta atenção nos filhos. Perdiam as pistas emocionais, e as crianças, então pouco solicitadas, comiam de forma menos saudável.

Mas há uma boa notícia: as crianças são pré-programadas para conseguir o que precisam dos pais. Descobri isso quando tentava ao mesmo tempo trabalhar e cuidar de minha filha Gia. Sempre que voltava para o meu celular ou laptop, era puxada pelas mãos rechonchudas e reprovadoras dela. Para chamar minha atenção, Gia agarrava minha cabeça de modo que eu a olhasse nos olhos. Com certeza, a garotinha na cafeteria tinha aprendido a fazer a mesma coisa.

▌O PROBLEMA COM O PERFECCIONISMO

Outro problema de Zara, e ela não está só, é o perfeccionismo. Um estudo recente publicado no *Psychological Bulletin*® mostrou que, desde 1989, o perfeccionismo entre os universitários americanos, britânicos e canadenses aumentou 33%. Esse resultado não me surpreendeu, pois reflete uma questão comum entre meus colegas da faculdade de medicina onde leciono.

Em nossa cultura centrada na *performance*, tendemos a considerar os "bem-sucedidos" de acordo com o que aparentam (um aluno brilhante, um atleta, alguém com um carro caro), em vez de consideramos os valores interiores (generosidade, gentileza, lealdade). O absurdo do processo de admissão à universidade já contribui para níveis nada saudáveis de perfeccionismo entre os jovens. No entanto, cada vez mais descubro que meus alunos – que cresceram com a mídia social, cultivando versões selecionadas de vida e proezas – estão atingindo níveis absolutamente novos de perfeccionismo.

Sem dúvida é benéfico definir metas e padrões elevados para os filhos, mas há uma diferença entre esforço saudável e perfeccionismo. Este, por um lado, advém de emoções negativas como estresse, preocupações com críticas e julgamentos, baixa autoestima e até ódio de si mesmo, impulsionado pelo medo e pela sensação de escassez. Meus pacientes perfeccionistas sempre estão em busca de alguma coisa para se sentirem completos, para preencherem o vazio interior. Por outro lado, o esforço saudável se baseia em emoções positivas: paixão por um afazer, amor por um desafio, sensação de colaboração com o mundo. Assim, ainda que um jovem seja motivado a virar um excelente jogador de futebol, por exemplo, por temer ser julgado e criticado se não tiver alta *performance*, a motivação para outro jovem pode advir do amor pelo esporte, da emoção que acompanha uma vitória, da sensação de estar vinculado às equipes, do desafio coletivo e exaustivo de vencer um campeonato.

Há dois tipos de perfeccionistas, ambos relacionados a baixa autoestima, ansiedade, depressão, frustração e conflito.

Perfeccionistas auto-orientados:
- São autocríticos.
- Muitas vezes estão motivados e se sentem pressionados para alcançar a perfeição.
- Procrastinam, são obcecados pelos detalhes, têm dificuldade para concluir projetos. Como nunca conseguem atingir seu ideal, a perfeição, ficam imobilizados pelos erros e desenvolvem pouca habilidade de gerenciamento de tempo.

Esse quadro lhes dificulta atenderem às próprias expectativas elevadas; assim, internalizam sua baixa autoestima e podem ficar ansiosos e deprimidos.

Perfeccionistas orientados pelos outros:
- Estabelecem padrões irracionais para os outros.
- Julgam.
- Criticam.

Desse modo, são propensos ao conflito.

O perfeccionismo – acompanhado de suas consequências, a supervalorização da maneira como somos vistos e percebidos – compromete nossos sentimentos a respeito de nós mesmos e das pessoas à nossa volta. E ainda pode criar imobilismo. Como mais do que nunca a vida dos jovens está acontecendo on-line, em público, crianças e adolescentes sabem o que os colegas estão fazendo e como estão se saindo.

A FELICIDADE SÓ PODE VIR DE DENTRO

Já há algumas décadas, as taxas crescentes de esgotamento, multitarefa e perfeccionismo, associadas a distração, consumismo e materialismo, correlacionaram-se com um aumento nos problemas de saúde mental entre jovens. Por exemplo, os universitários de hoje pontuam significativamente mais alto nas escalas clínicas de ansiedade, depressão, paranoia e transtorno psicopático e, mais do que nunca, valorizam dinheiro e status. Portanto, é fácil entender como as crianças nutridas com uma dieta constante de reality shows, cultura de celebridades e mídia social podem criar visões superficiais e distorcidas do mundo.

Minha experiência profissional com adolescentes me faz acreditar que muitos jovens se focam em quem são por fora em detrimento de quem são por dentro. Quanto mais sentimos vazio interior, mais tendemos a nos focar na pessoa que projetamos para o mundo exterior. Quanto menos identidade interna, mais dependemos de fatores externos para nos sentir seguros e felizes: roupas, troféus ou seguidores do Instagram.

Em psicologia, "lócus de controle" é o quanto as pessoas se sentem no controle da própria vida. Lócus externo de controle significa a sensação de que as circunstâncias externas controlam vida e felicidade, por exemplo, popularidade na mídia social e posses materiais Essas coisas são imprevisíveis e com frequência vêm em fluxo, de modo que pessoas com lócus externo de controle muitas vezes sentem que exercem pouco controle da própria vida e felicidade. Por outro lado, lócus interno de controle significa que a pessoa acredita que a condição interior controla sua vida e felicidade, por exemplo, esforços e competências, senso de paz e gratidão.

Por isso, costumo perguntar aos meus jovens pacientes: Onde você sente que está o centro de controle de sua vida? Na pessoa que você é por dentro ou naquela que é por fora?

Quando um jovem precisa de dinheiro e status – por exemplo, tênis de marca ou o celular de última geração – para se sentir feliz e no controle, acredita-se que seu centro de controle esteja em quem é por fora, e, portanto, tudo o que ele tem nunca bastará; alguém sempre vai ter mais. Ele vive assim em um vazio que vai tentar preencher. Em outras palavras, está no modo sobrevivência e talvez lhe seja complicado sentir-se bem consigo mesmo, pois viverá em um constante estado de estresse (congelar, lutar ou fugir). O viés da negatividade é facilmente ativado e um fluxo subjacente de ansiedade, irritabilidade e distração o impede de se sentir feliz, levando-o a de vez em quando comemorar ter sido escalado para o banco de reserva do time de futebol, enquanto, por exemplo, a mente dele se fixa em quem escalaram como capitão.

Mas, quando um jovem é guiado por valores e identidade próprios, tende a ser menos reativo e ansioso e menos propenso à depressão. Estará no modo desenvolvimento. Se o lócus de controle de seu filho é interior, ele tenderá a ter um senso de identidade mais forte e ser mais feliz, em razão de se sentir bem com quem ele é. E esse senso interno de amor-próprio o mantém em modo desenvolvimento, operando processos cognitivos superiores e poder cerebral. Em vez de desperdiçar energia em sua identidade superficial, ele se foca em objetivos intrínsecos como saúde e viver uma vida com significado; buscar esse tipo de coisa libera as endorfinas que nutrem paixões, motivação e criatividade.

Há muita verdade no antigo ditado "A felicidade vem de dentro". Dinheiro, status social, graduação em Oxford, nada disso levará a um caminho de felicidade duradoura; na verdade, ela só pode vir de dentro de nós, com a ajuda de substâncias neuroquímicas como as endorfinas.

▌ENSINE AO SEU FILHO OS SINAIS DE ALERTA

O segredo é fazer as crianças prestarem atenção ao que está acontecendo dentro delas. Sei que é mais fácil falar do que fazer, mas tente explicar ao seu filho que ele nasceu com um sistema quase infalível que entra em ação quando está fazendo alguma coisa que talvez o prejudique.

Quando sente fome, o cérebro está dizendo *Coma!*

Quando sente sede, boca seca e um pouco de dor de cabeça, o cérebro está dizendo *Beba!*

Quando se sente cansado e os olhos começam a fechar, o cérebro está dizendo *Durma!*

Se o pescoço e os ombros doem por causa de tantos games, a mensagem é *Exercite-se! Alongue-se!*

A solidão faz parte desse mesmo sistema de alerta, dizendo aos nossos filhos: *Parem de ficar sozinhos! Juntem-se à tribo!*

Quando as crianças esquecem ou desprezam os sinais que as lembram de fazer as coisas necessárias ao próprio bem-estar, as luzes de alerta se acendem – insônia, agitação, irritabilidade, fadiga. Se continuarem a ignorá-las, os corpos estressados vão liberar mais cortisol, até que enfim se desregularão. Nessa situação, é possível que sofram de ansiedade, esgotamento, depressão, dores crônicas no corpo, diabetes e vícios.

Portanto, é essencial que ensinemos nossos filhos a ficarem atentos aos sinais internos e a se autocuidarem para que, assim, evitem adoecer. Confie em mim, eu sei. Já passei por isso.

O QUE ACONTECE QUANDO VOCÊ NÃO SE CUIDA

Nasci com uma doença genética, a síndrome de Ehlers-Danlos (EDS), mais conhecida como doença do homem elástico, que afeta a produção de colágeno. Sequer sabia da existência dela até chegar aos 40 anos, quando comecei a sentir uma intensa dor crônica. Como minhas articulações são hipermóveis e meu equilíbrio não é dos melhores, sofri muitos ferimentos graves ao longo da vida, dos quais nunca cuidei direito. Por exemplo, aos 30 anos, caí da bicicleta e detonei cotovelo esquerdo, ombro e partes da caixa torácica. Depois de duas cirurgias e um mínimo de atenção a todos os ferimentos, praticamente me esqueci do acidente na década seguinte. Foram anos tumultuados, profissional e pessoalmente, com três gestações, mudança de casa, pesquisa científica, palestras, escritas e a prática clínica em psiquiatria.

Alguns anos após meu acidente de bicicleta, tivemos nosso primeiro filho, Joesh; eu tinha 34 anos e era diretora fundadora do programa British Columbia's Youth Mental Health and Addictions[18]. Tirei apenas quatro meses de licença-maternidade antes de um e-mail, do Skype e de um lócus externo de controle me atraírem de volta ao trabalho, quando deveria descansar. Minha carreira havia se tornado parte significativa da minha identidade e precisava dela para me sentir bem comigo mesma. Então, logo depois que Joesh fez um ano, engravidei de nosso segundo filho, Jaever. Durante as duas gestações, mantive o mesmo ritmo frenético e comecei a sentir dores mais fortes nas costas, nos joelhos e no corpo em geral. Os médicos investigaram se eu tinha lúpus, artrite reumatoide e outras doenças.

Em 2010, logo depois do nascimento de nossa filha Gia, comecei a pesquisar e escrever meu primeiro livro, *The Dolphin Parent*. Parece loucura e era mesmo: ainda trabalhava como diretora médica com responsabilidades administrativas, de pesquisa, ensino e atendimento ao paciente, além de ter três filhos pequenos, pais idosos e um corpo em deterioração.

Vivia em multitarefas e jogando minha saúde fora. Ainda não tenho certeza se foi paixão ou perfeccionismo que me levou a trabalhar tanto; talvez uma combinação de ambos. Por um lado, em minha prática, sentia-me atraída para tentar equilibrar as tendências parentais perigosas: agendamento excessivo, orientação excessiva e competição excessiva, ou seja, estava supervisionando

---

18 Programa de saúde mental e vícios para jovens da Colúmbia Britânica. (N. da T.)

tudo ao meu redor (e até mesmo participando). Por outro lado, não era um bom momento para assumir uma carga tão grande de trabalho. No entanto, não estava condicionada a ouvir meu corpo ou a cuidar de mim mesma e não sabia como desacelerar nem como descansar.

Meu corpo e minha mente não conseguiriam acompanhar esse ritmo por muito tempo e, ainda ciente de que precisava de coisas simples como sono regular, exercícios físicos e interações sociais, tinha dificuldades para incorporá-los na minha rotina. Aprendi da maneira mais complicada que conhecimento não basta e que o simples não é fácil. Para conciliar uma carreira de tempo integral com minhas responsabilidades familiares, serviço comunitário e amigos, estava dispensando pouco tempo aos elementos fundamentais para ter uma vida saudável e feliz. Ao aconselhar pacientes e plateia a descansar, fazer uma pausa, passar um tempo na natureza e rir, eu mesma havia deixado de fazer isso, esquecendo-me do básico da vida: exercitar a respiração consciente, aproveitar o momento, cuidar do corpo, conectar-me comigo mesma e com os outros todos os dias. Na época não percebi, mas a carga era tão pesada que não demorou muito para que meu corpo me fizesse saber disso.

Por volta do meu quadragésimo aniversário, completamente arrasada por uma profunda dor crônica, muitas vezes só o pensamento de sair da cama já era terrível. Não tinha ideia do que estava acontecendo – nenhum diagnóstico, nenhum programa médico; nos piores momentos, não conseguia vislumbrar uma saída.

Olhando para trás, acredito que a tecnologia, também responsável por minha doença, ajudou-me a melhorar, pois entrei em grupos on-line de dor crônica e vi em histórias de outras pessoas padrões semelhantes aos meus. Depois de cinco anos de pesquisa, solicitei meu próprio teste genético on-line. Cuspi em um copo, enviei o material e então recebi o diagnóstico de EDS.

Por fim, consegui reassumir as rédeas, e meu primeiro compromisso foi transformar o ódio ao meu corpo em amor e, assim, recuperar a saúde. Precisei parar de lutar contra ele no modo sobrevivência e começar a nutri-lo no modo desenvolvimento, o que significava encontrar o equilíbrio.

Percebi que, para melhorar, tinha de mudar a química interna do meu corpo: diminuir a produção de neuroquímicos relacionados ao estresse, como adrenalina e cortisol, e aumentar a de poderosos efeitos terapêuticos, como as endorfinas e outros.

Aprendi a ouvir minha intuição, os sinais que recebia do âmago do meu ser e, desse modo, mudei meu espaço interior de sobrevivência para desenvolvimento, no qual ocorre toda cura e recuperação. E a tecnologia com certeza me ajudou.

A IMPORTÂNCIA DO AUTOCUIDADO

Muitas das mensagens que nossas crianças recebem de pais e escolas se referem a apresentar um boletim escolar perfeito, marcar gols e vencer competições, mas não estão aprendendo como cuidar de si mesmas. É muito importante entender que nossos filhos não estão aqui para que nos sintamos orgulhosos. Não cabe a eles reparar nossas necessidades emocionais ou reproduzir nossa infância. Na verdade, não estão aqui para nós; têm a própria individualidade e devemos lhes mostrar como se tratar com compaixão e ter autocuidados; precisam aprender a liberar as próprias endorfinas, a não procurar dopamina nos celulares ou serem impulsionados pelo medo e pelo cortisol.

"Autocuidado" significa qualquer coisa que façamos para cuidar da nossa saúde mental, emocional e física, o que pode ser tão simples como tomar um banho quente ou dar uma caminhada. Significa dedicar um tempo para trabalhar em um projeto de arte ou ir ao cinema sozinho; significa praticar snowboard e até aprender a dizer "não". O autocuidado é um ato pessoal e mutável. Envolve as ações que nos ajudam a nos reparar, recuperar e enfrentar a manhã seguinte. Envolve sintonia com os próprios pensamentos, sentimentos e biologia. Envolve intuição. Implica sair do modo sobrevivência e viver no modo desenvolvimento.

Praticar o autocuidado nem sempre foi fácil para mim e talvez não o seja para seus filhos também. Comecei devagar, reservando um tempo para, enfim, colocar as órteses nos sapatos e de vez em quando fazer massagens terapêuticas. Mais tarde, significou ser honesta comigo mesma, com minha família e com meus colegas sobre o fato de precisar de um tempo de folga e me permitir tirá-lo. Fisicamente, não aguento mais trabalhar quarenta horas semanais, preciso descansar no meio do dia, carregar uma almofada térmica para o consultório e restaurantes, dizer não para eventos sociais. Para mim, foi complicado aceitar tais mudanças, afinal, nossa sociedade não valoriza o autocuidado, o que significa que com frequência não é fácil arranjar tempo para exercê-lo. Precisei de muito esforço para me livrar do sentimento de ter de me explicar ou dar desculpas por reservar um tempo para mim.

Em vez de corrermos o risco de que nossos filhos cheguem ao esgotamento, às doenças graves ou que passem anos exaustos, perfeccionistas e insatisfeitos, vamos ensinar-lhes o amor-próprio. Eles precisam saber que o trabalho mais importante que devem exercer é o autocuidado, e adivinha? A tecnologia pode ser extremamente útil nesse sentido.

Nos próximos parágrafos, descrevo alguns comportamentos essenciais para a liberação de endorfinas, mostrando de que modo a tecnologia pode ajudar a promovê-la. Para isso, recorro à minha experiência de vida, explicando como aprendi a aumentar a produção de endorfinas e me tornei mais feliz, mais confiante e mais positiva.

Pausa

No Capítulo 4, abordei a questão da pausa não apenas como um elemento eficaz para lidar com o estresse, mas também como uma parte essencial da vida, a qual pouco valorizamos em razão do trabalho e da tecnologia.

Quando estava doente, reconheci que, caso desejasse sair do sistema de resposta ao estresse, precisaria desacelerar e reservar algum tempo para a pausa e o lazer. Mas, depois de funcionar com adrenalina durante cinco anos de dor – além de ter um cérebro com Distúrbio de Déficit de Atenção (DDA) –, achei desafiadora a perspectiva de interromper esse ciclo. Então, recorri ao celular como fonte de ajuda e usei aplicativos como o Calm®, que reproduz cenas e sons da natureza, ondas, pássaros e chuva. Os humanos são "biofílicos", ou seja, fomos feitos para viver na natureza; portanto, o Calm me ajudou no início da jornada rumo a um trabalho interior mais profundo, apenas me ajudando... bem, a me acalmar.

Precisamos ajudar nossos filhos a entenderem que os cérebros necessitam de uma pausa, mesmo que breve: de cinco a dez minutos, um pouco de espaço e silêncio. Mesmo intervalos curtos permitem que a mente processe e entenda as novas informações diárias, e, quando não temos tempo para isso, fica mais difícil retermos esse conhecimento. Por exemplo, estudos com ratos demonstraram que, com tempo para descanso depois de tentativas de encontrar o caminho em um labirinto, eles se lembravam com mais facilidade da configuração do local do que quando não descansavam.

Ao descansarem, os cérebros das crianças ficam tudo, menos ociosos ou improdutivos. Aquietar a mente permite a elas afirmar sua identidade e dar sentido a si mesmas e às próprias interações. Desse modo, por exemplo, elas talvez pensem em como poderiam ter lidado melhor com um conflito ou com uma conversa difícil, preparando-se para a próxima vez que enfrentarem algo do tipo.

Quando nos voltamos para nosso interior, nossa moralidade emerge. Nos momentos em que estou parada em um cruzamento de ferrovia ou à espera de que as crianças saiam do treino de futebol, de repente penso: "Deveria ligar para minha tia; ela está muito doente"; ou "Fui ríspida naquela reunião com meu colega na semana passada, deveria falar com ele"; ou "Faz seis meses que não entro em contato com meu amigo". Quando se está muito ocupado, também se está muito ocupado para a amabilidade.

Todas as tradições antigas valorizam o tempo dedicado à contemplação e à reflexão, com rituais como tomar banho em fontes termais, sentar-se quieto queimando incenso e meditar. O ato cristão de agradecer antes de uma refeição possibilita tempo para refletir sobre o divino. A inscrição "Conhece a ti mesmo", no Templo de Apolo, foi feita na Grécia Antiga há mais de 3 mil anos.

No entanto, hoje, muita gente já se viciou em sempre estar ocupada, uma situação que bem conheço por experiência própria. Nossa sociedade tende a estigmatizar como preguiçosos aqueles que dedicam um tempo ao descanso, e estar ocupado se tornou um símbolo de status.

Em minha atividade profissional com jovens, prescrevo antidepressivos para aliviar os sintomas de depressão e ansiedade, mas acrescento uma dose diária de pausa; sem dúvida, essencial para ajudá-los a reabilitar a saúde mental. Muitas vezes incentivo meus filhos a interromperem qualquer atividade que conste na lista de afazeres deles, a desligar os dispositivos, fechar os olhos e deixar as mentes vagarem.

> **POR QUE NOSSOS FILHOS PRECISAM DE PAUSA?**
>
> - Para processar toda a enxurrada de informações, conhecimentos e competências que os cérebros jovens recebem diariamente. Isso requer um tempo relaxados e sem preocupações.
> - Para sintetizar totalmente novas informações e experiências de vida.
> - Para consolidar as lembranças do dia, reavivar foco e atenção e renovar o desejo de aprender.
> - Para dispor de tempo, espaço e, assim, aprender a administrar os próprios sentimentos.
> - Para aprender a lidar com o tédio.

Atenção plena

Digo aos meus pacientes que atenção plena significa apenas estar ativamente presente no momento; significa ter profunda consciência de si e do que o circula; significa conectar-se não só com seus sentidos físicos – visão, audição, paladar, olfato e tato –, mas também com seu sentimento e pensamento. Com o tempo, explico-lhes que isso os ajuda a reprogramar as próprias mentes para pensar de maneiras mais saudáveis.

Quando nossos filhos praticam a atenção plena, estão redirecionando a atividade neural da parte reacional do cérebro (o sistema de sobrevivência) para a parte racional e sensível (o sistema límbico e o córtex pré-frontal) e, portanto, estão treinando para reagir menos aos impulsos, para desacelerar, para pensar e sentir antes de uma ação.

O oposto da atenção plena é a multitarefa, um estado de dispersão que gera o estresse. Quando estamos focados, nosso cérebro recebe o sinal de que estamos seguros, ajudando-nos a nos manter calmos e centrados; se distraídos, mudando constantemente nosso foco, o cérebro entende que estamos com problemas e vai lançar como resposta congelar, lutar ou fugir.

O estudo mostra que a atenção plena não apenas aumenta a regulação emocional, ajudando as crianças a se sentirem mais presentes, tranquilas e engajadas, mas também melhora o desempenho cognitivo, inclusive diante de grandes desafios. Da mesma forma, a atenção plena ajuda a melhorar problemas de atenção e de comportamento e a reduzir a ansiedade. Em um estudo de 2013, um treinamento de oito semanas em atenção plena aperfeiçoou a concentração e reduziu significativamente os comportamentos hiperativos em meninos com TDAH.

Nossa cultura convencional também está aprendendo o poder da atenção plena, e escolas em todo o mundo estão ensinando-a. Em Vancouver e na Índia, meu programa Dolphin Kids ensina atenção plena, respiração, meditação e competências sociais a crianças a partir dos 3 anos de idade. E uma vez que pegam o jeito de praticá-la, adoram.

Meditação

Tudo bem, sei que ainda existem alguns céticos da meditação por aí. No entanto, os resultados de estudos são bem claros. Posso citar a ciência até a lua aparecer, mas, a esta altura, é bem provável que você já conheça a longa lista de benefícios da meditação: reduz o estresse, a depressão, a ansiedade, a dor e a insônia. Mas talvez desconheça como ela pode ajudar nossos filhos. Aqui estão apenas alguns exemplos específicos:

- A meditação melhorou o comportamento e a autoestima de crianças com TDAH, de acordo com um estudo de 2004.

- Oitenta e três por cento das crianças de famílias de baixa renda relataram se sentir mais felizes, relaxadas e revigoradas com a prática de meditação, de acordo com um estudo de 2015.
- Universitários que se dedicaram à meditação, ainda que breve, alcançaram resultados mais elevados em testes de atenção depois de apenas cinco dias, de acordo com um estudo de 2007.

As pessoas dizem que meditar é a coisa mais difícil que já tentaram fazer; infelizmente, concordo. Para mim, aprender a resistir à distração foi muito complicado, e adotar uma prática diária de meditação se tornou o hábito mais difícil que desenvolvi, mas nada fez tanto ao meu bem-estar como ela.

Lembro-me de, em uma manhã escura de inverno, meditar sozinha em nosso porão e, de repente, perceber que pela primeira vez em seis anos não sentia dor nenhuma. Com certeza, uma guinada em minha vida: depois de meses de prática diária, mudei as trilhas neurais em que corria; em outras palavras, consegui, enfim, desligar o modo sobrevivência e passar para o modo desenvolvimento, pois, na verdade, estava produzindo endorfinas por conta própria.

Não muito tempo depois, decidi parar os opioides que ajudavam a minimizar meu sofrimento e até gravei um vídeo para registrar o momento em que esvaziei meu último frasco no vaso sanitário. Durante sete dias, padeci com sintomas de abstinência: náuseas, dor de cabeça, suor noturno, mas superei.

Até aquele momento, havia tentado durante anos me livrar da dor por meios externos. A experiência da meditação me transformou profundamente, como profissional e pessoa: de uma médica tradicional que separava corpo e mente me tornei muito mais holística e apaixonada por ajudar meus pacientes a entenderem a conexão entre corpo e mente.

Risada

Aprendi que uma boa risada proporciona um ótimo começo de dia. Nossos filhos se amontoavam em nossa cama, às vezes com um iPad, uma parte divertida das manhãs gostosas de fim de semana, e enfileirávamos vídeos de Stephen Colbert e Lilly Singh. Ver Joesh, Jaever e Gia rolando nas cobertas com ataque de risos depois do último meme hilário me fazia rir com eles. Na verdade, pesquisas evidenciam que temos trinta vezes mais probabilidade de rir na presença de outras pessoas do que sozinhos. A risada funciona como um bocejo, ativando os receptores de bem-estar nos cérebros das pessoas à nossa volta. Gosto de pensar nisso como um jogo de dominó de endorfina espalhando felicidade.

A HISTÓRIA DE DILLON

Dillon Hill sabe tudo sobre os poderes curativos do riso e do contato social. Quando ele cursava o quinto ano na Califórnia, diagnosticaram seu melhor amigo e colega de classe, Chris Betancourt, com leucemia mieloide crônica no estágio 4. As visitas de Dillon ao hospital com o amigo soavam muito estranhas; afinal, aos 10 anos, não tinham maturidade emocional para processar o que estava acontecendo. Tudo mudou quando o pai de Chris disponibilizou o PlayStation 2® do filho. Então, os velhos tempos voltaram, com ambas as crianças rindo, brincando e se divertindo muito juntas. O videogame trouxe alguma normalidade a uma situação profundamente anormal e ajudou Chris a esquecer a terrível realidade do quarto de hospital, experiência que os uniu para sempre. "O câncer trouxe uma mudança de vida para os alunos do quinto ano", disse Chris ao *USA Today*®. "A experiência nos fez criar mais vínculos."

> Anos mais tarde, já no ensino médio, eles fundaram uma instituição sem fins lucrativos chamada Gamer's Gift. A dupla arrecadou dinheiro para levar games e dispositivos de realidade virtual a hospitais e instalações de vida assistida para aliviar um pouco o estresse e a solidão dos pacientes.

Música

O cérebro humano evoluiu por meio da música e da dança. Todas as culturas compartilham o amor por ambas, que inundam cérebro e corpo com substâncias neuroquímicas de felicidade, de alívio do estresse e de regeneração. Sempre convivi com as duas. Quando adolescente, recorri à música para me ajudar na concentração e à dança para aliviar meu estresse e me divertir; escutava música enquanto estudava para os exames de admissão do Medical College Admission (MCAT) e para todos os outros que já fiz. Quando entrei no curso de medicina aos 19 anos, meu DDA e o estresse estavam muito graves, e isso significa que meus fones de ouvido estavam sempre em ação: Nat King Cole, Aretha Franklin, canções nostálgicas de Bollywood, Boyz II Men, George Michael, Whitney Houston, Prince. Acho que não teria me formado em medicina sem a música.

Quando adoeci, seis anos atrás, sabia que precisava tirar mente e corpo do modo doença; assim, lembrando-me do poder da música, voltei-me para ela. Você e seus filhos também podem usar a música para aliviar o estresse, criar laços de união e alegrar a vida. Vivi alguns dos meus momentos mais alegres dançando na cozinha com minha família.

Atividade física e sono

Quando nossos filhos se exercitam ou têm uma boa noite de sono, vivenciam sensações de bem-estar, contentamento e até felicidade, o que não ocorre quando não dormem o bastante e se sentem cansados e irritados – seus corpinhos pensam que estão em perigo e, portanto, liberam os hormônios do estresse, o que pode, como você já sabe, prejudicá-los física e mentalmente.

Estudos têm reiteradamente mostrado que atividades físicas, mesmo que durante apenas dez minutos por dia, despertam nas pessoas sensações de alegria e otimismo, o que não se verifica naquelas que nunca se exercitam. Além disso, os indivíduos ativos correm um risco bem menor de terem ansiedade e depressão do que os sedentários.

Assim que entendi meu prognóstico, passei a incluir quantidades saudáveis de sono e exercícios em minha rotina; comecei contando meus passos em um relógio smartwatch fitbit, aumentando-os gradualmente e usando o celular para monitorar minhas atividades diárias, minha atenção plena e meu sono.

Gratidão

Tinha 11 anos quando me lembro da primeira ocasião em que senti uma onda de gratidão tomar conta de mim. Estava visitando a Índia pela primeira vez com minha mãe, que me levou ao Templo Dourado em Amritsar, uma cidade grande e agitada perto da fronteira com o Paquistão. Ali ficava o santuário mais sagrado do siquismo, um elaborado complexo de mármore e ouro situado no meio de um lago sagrado, que, como todo templo siqui, contava com uma cozinha comunitária, ou "langar", que fornece refeições gratuitas 24 horas por dia para todos que lá entram. Naquele local, que funcionava havia mais de quatrocentos anos, até cem mil pessoas eram servidas todos os dias – todas por voluntários! Então, ajudando minha mãe na cozinha, vi um grupo de crianças magras, vestidas de trapos e descalças que moravam na Heritage Street, logo atrás das muralhas do templo. Uma onda de emoções conflitantes me invadiu: culpa, medo e tristeza, tudo ao mesmo tempo, e me dei conta também da sorte que tive de crescer no Canadá e de como minha vida era plena e fácil em comparação à das crianças ali. Claro, isso não significa que era perfeita: meus pais eram imigrantes que enfrentavam dificuldades econômicas e tinham muitas responsabilidades; o estresse pesava na saúde e no casamento deles. Mas, naquele momento em Amritsar, eu me senti intensamente grata a eles pelos excepcionais sacrifícios para nos proporcionar um futuro melhor – um futuro com o qual tantos só podem sonhar. Levei tais sensações e pensamentos comigo de volta para casa e até hoje eles me impulsionam a seguir em frente.

Muitas pesquisas mostram que a gratidão pode afetar positivamente nosso humor e bem-estar e que pessoas gratas são com frequência mais felizes e menos estressadas. Estudos evidenciam reiteradamente que o simples ato de expressar gratidão – mesmo que esteja fingindo! – pode melhorar de forma considerável a felicidade e a satisfação com a vida.

Fazer da gratidão uma prática diária foi essencial para minha recuperação. Há alguns anos, escrevo um diário de gratidão com o objetivo de me lembrar de tudo de bom em minha vida – meus três filhos incríveis (embora exaustivos), meu marido (de vez em quando) paciente, minha casa (bagunçada). Claro que nem sempre é possível viver em um clima de positividade, sobretudo quando estamos chateados ou simplesmente não nos sentimos bem; entretanto, nesses momentos é que mais precisamos de gratidão. Nos dias mais complicados, quando começo a me alarmar com minha dor, ouço afirmações positivas de gratidão no YouTube antes de dormir, o que ajuda a aliviar meus sentimentos de ansiedade e tristeza quanto ao meu prognóstico.

Há bem pouco tempo, e pela primeira vez, fiz uma palestra para um público de milhares de pessoas e, antes de entrar em cena, passei alguns segundos sozinha na coxia para agradecer o momento. Por baixo do vestido, usava uma cinta ortopédica de quadril, uma joelheira e um cinto torácico e coloquei uma jaqueta de couro preta para esconder as alças volumosas. Houve um tempo em que me envergonharia de minha deficiência e de minhas limitações, mas, já no palco naquela noite, eu me senti grata, corajosa e viva.

A doença me ajudou a perceber que havia me esquecido dos elementos básicos de uma vida saudável – respiração profunda e controlada, retorno ao interior, pausa, atenção plena, risada, sono, atividades físicas e gratidão. E não estou sozinha nisso, pois tenho certeza de que o ritmo frenético de nossa vida do século XXI, estimulado pela tecnologia, anda desencadeando na sociedade ocidental epidemias de estresse, esgotamento, solidão e doenças crônicas. Reconheci que, tão ocupada em multitarefas e focada em superar meus objetivos, havia desequilibrado minha vida e a dos meus filhos. Parara de produzir endorfinas e estava produzindo cortisol; assim, destroçada por essa realidade, sofri durante anos e precisei de um intenso esforço para me reconstruir. Não foi fácil, mas, quando enfim consegui, fiquei impressionada em constatar a amabilidade e a generosidade da natureza: quando respeitamos nossa biologia, a recompensa vem. Aí está uma lição importante para ensinar aos nossos filhos: quando você se conhece e se ama, pode se curar.

LEMBRE-SE...

- As endorfinas são um analgésico natural, o anestésico do estresse e a molécula de felicidade; elas nos protegem do esgotamento, da dor e das enfermidades.
- As endorfinas agem nos receptores opioides cerebrais para nos proporcionar uma onda de bem-estar quando malhamos, rimos ou respiramos longa e profundamente.
- Esgotamento é um estado de exaustão emocional. Ela surge do desgaste dos nossos sistemas biológicos em razão de um trabalho longo com estresse e cortisol.
- A tecnologia agravou a distração, a multitarefa e o perfeccionismo, contribuindo para o esgotamento e outros problemas de saúde físicos e mentais.
- Lócus de controle é um conceito psicológico que identifica onde está o centro de controle da nossa vida. Indivíduos que dependem de características e eventos externos para se sentirem bem consigo tendem à infelicidade; aqueles que acreditam na importância de seus valores interiores se saem melhor na vida.
- Nossa cultura baseada na *performance* pode contribuir para que nossos filhos desenvolvam um lócus de controle externo, sempre precisando de mais, nunca se sentindo de fato bem.
- Quando nossos filhos se voltam para o próprio interior, ouvem seu corpo e praticam o autocuidado (como atividades físicas ou um sono reparador); os centros de motivação do cérebro se estimulam devido à onda de endorfinas.
- Quando estão distraídos, não dão ouvidos ao corpo e carecem de autocuidado, sentem-se cansados e irritados.
- Atenção plena, meditação, risada, música e gratidão incentivam a mente a pensar de modo mais saudável, reduzindo estresse, depressão, ansiedade, dor e insônia e melhorando

memória, capacidade de resolução de problemas, criatividade e felicidade.

- Quando nossos filhos descansam, os cérebros ficam tudo, menos ociosos ou improdutivos. Acalmar a mente permite aos nossos filhos afirmar sua identidade e dar sentido a si mesmos e às suas interações.

SOLUÇÕES

Neste capítulo, exploramos o poder das endorfinas e a importância do autocuidado. Lembre-se de que liberamos endorfinas quando diminuímos nosso ritmo e cuidamos de nós mesmos por meio de atenção plena, pausa e gratidão. Nossos filhos podem produzir endorfinas naturalmente, neurotransmissores que lhes darão bem-estar depois de uma corrida, de gargalhadas ou de meditação. Quando se conectam consigo e praticam o autocuidado, sentem-se energizados, exuberantes, vivos.

A seguir, apresentarei uma série de táticas para você usar com seus filhos quanto ao autocuidado, as quais ajudarão a inibir a crescente tendência ao esgotamento e os flagelos gêmeos do perfeccionismo e da multitarefa. Também vou discorrer sobre os tipos de uso de tecnologia que propiciam pausa, autocuidado e liberação de endorfinas.

ESTRATÉGIAS-CHAVE

NÃO
- Programar em excesso a vida dos filhos.
- Demonstrar amor por eles apenas quando têm um bom desempenho.
- Comparar os filhos com os outros.
- Concentrar-se em quem eles são por fora (prêmios, notas, atletismo) em detrimento de quem são por dentro (gentis, honestos, criativos).
- Esquecer que eles estão sempre observando o que fazemos.

SIM
- Comemorar os esforços para um desempenho.
- Focar no progresso, não na perfeição.
- Amar os filhos pelo que são.
- Ajudá-los a definir metas realistas.
- Lutar contra o perfeccionismo, exemplificando com seus próprios fracassos e o que aprendeu com eles.
- Orientar os filhos à prática do autocuidado.

EVITAR...
A multitarefa é nociva, portanto, evite-a! Ao utilizar tecnologia, é importante focar em uma tarefa de cada vez. Lembre-se de continuar conversando com seu filho sobre como evitar ser vítima de comparações on-line e do FOMO.

LIMITAR E MONITORAR...
Qualquer tecnologia usada de forma automática, sem um propósito claro. Com esse tipo de uso, a resposta de fuga pela distração vai sugar tempo e energia importantes.

> *ESTIMULAR...*
> Tecnologia que ajude a promover práticas de autocuidado, como respiração profunda, sono, atenção plena e atividades físicas. Eu e minha equipe desenvolvemos o aplicativo Spark Mindset para aprimorar o autocuidado, o foco, a resiliência e a automotivação das crianças.

COMO RECONHECER O ESGOTAMENTO EM SEUS FILHOS

Para adultos, o esgotamento se relaciona principalmente à carga excessiva ou prolongada de estresse, seja em casa, seja no trabalho; em nossos filhos, ocorre quando enfrentam estresse contínuo ou apenas tarefas que limitem demais as oportunidades de relaxarem e recarregarem as energias. Aqui, listei alguns sinais de esgotamento. Perceba que muitos destes comportamentos refletem a reação ao estresse, como congelar (ansiedade), lutar (irritabilidade) e fugir (evitamento ou distração):

- **Procrastinação.** Seu filho costumava correr para fazer o dever de casa depois da escola, mas agora precisa ser insistentemente lembrado até que se acomode para fazê-lo.
- **Evitamento.** Ele adorava futebol e taekwondo, mas agora arruma todos os tipos de desculpas para não ir aos treinos.
- **Atraso.** A atitude positiva desapareceu; com frequência ele se atrasa para a escola ou para o esporte.
- **Problemas de concentração.** Vive distraído e não consegue ficar parado por mais de alguns minutos de cada vez.
- **Mau humor ou irritabilidade.** Tudo parece aborrecê-lo.
- **Negatividade.** Ele faz constantes comentários negativos sobre as atividades que antes adorava.

- **Apatia.** Parece não se importar com as coisas como antes. Quando você costumava perguntar sobre a aula de educação física, ele lhe contava tudo o que tinha aprendido, mas agora apenas dá de ombros e diz: "Foi legal".
- **Ansiedade e medo.** Preparar-se para as provas de ciências e matemática nunca foi fácil para seu filho, mas de repente ele fica superansioso com elas, a ponto de perder o sono e ter pesadelos.

AUTOCUIDADO PARA CRIANÇAS

A melhor forma de prevenir e administrar o esgotamento é o autocuidado. Você se lembra das competências de enfrentamento que aprendemos no Capítulo 4 – pausa, convivência e brincadeiras (páginas 127-129)? Na verdade, essas competências extrapolam as de enfrentamento, pois, quando se tornam uma prática diária, viram instrumentos para autocuidado, saúde, vitalidade e alta *performance*. Uma dose diária de cada uma das três manterá a criança em modo desenvolvimento, ajudando-a a se sentir motivada, confiante e criativa. Se possível, ajude seu filho na criação de um espaço tranquilo e pessoal onde pratique algumas dessas técnicas. A tecnologia pode com frequência ajudar! Quanto mais prática, mais competência.

Biofeedback

Biofeedback é um poderoso instrumento tecnológico ao qual as crianças podem recorrer para se autoconhecerem, seja para descobrir quanto tempo passam sentadas diante das telas e dormindo, seja para constatar a variação da frequência cardíaca quando respiram profundamente ou jogam um videogame violento.

Meus filhos usam aplicativos de saúde e pulseiras inteligentes para monitorar passos, frequência cardíaca e qualidade do sono, além de também monitorar nutrição, ciclos menstruais e medidas corporais. Existem incontáveis dispositivos tecnológicos que fornecem um valioso biofeedback para postura, atenção plena e meditação.

Exercício respiratório

Como mencionei no Capítulo 4, a respiração profunda e controlada é uma das competências de enfrentamento mais poderosas. Assim, se você quiser que seu filho faça mais do que apenas suportar uma situação, oriente-o a praticar exercícios respiratórios diariamente para que conquiste uma alta *performance*; desse modo, alongará os receptores que sinalizam segurança e ativará o sistema parassimpático.

A respiração também pode ser uma fantástica metáfora para você estimular seu filho a desenvolver uma nova mentalidade em relação à vida, afinal, como é impossível evitar ou prender a respiração durante um longo tempo, também é impossível fugir das inevitáveis mudanças: em algum momento, ele não vai conseguir evitar que elas aconteçam.

Sim, crianças podem meditar!

Existem muitas maneiras de meditar, algumas baseadas em práticas antigas, outras, na ciência moderna. A parte legal é que no mundo todo a técnica básica de meditação permaneceu a mesma com o passar do tempo: acalme sua mente, deixe de pensar no passado ou no futuro para estar no presente.

Inúmeros aplicativos fornecem alguma teoria básica e minutos de atenção plena e meditações direcionadas que podem ser ótimas para começar, mas não espere que seu filho mergulhe de imediato em uma feliz prática de meditação. O segredo é começar e tentar um pouco todos os dias; por razões logísticas, sugiro que meditar seja a primeira atividade pela manhã ou a última à noite, quando é mais tranquilo e há menos interrupções. Um espaço confortável e sem distrações, como o quarto ou o escritório, funciona melhor.

Incentive-o a fazer um diário

Dados comprovam que escrever sobre pensamentos e sensações ajuda a melhorar o humor e a reduzir a ansiedade e o estresse. Muitas crianças e adolescentes com quem trabalho adoram escrever ou desenhar em um diário ou em uma agenda absolutamente pessoais e privados; portanto, considere levar seu filho para comprar (ou o ajude a fazer um) o que lhe agrade e diga que pertence só a ele e que você não vai ler.

Agora, falo ou escrevo direto na seção de anotações do celular, uma maneira mais rápida de expressar meus pensamentos e ideias sem correr o risco de perdê-los (obrigada, armazenamento na nuvem!). Já compilei muitas mensagens significativas que adoro ler ou ouvir novamente.

Não se esqueça da música e da risada

Incentive seu filho a criar playlists para diferentes estados de espírito ou atividades, por exemplo, playlist para estudo, para brincar na cama elástica, para viagem ou mesmo para ajudá-lo a relaxar ou se acalmar.

Invista algum tempo revendo e selecionando humoristas, programas de TV e vídeos do YouTube que incentivem as crianças a rir, direcionando-as para um conteúdo sem piadas racistas, sexistas ou homofóbicas ou que prejudique os outros. Incentive-o a usar a tecnologia para música e risos como parte do autocuidado.

Pratique a gratidão

Sirva de exemplo de gratidão aos seus filhos, dizendo "obrigado" sempre que possível no dia a dia. Preste atenção às reclamações que você faz e tente reduzi-las ou não recorrer nunca a elas. Valorize as pequenas coisas dos outros que fazem a diferença no seu dia. Não se desgaste com coisinhas sem valor!

Peço aos meus filhos que, todas as manhãs e noites, pensem ou digam três coisas pelas quais são gratos, incentivando-os a diversificar as escolhas. Acredito que essa prática tem resultados mais positivos quando associada a uma atividade cotidiana, como dormir, escovar os dentes ou jantar. Você também pode usar os mesmos períodos do dia para expressar gratidão aos filhos por tê-los, citando características específicas que aprecie neles.

A natureza é uma ótima terapia, sobretudo para crianças

Os humanos têm uma relação primal com a natureza; nosso corpo adora ficar ao ar livre, e sons, fragrâncias e cores da natureza podem melhorar o humor e a atenção também das crianças. Por exemplo, a luz solar matinal melhora não só o humor e os níveis de energia, mas também a qualidade do sono.

Esquecemos que na natureza há inúmeros elementos – água, minerais e óleos essenciais – que nos renovam. Meus filhos tomam banho quente com sais minerais e óleos para que corpos e mentes se recuperem depois de um dia de esportes ou de estresse.

Pare com o perfeccionismo!

Se observar comportamentos perfeccionistas precoces, intervenha! Converse com seus filhos sobre as desvantagens do perfeccionismo, incluindo o impacto de avaliar duramente a si e aos outros;

explique as correlações disso com ansiedade, depressão e ofuscamento das conquistas. Deixe seu filho pintar fora das linhas, usar o cabelo meio desleixado, realizar coisas com alguns riscos. É bom quebrar algumas regras e ir contra a conformidade – dentro de limites saudáveis, claro!

Menos multitarefa, mais atenção plena

Atenção plena é uma técnica simples que enfatiza prestar atenção ao momento presente de uma maneira que aceita e não julga. Quando estamos focados desse modo, nosso cérebro recebe o sinal de segurança; assim, a atenção plena constitui um instrumento útil para minimizar a ansiedade e fomentar a felicidade.

Aprender a atenção plena requer apenas muita prática! Oriente as crianças a se engajarem conscientemente nas atividades. Por exemplo, acredito que o modo de comer é tão importante quanto o que se come, portanto, comer quando se está estressado e realizando várias tarefas simultâneas converterá toda a fantástica energia do alimento em combustível para o sistema de sobrevivência. Em vez disso, estimule seu filho a respirar profundamente algumas vezes, a se concentrar, a olhar de fato para a comida e a consumi-la com atenção, prática fundamental para ajudar a deslocar essa energia nutricional do modo sobrevivência para o modo desenvolvimento.

Existem extensões de domínios e aplicativos de internet que você pode instalar nos dispositivos das crianças para incentivá-las a se concentrar; por exemplo, o app Forest®. Ele funciona assim: você determina um tempo para não utilizar o celular, sem nem mesmo abrir aplicativo algum enquanto o tempo estiver em contagem regressiva. Ao final, caso você consiga "ser mais forte" do que seus ímpetos de curiosidade, ganhará recompensas em forma de árvores plantadas.

E adivinhe qual é uma das maneiras mais fáceis de estimular a atenção plena? Permitir que as crianças brinquem! Iremos nos aprofundar na ciência da brincadeira no Capítulo 7, portanto, por ora basta saber que a brincadeira não tecnológica é uma forma de atenção plena. Quando seu filho está construindo um castelo de areia, brincando de faz de conta, dando cambalhotas ou jogando futebol, totalmente absorvido no momento, ele libera um monte de endorfinas. Se a brincadeira desenvolve um ritmo, como quando uma criança está absorta em um desenho ou quando um adolescente anda de skate sozinho, ela pode se tornar meditativa.

Priorize a educação do caráter e a prática do esporte

Considerando a quantidade de mensagens em nossa cultura que levam a situações de esgotamento, perfeccionismo, lócus de controle externo e problemas correspondentes, precisamos estar certos de que nossos filhos tenham uma bússola moral clara à qual sempre possam recorrer. Aqui estão algumas maneiras de ajudar a estabelecê-la:

- **Crie um lema familiar ou uma lista de valores familiares.** Isso deve incluir valores como honestidade, respeito, amor, integridade, humildade, colaboração, coragem, responsabilidade e cidadania. Divirta-se durante o processo e enriqueça o exercício com base em histórias pessoais do seu passado, dos seus ancestrais, em fé ou em associações comunitárias. O lema da nossa família é: "Trabalhe muito, pense positivo, torne o mundo um lugar melhor e divirta-se!".
- **Preste atenção nos valores escolares da criança e os reforce.** Não ignore esse aspecto da vida escolar do seu filho para se focar nos estudos ou nos esportes, pois o caráter se relaciona mais ao sucesso do que qualquer um deles. Faço meus filhos

destacarem áreas dos relatórios escolares que comentam valores como empatia, esforço, gentileza e responsabilidade.
- **Use esportes e atividades extracurriculares para a construção do caráter.** Os esportes propiciam muitas oportunidades de aprendizagem sobre respeito – por treinadores, companheiros de equipe e árbitros –, cooperação, coragem e humildade. Desencoraje seu filho a se autovangloriar quando vencer e incentive a resiliência quando perder.

6. CONEXÃO COM A SOCIEDADE

A oxitocina e como a tecnologia pode ajudar nossos filhos na construção de uma comunidade ímpar

"O que você procura está procurando você."

RUMI

Não muito tempo atrás, visitei a Nova Zelândia para participar de uma conferência nacional de diretores de escolas. Como acontece na maioria dos dias, entrei no FaceTime® com meus filhos, que passaram o celular para meu pai. Ele sempre quis conhecer a Nova Zelândia, mas agora, com 87 anos, é improvável que consiga.

Meu pai, Malkiat Kang, é um gênio da matemática. Crescendo na Índia, ele sempre quis ensinar essa disciplina. No final da década de 1940, meu pai, enfim, faria o exame para entrar em uma faculdade formadora de professores. Naquela manhã, ele encontrou um amigo que também faria o exame. O pai do jovem mandou para ambos pakoras, um lanche frito feito de grão-de-bico, que os amigos devoraram enquanto caminhavam. No entanto, o homem, em um esforço para incrementar a chance do filho conseguir uma vaga na faculdade, havia misturado maconha nos pakoras de meu pai, intoxicando-o. Claro que ele se sentiu muito mal, o que afetou seu desempenho no exame.

Assim que meu pai se recuperou, emigrou para Victoria, Colúmbia Britânica, onde encontrou trabalho em uma fazenda. Até hoje os dedos dele estão retorcidos por labutar sem luvas durante os invernos, uma recordação viva de seu primeiro emprego no Canadá. Mais tarde, ele passou a trabalhar em serrarias e a dirigir táxis à noite para ajudar no sustento e na criação dos cinco filhos. Meu pai acabou se mudando com nossa família para Edmonton, onde estudou à noite na Universidade de Alberta. Quase duas décadas e meia depois, finalmente realizou seu sonho de se tornar professor.

Enquanto eu falava com ele da Ilha Sul da Nova Zelândia, suspendi meu celular, cuja lente apontou para Remarkables, uma cordilheira enevoada que serviu de cenário na trilogia *O Senhor dos Anéis*. A paisagem das florestas de árvores retorcidas, transformada pela chuva, reluzia com um verde quase iridescente. Mais tarde, mostrei ao meu pai o lago Wakatipu em forma de raio, o lago de água cristalina que é a joia da coroa de Queenstown, e juntos ouvimos os belos chamados dos pássaros canoros. Parecia que estávamos viajando juntos.

Meu celular se tornou uma fonte de distração em minha vida, mas por aqueles breves momentos de conexão, e tantos outros similares a ele, merece meu profundo agradecimento. Naquele dia, senti instintivamente o que a ciência médica vem demonstrando cada vez mais há décadas: somos programados para interagir com outras pessoas. Estamos aqui exatamente para isto: compaixão e criação de vínculos. Nossos relacionamentos dão propósito, significado e alegria à nossa vida.

Meu pai estava em Vancouver, portanto, do outro lado do mundo, mas naquele momento eu desejava, mais do que qualquer outra coisa, vê-lo, estar com ele, mostrar-lhe o que todos os sacrifícios que ele fez por mim me permitiram conquistar. E com um smartphone consegui fazer exatamente isso.

Talvez o mais interessante sobre aquela conversa entre mim e meu pai era a distância de 11 mil quilômetros que nos separava. Mesmo assim, eu não precisava estar no mesmo lugar que ele para sentir segurança, acolhimento e interação, e isso significa que existem maneiras saudáveis de os jovens se vincularem on-line. O importante, e recentes pesquisas comprovam, é o tipo de mídia que nossos filhos usam. Comentar no feed do Instagram de um colega é uma coisa; já uma conversa proveitosa com um amigo próximo no Skype é outra bastante diferente.

O AMOR É UM NEUROQUÍMICO CHAMADO OXITOCINA

Quando meu pai e eu conversávamos naquele dia, olhando nos olhos um do outro e sorrindo, nossos corpos se inundavam de um hormônio conhecido como oxitocina, o elemento-chave oculto nos vínculos sociais. Produzida pelo hipotálamo no centro do cérebro, ela é outra substância química da felicidade.

A oxitocina é chamada de "hormônio do amor", "hormônio do abraço", "molécula moral". Esse neurotransmissor potencializa a conexão e o amor em seus filhos, produzindo uma explosão de prazer quando abraçam a vovó, acariciam um filhote de cachorro ou leem uma mensagem afetuosa de aniversário. Ajudando-os a manter relacionamentos íntimos e saudáveis, é considerada o cerne das virtudes, da confiança e da empatia.

Os cientistas descobriram esse neuroquímico pela primeira vez em mães, que vivenciam uma explosão de oxitocina depois do nascimento dos bebês, sentindo-se, assim, mais conectadas a eles. Além disso, a oxitocina também ajuda a diminuir a pressão arterial e a frequência cardíaca, minimizando o estresse. Quando nos sentimos vinculados a alguém, temos mais probabilidade de sair do modo sobrevivência; queremos ajudar os outros e cuidar daqueles à nossa volta. Uma pesquisa com ratos mostrou que as fêmeas injetadas com oxitocina cuidavam dos roedores recém-nascidos colocados pelos pesquisadores nas gaiolas; sem a substância, elas seriam capazes de atacá-los.

O funcionamento do hormônio é similar às poções do amor dos contos de fadas, despertando em nós mais empatia, generosidade, calor humano e deixando-nos mais abertos à formação de vínculos. E o melhor, para obter uma dose de oxitocina, basta evocar sentimentos de amor, compaixão e conexão. Um abraço ou mesmo apenas um pensamento de amor pode desencadear a magia.

Pesquisadores descobriram que, quando um pai sorri para um filho, o abraça ou brinca com ele, os níveis de oxitocina de ambos sobem na mesma proporção. A razão está no fato de o amor, ao contrário da alegria ou felicidade, ser muitas vezes uma via de mão dupla e, portanto, é mais poderoso na conexão compartilhada entre duas pessoas. Quando dois cérebros interagem desse modo, segundo cientistas, eles se sincronizam, um processo mantido pelos chamados "neurônios-espelho", células cerebrais que nos permitem sentir o que os outros estão sentindo, "espelhando" subconscientemente comportamentos e emoções alheios. Em função de nos permitirem ver, sentir e imitar ações e sentimentos de outras pessoas, acredita-se que desempenham um papel importante na empatia e na compreensão das intenções dos outros.

E a oxitocina não vem apenas de nosso cérebro, pois também é liberada pelo coração! Graças à pesquisa inovadora de organizações como o HeartMath® Institute, agora provamos o que as culturas antigas sempre souberam: o coração humano é muito mais do que uma bomba mecânica. Nele, existem cerca de 40 mil neuritos sensoriais inteligentes e muito precisos; assim, quando nos sentimos conectados aos outros, esses neuritos liberam diretamente na corrente sanguínea substâncias neuroquímicas como a oxitocina.

Em nosso coração há também células que sintetizam e liberam peptídeo atrial, um hormônio fascinante sobre o qual com certeza ouviremos mais. Agora o chamam de "hormônio do equilíbrio", tendo em vista que não só desempenha uma função importante no equilíbrio de fluidos e eletrólitos, mas também ajuda a regular vasos sanguíneos, rins, glândulas suprarrenais e muitos centros de regulação no cérebro. O aumento do peptídeo atrial inibe a liberação dos hormônios do estresse e parece interagir com o sistema imunológico. Experimentos sugerem que o peptídeo atrial pode até mesmo influenciar a motivação e o comportamento.

Em resumo, o coração, talvez até mais do que o cérebro, impacta em como nos sentimos. E saber que ele reage fisicamente à interação social apenas enfatiza o gigantesco poder de nossos relacionamentos.

SOMOS PROGRAMADOS PARA A CONEXÃO

Uma variedade crescente de pesquisas na área de ciência cognitiva, comportamento animal comparativo e biologia evolutiva corrobora a ideia de que nossos filhos, como todos os humanos, são criaturas sociais inatas. Eles anseiam pela vida social, e isso está no DNA. São curiosos sobre as pessoas que os rodeiam para compartilhar histórias, segredos e emoções. São programados para se vincular a outros em um nível profundo. Na verdade, sem essas autênticas interações sociais, eles vão sofrer.

Acredite ou não, a necessidade da vida comunitária de nossos filhos é tão fundamental quanto a de comida e abrigo. Os vínculos estabelecidos os nutrem. Essas conexões os nutrem e os centralizam, despertando o sentimento de que são amados, apoiados e importantes. Estarmos intimamente vinculados a uma comunidade de pessoas que pensam da mesma forma é "fundamental para o que nos torna a espécie mais bem-sucedida do planeta", escreve o neurobiólogo Matthew Lieberman no livro *Social: Why Our Brains Are Wired to Connect*[19]. "Conectarmo-nos com outras pessoas nos traz riqueza na vida, segurança e reconhecimento de que fazemos parte de algo maior do que nós mesmos."

Isso talvez justifique a popularidade duradoura do site mais acessado da internet, uma plataforma concebida para nos conectarmos com nossos amigos. De fato, se fosse uma religião, o Facebook, com 2,3 bilhões de adeptos, seria a maior do mundo, à frente do Cristianismo (2,1 bilhões) e do Islamismo (1,5 bilhão).

Já mencionei como a vida no período pré-histórico era brutal, como a sobrevivência dependia de ser aceito em uma tribo. A expulsão significava sentença de morte. Hoje, a tribo moderna envolve as pessoas que você visita, aquelas com quem se conecta regularmente e com as quais estabelece contato. Conectar-se a elas aumenta a sensação de felicidade. E, se você está mais feliz, tende a ser muito mais divertido ficar por perto de você. Tal situação desencadeia um ciclo de feedback pró-social que se assemelha a isto:

O CICLO DE INTERAÇÃO E FELICIDADE VIA OXITOCINA

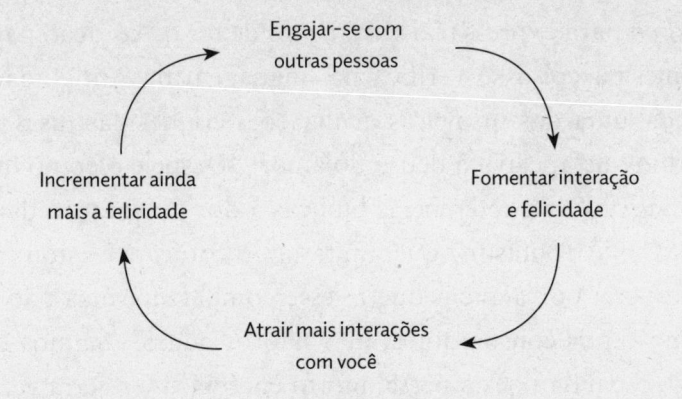

- Engajar-se com outras pessoas
- Fomentar interação e felicidade
- Atrair mais interações com você
- Incrementar ainda mais a felicidade

---

19 Em tradução livre: *A Neurociência das Conexões Humanas*. (N. da T.)

POR QUE É TÃO DIFÍCIL A EXCLUSÃO

Nosso passado paleolítico nos moldou com os instintos de sobrevivência conquistados para suportar a difícil realidade da sociedade tribal, o que influencia até hoje nossas ações e nossos comportamentos. Por essa razão ansiamos pelo pertencimento, tememos a rejeição. Desejamos compartilhar as novidades com nossa tribo para que continuem a nos valorizar, pois queremos continuar naquele grupo. Isso ajuda a explicar por que uma palavra maldosa de um amigo ou a rejeição de um parceiro romântico magoam tanto. E se entes queridos nos magoaram em nossa infância, por abuso, negligência ou morte de um dos pais, talvez tenhamos problemas de saúde e comportamentais no longo prazo.

Quando os laços com nossa comunidade são ameaçados ou rompidos, sentimos o que os psicólogos chamam de "dor social" – e muitas vezes no coração. Vemos essa situação refletida na linguagem. A terminologia da dor física é quase universalmente usada para expressar a dor emocional, por exemplo: "Ela feriu meus sentimentos". Em francês, *J'ai mal au coeur* significa "Meu coração está doendo". Em espanhol, *morir de pena* se traduz como "morrer de coração partido". Enquanto isso, falantes de alemão usam *herz gebrochen* para expressar o sentimento de ter o "coração partido".

A mesma coisa se verifica na linguagem da Antiguidade. Os sumérios, uma das primeiras civilizações conhecidas, usavam um provérbio que apelava à deusa do amor: "Despeje óleo no meu coração que dói". As referências bíblicas à dor no coração datam de 1015 a.C.: "Afrontas me quebrantaram o coração, e estou fraquíssimo; esperei por alguém que tivesse compaixão, mas não houve nenhum; e por consoladores, mas não os achei" (Salmos 69:20). Rudaki, o pai da poesia persa, morto em 941 d.C., certa vez escreveu que "O trovão geme como um amante com o coração partido".

SIM, DOR SOCIAL É DOR REAL

Os avanços da neurociência continuam a provar que nosso cérebro registra a dor social no mesmo lugar da física, usando o mesmo circuito neural e produzindo reações paralelas. O cérebro não distingue a dor emocional da física, o que confirma o que todos sabemos de modo inato: provocação, exclusão ou bullying realmente doem.

Um dos estudos mais conhecidos nesse aspecto envolve um jogo de captura virtual que os cientistas cognitivos denominam "cyberball". Em uma série de estudos conduzidos no início de 2000 no Laboratório de Neurociência Social Cognitiva da Universidade da Califórnia em Los Angeles (UCLA), os participantes foram conectados a um dispositivo de imagem por ressonância magnética funcional, fMRI[20], que registrou a atividade cerebral deles. Ainda que o sujeito do experimento, uma mulher, acreditasse que jogava a "bola" com pessoas reais conectadas a telas semelhantes, ela na verdade jogava com avatares pré-programados. Decorrido um tempo, os avatares começaram a jogar a bola entre si, excluindo a participante. Então, o córtex cingulado anterior da mulher, região envolvida no processamento da dor, foi acionado: ela se sentiu magoada e ofendida.

O experimento ilustra que o cérebro registrou como um acontecimento doloroso o simples ato de ser ignorado em um jogo de bola. Outros estudos mostraram resultados iguais, mesmo quando informaram à pessoa condenada ao ostracismo que seria remunerada pelo isolamento. Isso sugere que a antiga expressão idiomática sobre "jogar paus e pedras" talvez precise de atualização. Hoje, mais preciso seria dizer "paus e pedras podem ferir meu corpo, mas palavras podem me ferir profundamente".

---

20 Em inglês, fMRI: *functional magnetic resonance imaging*. (N. da T.)

CONTATO HUMANO AGORA É UM PRODUTO DE LUXO

Embora precisemos do contato humano tanto quanto precisamos de comida e abrigo, a era digital, com sua ênfase em eficiência, autoatendimento e bibliotecas digitais, está reduzindo significativamente nossas oportunidades de estabelecer vínculos. Cada vez mais nosso mundo atual incorpora a ideia de que nós, humanos, preferimos a vida solitária e somos capazes de prosperar por nós mesmos. Nossa economia se realinhou para atender à nossa vontade de colocar um filme na fila da Netflix e pedir uma refeição no Uber Eats®, tudo sem nunca sair de casa. Mas essa nova realidade também está realinhando o jeito de os jovens interagirem com o mundo.

Alguns estão optando pelo isolamento total. No Capítulo 3, mencionei os *hikikomori* japoneses, jovens que se isolam nos quartos, onde passam todo o tempo on-line. Recentemente comecei a tratar um jovenzinho cujo crescente isolamento preocupava os pais. "Eu não entendo por que meus pais me trouxeram aqui", Andreas me disse assim que nos conhecemos. "Gosto de ficar sozinho, acordado até tarde. Converso com pessoas on-line quando estou jogando. Não preciso de mais ninguém. Não há nada de errado comigo." Quem estava certo?

Na verdade, o grau de contato social de uma pessoa normalmente oscila. Como mãe de uma criança calma, ponderada e mais introvertida e de uma extrovertida, que fala alto e adora contar histórias intermináveis, convivo com essa dinâmica em minha própria família. Mas Andreas estaria correto? Algumas crianças se sentem muito bem sozinhas? O amor e o pertencimento são um bem-estar sem os quais podemos viver?

Andreas disse que não precisava de pessoas, que conseguiria aprender a se tranquilizar. No entanto, o circuito emocional do cérebro do jovem, o qual exige proximidade e interação, sofrerá bastante. Para uma espécie social como a nossa, viver na periferia da sociedade não é apenas triste; pode ser perigoso. Extensa pesquisa mostrou que macacos criados isoladamente desenvolveram graves déficits sociais e tendências à reclusão, acomodando-se nos cantos das gaiolas, balançando-se mecanicamente, automutilando-se. Quando se tenta colocá-los com outros macacos, eles não aprendem a brincar ou interagir, pois se tornaram medrosos, impulsivos, agressivos. Desaparece o desejo sexual. Quando o psicólogo americano Harry Harlow privou filhotes de macacos rhesus de contato social durante um ano, eles foram socialmente "obliterados", observou ele, "incapazes de qualquer interação".

Não realizamos experimentos desse tipo em humanos por motivos óbvios, mas pesquisadores observaram reações devastadoras também em crianças resgatadas de orfanatos romenos empobrecidos na década de 1990, quando o então país comunista criminalizou o aborto. Muitas dessas crianças, que foram largadas desnutridas e desacompanhadas nos berços, recebendo apenas cinco ou seis minutos de cuidados todos os dias, cresceram com sérios distúrbios sociais, cognitivos e comportamentais. Elas tinham pouco controle de impulsos, baixo desempenho escolar, problemas em lidar com as emoções e regulá-las, baixa autoestima e comportamentos patológicos, incluindo tiques, birras, roubo e autopunição. Os cientistas começam a compreender que a privação social precoce pode alterar o cérebro e o comportamento. Em alguns casos, nunca se reverterão os efeitos da negligência.

Algumas das pesquisas mais conhecidas sobre os efeitos do isolamento foram conduzidas na década de 1990 pelo psiquiatra Stuart Grassian, que entrevistou centenas de prisioneiros que passaram longos períodos na solitária. Aproximadamente um terço era "ativamente psicótico e/ou agudamente suicidário", descobriu Grassian, além de observar também alucinações, paranoia grave, impulsividade, automutilação e hipersensibilidade.

Pesquisa conduzida durante uma década na Universidade de Chicago mostrou que pessoas isoladas são mais irritáveis, mais agressivas, mais deprimidas, mais privadas de sono, mais egocêntricas e mais propensas a ver desconhecidos sob um ângulo negativo. Tornam-se hipervigilantes quanto ao desprezo e tendem a pensar que os outros são hostis, entrando em um ciclo vicioso.

Às vezes, eu me pergunto o que acontece no cérebro de bebês amamentados por uma mãe agarrada a um celular? Ou na mente das crianças que tentam brincar com o pai afundado no laptop? Ou nos adolescentes que quase nunca olham para cima das telas? Estarão perdendo a relevante dança social entre pais e filhos, a oportunidade de se relacionarem com pessoas bem diante deles?

O ALTO PREÇO DA SOLIDÃO

Infelizmente, nossos filhos vão viver a solidão em algum momento da vida. Caso não se concretizem suas necessidades de estabelecer laços sociais, essa dor será horrível. Eles podem se sentir solitários em uma cidade lotada, no meio de amigos e de parentes mais próximos. Mas, se a solidão virar estado permanente, ela poderá se tornar crônica, o que representará riscos significativos à saúde e ao bem-estar deles.

Não atendo mais muitos pacientes idosos, mas nunca vou me esquecer de uma que conheci no período da residência médica. A morte se aproximava rapidamente, e ela sabia, então os médicos lhe deram duas semanas para viver fora do hospital. Quando lhe perguntei quem gostaria de ver nos últimos dias de vida, respondeu que não havia ninguém. A mulher não tinha família próxima na cidade: sem parceiro, sem filhos, sem amigos. Havia apenas um primo na costa oposta, mas fazia anos que não se viam. Tanto isolamento me arrasou, e pensei se isso não teria desempenhado algum papel em sua morte prematura de câncer.

A ciência diria que sim. E cada vez mais encontro adolescentes e jovens adultos muito parecidos com aquela mulher: isolados, solitários, sem amigos. Os dados refletem o que vivencio em minha prática:

- Há trinta anos, quando perguntaram aos americanos quantos confidentes tiveram na vida, a resposta mais comum foi três. Hoje, a mais frequente é zero.
- O problema se agrava no mundo industrializado, onde uma em cada três pessoas relata que se sente sozinha.
- Cinquenta por cento dos canadenses dizem que "com frequência se sentem sozinhos".
- Cinquenta por cento dos norte-americanos dizem que lhes "faltam relações de camaradagem ou relacionamentos significativos".
- Uma pesquisa recente realizada no Reino Unido relata que 60% dos entrevistados listaram o próprio *animal de estimação* como o companheiro mais próximo.
- No Japão, mais de meio milhão de pessoas com menos de 40 anos não saíram de casa ou não interagiram com ninguém por pelo menos seis meses.

A solidão, além de terrível, também pode gerar depressão, comprometer o sono e até causar morte prematura. Somos uma espécie sociável, e não contar com um sistema de apoio social é uma fonte física de estresse crônico:

- A solidão pode ser pior para a longevidade do que tabagismo, poluição do ar ou obesidade.
- A solidão crônica também foi associada a um risco aumentado de desenvolver ou morrer de tudo, de doenças cardíacas a demência.

- Uma revisão recente de 148 estudos concluiu que a solidão aumenta em 49% o risco de uma mulher morrer, e 50% para o homem. A pesquisa mostrou que crianças socialmente isoladas têm uma saúde mais precária, mesmo vinte anos depois.
- Jovens de 16 a 24 anos relatam com mais frequência sentimentos de solidão em relação aos de idade mais avançada. Para essa faixa etária, solidão e isolamento social são os principais desencadeantes do suicídio.

Solidão e suicídio são temas complexos. Nem todo jovem que se sente solitário cometerá suicídio, e nem sempre a solidão é responsável pela decisão de um jovem de tentar acabar com a vida. Mas sabemos que existe um elo entre suicídio e solidão e reduzi-la pode ser o elemento-chave para reduzir também o risco de suicídio. Todo jovem precisa saber que está tudo bem em pedir ajuda e que alguém o ouvirá.

Vivek Murthy, ex-cirurgião geral dos Estados Unidos e considerado o melhor médico do país anos atrás, ao resumir sua experiência, disse que a patologia mais comum que ele presenciou "não era doença cardíaca ou diabetes; era a solidão". Na verdade, ela foi culpada por fomentar tudo, desde a crise dos opioides, passando pelo Brexit, até a eleição de Donald Trump como presidente dos Estados Unidos, e os assassinatos em massa. Em 2019, o jovem acusado de matar 22 pessoas em um Walmart® do Texas foi descrito pelo *L.A. Times*® como um "solitário extremo". Descrição semelhante foi aplicada a Anders Breivik, que matou 77 pessoas na Noruega em 2011; a Ted Kaczynski, apelidado de Unabomber; e a Seung-Hui Cho, que matou 32 pessoas no Instituto Politécnico e Universidade Estadual da Virgínia, em 2007.

A solidão se tornou um problema tão grave na Grã-Bretanha que em 2018 o governo criou o "ministério da solidão" para tentar resolvê-lo. Assim, treinaram bombeiros britânicos para inspecionar casas em busca de sinais de isolamento social. Além disso, enviam funcionários dos correios de porta em porta para verificar os residentes idosos como estratégia da "campanha para acabar com a solidão" do país. Em todo o Reino Unido, abriram cerca de trezentos "pavilhões para homens" – oficinas comunitárias destinadas a reunir homens idosos e aposentados para conversar enquanto se envolvem em qualquer coisa, de bicicletas a estantes.

Apesar de a solidão prevalecer no mundo industrializado, as pessoas evitam falar sobre ela, considerando-a triste e constrangedora. John Cacioppo, um estudioso da solidão, afirmou em uma conferência TEDx® sobre o assunto: "o equivalente psicológico a ser um perdedor ou uma pessoa fraca". Negar a solidão, disse ele ao público, não faz mais sentido do que negar a sede ou a fome.

AS CONEXÕES ON-LINE SÃO POSITIVAS?

A promessa da internet sempre foi fomentar o contato, ingrediente-chave da saúde social. As mensagens nas redes sociais incluem chats sobre como "aproximar o mundo" (declaração de missão do Facebook). No início, a internet parecia atuar como um antídoto para a solidão, ajudando as pessoas, por mais tímidas ou isoladas que vivessem, a desenvolver o pertencimento virtual. Tais relacionamentos podem funcionar como um "bote salva-vidas para aqueles que não têm mais nada", afirmou o psiquiatra Allen Frances ao jornal *National Post*® do Canadá em 2019. No entanto, acrescentou, "também podem ser uma âncora que arrasta as pessoas a um isolamento ainda maior".

Recorde-se do que você tem observado em seus filhos. Pense na última vez em que viu sua filha sentada no sofá com as amigas, todas mandando mensagens ou tirando fotos. Não havia contato cara a cara. Elas não riam, não se abraçavam, não batiam as mãos em sinal de alegria; nada faziam no sentido de inundar seu sistema com oxitocina, despertando sentimentos de amor e união. Se o comportamento de sua filha é similar ao de muitas crianças que conheço, ela está em um processo de comunicação contínua, embora raramente tenha uma conversa real. A convivência ocorre por meio de mensagens em grupo.

No entanto, existem muitas maneiras saudáveis de os jovens se relacionarem on-line. Segundo uma nova pesquisa, importa o *tipo* de mídia que usam. Em um estudo de 2016, uma equipe de pesquisadores do Lafayette College em Easton, Pensilvânia, descobriu que crianças eram capazes de aprender a bater palmas e imitar quando acompanhavam um pesquisador via FaceTime. Entretanto, quando as ligações eram pré-gravadas e elas *não* viam nem ouviam a pessoa, não aprendiam. Esse fato sugere que, mesmo nos relacionamentos mediados pela tecnologia, precisamos continuar a vivenciar os aspectos mais humanos deles para, assim, sentir interações mais profundas e significativas.

É bem possível que você já tenha notado isso em sua vida. Ficou muito animado para ver alguém no FaceTime, seja o bebê do seu melhor amigo, seja seu irmão mais novo que não visita há muito tempo? Sinto-me muito feliz quando estou na estrada e posso conversar com os pais sobre os altos e baixos de criar filhos. Porém, quando me afasto de casa por um longo período, sinto saudades dos meus próprios filhos! Portanto, criei uma rotina para tentar facilitar as coisas. Sempre que chego a um novo hotel, procuro entrar no FaceTime e mostrar aos meus filhos o quarto onde estou, também lhes contando detalhes da cidade ou do país que visito. Assim que vejo aqueles rostos sorridentes em tempo real, uma explosão de prazer me invade. Começo a relaxar, a sensação de calma toma conta de mim. Às vezes, essas conversas com minha família parecem ainda mais significativas do que algumas em casa, quando estou com pressa para que durmam! Com certeza, o chat de vídeo está possibilitando interações saudáveis.

Um estudo publicado em 2018, liderado por Alan Teo, professor de Psiquiatria da Universidade de Saúde e Ciência de Oregon, analisou se o Skype ajudaria idosos a superar o baixo astral. Os resultados foram impressionantes: aqueles que usaram o chat de vídeo demonstraram metade da probabilidade de depressão em um acompanhamento de dois anos daqueles que usaram e-mail, mídia social e mensagens de texto.

Esses estudos mostram que conexões virtuais podem ser genuinamente estabelecidas por meio de videoconferências, mesmo entre os mais velhos e os mais jovens. Então, mais uma vez, se seus filhos estão ficando on-line, o que importa é como eles estão fazendo isso.

Muitos profissionais da minha área desprezam a televisão e os videogames e aconselham os pais a bani-los. Mas sou propensa a dizer que eles podem proporcionar maneiras importantes de interação. Vejo a camaradagem e ouço as risadas dos competidores quando meus filhos jogam videogame, e a expressão de deleite no rosto da minha filha quando seu primo lhe envia um vídeo especial e personalizado. E, no dia de Ação de Graças, minha família se reúne em torno da TV, com celulares nas mãos, para assistir ao especial *CNN Heroes*. O evento de duas horas, apresentado por Anderson Cooper, premia pessoas que fazem de tudo para ajudar os outros. É interativo, permitindo à minha família aprender, participar do processo por meio do voto em sua escolha favorita e se inspirar.

LEITURA, ESCRITA, ARITMÉTICA... RELACIONAMENTOS?

Tento dizer aos pais que os filhos não precisam de quatrocentos amigos on-line e que os próprios pais também não precisam viver marcando encontros com os amigos dos filhos do futebol, da escola, da educação física, do acampamento. Essa situação é irreal e desnecessária. Nossos filhos precisam mesmo de um ou dois bons amigos e de maior senso de comunidade. A qualidade das amizades é o fator mais importante. Na verdade, conforme demonstrado por um extraordinário estudo de 2010 conduzido na Universidade Concordia de Montreal, basta um único amigo para evitar a depressão em crianças ansiosas e retraídas.

Nossos filhos, assim como nós, pais, vivem altos e baixos. Os tímidos e deslocados enfrentam mais dificuldade em se adaptar e, portanto, a angústia típica da adolescência pode fugir do controle. Porém, o estudo da Concordia mostrou que os pré-adolescentes precisam de um bom amigo para deter a tendência à depressão. O amigo parece protegê-los da depressão e dar-lhes resiliência. O dr. William Bukowski, professor de Psicologia e principal autor do estudo, acredita que os pais deveriam tratar a amizade como o quarto R. Nas palavras dele: "Depois de 'ler, escrever e aritmética', deveria vir a palavra 'relacionamentos[21]'".

Nós, pais, muitas vezes privilegiamos o desempenho escolar. (E sou a primeira a admitir que às vezes sou culpada disso!) Mas, assim agindo, corremos o risco de negligenciar uma excelente maneira de manter a saúde emocional, sobretudo durante os anos complicados da adolescência. Nosso papel fundamental como pais é ajudar nossos filhos a desenvolverem interações significativas e positivas. Quando ainda pequenos, devemos ajudá-los a organizar encontros, brincadeiras, festas do pijama e caminhadas em grupo ou visitas ao parque. Entretanto, chega um momento em que não precisam mais de nós para isso, então devemos nos afastar da vida social deles, o que não significa total abandono. Podemos estimular amizades edificantes. Podemos conversar sobre como desenvolver relacionamentos saudáveis e como nossos amigos são importantes para nós.

---

21 Em inglês, os famosos 3Rs: *Reading, wRiting* e *aRithmetic*. Aqui, acrescido pelo *Relationships*. (N. da T.)

Lembre-se de que socializar é divertido, mas não tem o mesmo significado de criar laços sociais. E comentar no feed da mídia social de alguém não implica vínculo social.

O FIM DA EMPATIA?

Há pouco tempo, uma amiga me contou algo que tinha percebido na gravidez, usando ônibus todos os dias para ir ao trabalho e voltar. Apesar do oitavo mês de gestação e, portanto, visivelmente grávida e obviamente desconfortável, ninguém lhe oferecia um assento, como ocorrera apenas sete anos antes, na primeira gravidez. Diante de tal mudança de comportamento, ela se perguntou também se acontecia uma mudança social: "As pessoas estão mais egoístas? Menos empáticas?"; "Ficam tão mergulhadas nos celulares e nas mídias sociais que sequer notam – ou a elas nem mesmo importam – o desconforto e a angústia daqueles ali em torno?".

E não apenas minha amiga acredita que a sociedade está se tornando cada vez mais cruel, insensível e desconectada:

- Cinquenta e um por cento dos britânicos disseram que a empatia decresceu visivelmente, conforme uma pesquisa da YouGov® de 2018.
- A empatia em universitários diminuiu 40% desde 1980, com queda acentuada nos últimos dez anos, de acordo com um extenso estudo de 2010 realizado pela Universidade de Michigan, que esmiuçou vinte anos de dados sobre empatia autorrelatados por universitários.
- O mesmo estudo mostrou que os níveis de narcisismo entre os jovens em idade universitária aumentaram 58%.

A HISTÓRIA DE CARSON

Quando li sobre a morte de um garoto de 14 anos chamado Carson Crimeni em agosto de 2019, acabei me fazendo as mesmas perguntas da minha amiga. Carson concluía o nono ano e iniciaria o primeiro do ensino médio quando morreu de overdose em um parque de Langley, na Colúmbia Britânica, onde estava com um grupo de crianças mais velhas. A morte de um jovem é sempre trágica, mas nesse caso foi profundamente perturbadora.

Carson, que tinha um grau grave de TDAH, fora vítima de constante bullying na escola e, portanto, o convite para sair com um grupo de adolescentes muito mais velhos lhe despertou um raro entusiasmo. Quando ele estava embriagado e aflito, os adolescentes lhe deram drogas, zombaram dele e o filmaram por várias horas. Ninguém do grupo pensou em ajudar Carson ou chamar a polícia. Ao contrário, fizeram um meme postando o suplício do garoto no Snapchat e no Instagram, combinando fotos e vídeos curtos com slogans que achavam espirituosos.

Em um vídeo daquela noite, com a legenda "12 anos chapado", Carson parece bastante mal, supostamente com MDMA, uma droga usada em festas conhecida como ecstasy. Dá para ver o suor no moletom cinza, com Carson balançando ao som da música enquanto um grupo de rapazes uiva e vaia. Isso se prolonga por muitas horas, mesmo com o garoto superaquecendo e perdendo a capacidade de fala. Os adolescentes caem na gargalhada quando Carson não consegue lembrar o próprio nome. Nesse momento, ele se deita enrolado como um caracol, abraçando a si mesmo. Parece apavorado. Na última foto da noite, um adolescente se inclina em direção à ambulância observando o menino ao fundo. "Carson quase morreu lol", diz a legenda. Em poucos minutos, Carson de fato morreria.

Para os jovens da Geração Z, que passam cerca de nove horas on-line todos os dias, os memes – imagens ou vídeos com legendas com fins engraçados ou sarcásticos – viraram uma das formas mais populares de comunicação. Mas em um mundo onde comentários e seguidores se tornaram medidas de popularidade e onde domina um senso de valores "tudo em torno de likes", a barreira para comportamentos chocantes está em constante modificação. A tia de Carson, Diane Crimeni, externou ao *The Globe and Mail*® sua preocupação com os jovens de hoje, afirmando que estão vendo tudo através de uma tela e talvez tenham dificuldade de discernir a realidade: "Para eles, nada parece real. Quantas crianças se sentaram em casa assistindo a Carson morrer diante de seus olhos sem externarem nada?". Diane acredita que, se alguém tivesse incorporado a empatia, seja nos espectadores, seja nos adolescentes que destruíram Carson, hoje seu sobrinho ainda poderia estar vivo.

Compaixão *versus* empatia

Compaixão e empatia são termos com frequência confundidos. E embora as pessoas muitas vezes usem as duas palavras de forma intercambiável, elas se relacionam, mas têm significados diferentes.

- **Compaixão** é a capacidade de expressar tristeza, solidariedade ou piedade pela situação de alguém e de lhe oferecer companhia. Resume-se à capacidade de perceber o sentimento do outro e sensibilizar-se.
- **Empatia**, segundo o psicólogo Alfred Adler, é "ver com os olhos do outro, ouvir com os ouvidos do outro e sentir com o coração do outro". Resume-se à capacidade de entender

o que outra pessoa está passando e vivenciá-la como uma experiência própria.

Despertando a empatia

A maioria das crianças é capaz de sentir compaixão, mas nem todas conseguem sentir empatia. Ainda que talvez haja alguns fundamentos genéticos, a empatia precisa ser aprendida, cultivada e incentivada. Nossos filhos a desenvolvem em especial nas interações cara a cara, situações em que são mais capazes de ver toda a humanidade da pessoa diante deles.

Crianças empáticas, capazes de se colocar no lugar do outro, enfrentam os valentões, entram em ação e fazem do mundo um lugar melhor para todos nós. Portanto, tendem a se tornar adultos bem-ajustados, que tratam os outros com respeito, compreensão e solidariedade. Por sua vez, a falta de empatia se relaciona a bullying, trapaça, raciocínio moral fraco e problemas de saúde mental, como ansiedade e depressão. Para essas crianças, construir relacionamentos significativos pode ser complicado, e o fato de desconsiderarem pensamentos e sentimentos alheios pode ser danoso.

A empatia é mais bem aprendida quando vivenciada. E, como pais, proporcionamos aos nossos filhos as primeiras oportunidades de sentirem os efeitos poderosos dela.

As razões citadas para a redução da empatia incluem o aumento no tempo de tela e no uso de mídia social, a figura de pais hipercompetitivos, a cultura da celebridade, testes padronizados nas escolas e uma diminuição no tempo de brincadeiras. Em um estudo de 2014 da UCLA, alunos do sétimo ano que passaram cinco dias sem olhar para uma tela ou usar qualquer dispositivo tecnológico se mostraram substancialmente melhores em ler sinais faciais e identificar emoções do que os colegas que passaram várias horas por dia em dispositivos. "É muito difícil ter empatia e colocar-se no lugar do outro se não se leem as emoções de outra pessoa", explica a psicóloga Michelle Borba. A alfabetização emocional não ocorre com emojis, memes e tuítes. De acordo com o neurocientista de Stanford Jamil Zaki, muitas vezes hoje "nossas interações são on-line, anônimas e tribais, solo estéril para empatia".

Um estudo de 2017 conduzido pelo psicólogo William Brady, da Universidade de Nova York, e sua equipe analisou cerca de 500 mil tuítes sobre temas polarizadores, inclusive controle de armas, casamento entre pessoas do mesmo sexo e mudanças climáticas, na tentativa de determinar por que alguns viralizavam e outros não. Brady apontou que, quanto mais "emoção moral" ou mais indignação um tuíte expressava, mais era retuitado. A conclusão desse estudo é simples: o feed de mídia social dos nossos filhos não apenas reflete um mundo raivoso; está ajudando a criá-lo.

Na verdade, nem todo tempo de tela desencadeia em nossos filhos a perda da capacidade de compreender e compartilhar os sentimentos alheios. Sabemos por experiência própria que a mídia social também facilita inúmeras parcerias, ajuda a ampliar a conscientização e arrecada milhões de dólares para causas nobres. Uma campanha da plataforma GoFundMe® arrecadou mais de 15 milhões de dólares para os jogadores e famílias do Humboldt Broncos depois que o ônibus da equipe de hóquei sofreu um acidente rodoviário em Saskatchewan, em 2018. Uma campanha semelhante arrecadou mais de 40 mil dólares para a família de Carson Crimeni depois da morte do adolescente. Como vimos neste capítulo, a tecnologia não necessariamente anula a empatia dos nossos filhos, considerando-se que pode ajudar a fomentá-la, da mesma forma que o uso correto da tecnologia os auxilia a desenvolver vínculos significativos e positivos com outras pessoas.

LEMBRE-SE...

- Nossos filhos, como todos os humanos, são criaturas sociais inatas. Está no DNA.
- Eles precisam de uma identidade *individual* e de *grupo*, afinal, anseiam pela aceitação da comunidade e do grupo. Anseiam se engajar. Temem a rejeição.
- Eles são impulsionados por motivações intensas para que permaneçam conectados com amigos e familiares, para que sejam curiosos sobre as pessoas que os cercam, para que compartilhem histórias, segredos e emoções.
- A necessidade de nossos filhos criarem vínculos é tão fundamental quanto a necessidade de comida e abrigo.
- A oxitocina, chamada "hormônio do abraço", é um neuroquímico que energiza o amor, a interação e a confiança. Inunda os sistemas das crianças, produzindo uma explosão de prazer quando abraçam a vovó, brincam com um cachorrinho ou leem uma mensagem especial de aniversário.
- A solidão pode comprometer mais a longevidade das crianças do que tabagismo, poluição atmosférica ou obesidade.
- A empatia pode ser ensinada e desenvolvida.
- Um papel fundamental dos pais e educadores é orientar as crianças para a empatia e os relacionamentos sociais saudáveis.
- Testes psicológicos estão registrando um acentuado declínio da empatia na geração de smartphones, e o tempo de tela é apontado como parte da culpa.
- Nem todo o tempo de tela leva nossos filhos a perderem a capacidade de compreender e compartilhar os sentimentos alheios. É melhor a comunicação por vídeo, porque os humanos precisam ver os rostos uns dos outros.

SOLUÇÕES

Neste capítulo, aprendemos que nossos filhos são criaturas sociais; portanto, quando vivenciam vínculos de união e amor, sentem-se seguros, capacitados e motivados por meio da liberação de oxitocina. Para nossa espécie social, isolamento e solidão podem ser perigosos, ainda mais hoje, com a era digital limitando nossas chances de criar interações. Portanto, é fundamental que ajudemos nossos filhos a aperfeiçoar interações significativas.

A seguir, vou apresentar a você maneiras de ajudar seus filhos na criação de relacionamentos saudáveis, evitando os perigosos, e na consolidação de amizades e relacionamento com os colegas. Essas práticas são importantes no futuro desenvolvimento das competências de QC de comunicação e colaboração. Além disso, mostrarei como você pode ajudar a prevenir dois comportamentos comuns entre os jovens, o cyberbullying e o sexting, os quais comprometem vínculos saudáveis e a comunidade.

ESTRATÉGIAS-CHAVE

NÃO
- Pressupor que a conexão digital seja significativa.
- Ignorar problemas de solidão em crianças e adolescentes.
- Manter seu filho ocupado a ponto de nem mesmo dispor de tempo para interagir.
- Olhar para o celular quando conversa com seu filho.

SIM
- Orientar seu filho a manter um relacionamento saudável com ele mesmo.
- Instruir seu filho a encontrar um bom amigo e ser um também.
- Monitorar e desenvolver empatia.
- Ensinar, demonstrar e praticar assertividade saudável.
- Explicar a diferença entre conflitos, comportamento maldoso e bullying.

EVITAR...
Qualquer tipo negativo de interação on-line: impostores, predadores, discussões, cyberbullying, amigos cruéis, relacionamentos não saudáveis e mídia que induza a FOMO ou comparações.

LIMITAR E MONITORAR...
Conexões fúteis e vazias como o foguinho do Snapchat ou memes.

ESTIMULAR...
Tecnologia que fomente interações significativas. Os exemplos incluem comunicação por vídeo, e-mails positivos, webinários[22], mensagens de texto e algumas mídias sociais.

---

22 Webinar é um seminário on-line em vídeo, gravado ou ao vivo, que geralmente permite a interação da audiência via chat. (N. da T.)

COMO CRIAR RELACIONAMENTOS SAUDÁVEIS

As competências de relacionamento, assim como as de leitura e matemática, são desenvolvidas devagar. Tenha em mente que seus filhos não criarão relacionamentos saudáveis com outras pessoas se não mantiverem um relacionamento saudável com eles mesmos. Costumo perguntar aos meus pacientes: "Como alguém vai amar você se você não se ama?"; "Como pode se conectar com alguém se não consegue se conectar consigo?". Chamo isso de "relação pessoal interior", sem dúvida o relacionamento mais importante da vida.

Seus filhos desenvolverão autoconfiança e autoconfiabilidade quando passarem um tempo sozinhos e se conhecerem. A seguir, proponho algumas maneiras de você ajudá-los nesse processo:

- Oriente seus filhos para a autocompaixão. Ensine-os a se perdoar pelos erros, afinal, são crianças, e os erros fazem parte do processo de desenvolvimento. Em vez de consternação e autocrítica, ajude-os a descobrir as lições aprendidas e o que mudariam na próxima vez.
- Oriente-os a avaliar e edificar os aspectos de personalidade adequados a eles e trabalhar para mudar aqueles que não são. Por exemplo, se tendem a explodir com as pessoas e se arrepender mais tarde, explique-lhes que desenvolveram esse hábito e que, com treinamento, desenvolverão outras maneiras de se comunicar.
- Festeje os esforços e as pequenas vitórias de seus filhos em relação ao autocuidado e às mudanças positivas. Elogie os esforços e as demonstrações de autocompaixão, dizendo-lhes que devem se distanciar de amizades prejudiciais, apesar da pressão dos colegas, ou dizendo que não precisam voltar ao campo depois de uma lesão no jogo.

COMO ENCONTRAR E TAMBÉM SER UM BOM AMIGO

É importante nossos filhos identificarem a diferença entre amizades saudáveis e não saudáveis. Quando os ensino a reconhecê-las, recorro às três metáforas animais: **golfinho, tubarão** e **água-viva** (páginas 40-42). Similar à relação parental, o golfinho é o tipo de amigo ideal; o tubarão e a água-viva, não. Use essas metáforas para ajudar pré-adolescentes e adolescentes a compreender e avaliar melhor os relacionamentos com colegas de classe, amigos e namorados/as e para ajudá-los a escolher o tipo de pessoa com as quais desejam se relacionar.

Os **amigos do tipo golfinho** são firmes e flexíveis, assim como o corpo do animal. Eles:

- Têm valores sólidos, por exemplo, honestidade, respeito, integridade e compaixão.
- São flexíveis nas pequenas coisas, por exemplo, na escolha de um restaurante ou do tipo de jogo.
- Usam a comunicação e a colaboração como ferramentas essenciais de relacionamento.
- Encaram o caráter saudável de fazer concessões, caso ele não comprometa nenhum dos valores que assumem como fundamentais.
- São curiosos, não críticos, em relação às diferenças de opinião e às pessoas.
- Adaptam-se com facilidade aos altos e baixos da vida; entendem quando um amigo não pode ir à festa de aniversário deles.
- Dão o melhor de si para contribuir com os outros e ajudá-los.
- Valorizam, participam e ajudam a construir a comunidade onde se inserem.

Os **amigos do tipo água-viva** são frágeis e flutuam livremente, como os invertebrados marinhos. Eles:

- Não expressam as próprias opiniões e crenças.
- São excessivamente permissivos e deixam outras pessoas os desprezarem ou ignorarem.
- Não enfrentam problemas.
- Dispõem-se a comprometer os próprios valores.
- Tendem a evitar conflitos no curto prazo, o que com o tempo os torna pessoas que apenas querem agradar, imitar ou serem coagidas pelos outros.

Os **amigos do tipo tubarão** são agressivos e decididos, como os peixes solitários do oceano. Eles:

- São prepotentes por seu traço agressivo ou microgerenciador.
- São egocêntricos.
- São julgadores.
- São autoritários nas negociações.
- Podem conseguir no curto prazo o que desejam, mas criam padrões de relacionamento pouco saudáveis.

Em momentos diferentes da vida e conforme o problema e/ou a relação, nossos filhos serão águas-vivas, tubarões ou golfinhos. Porém, lembre-se de que, na maioria das vezes, nossos comportamentos externos refletem o que vivemos internamente. Portanto, oriente seu filho a procurar amigos capazes de se autorregularem, os quais compreendam a importância do controle do estresse e do autocuidado. Eles são os menos propensos a virarem tubarões ou águas-vivas; são golfinhos que desejamos trazer para o nosso casulo.

A técnica de assertividade do golfinho

Os melhores amigos também vivem momentos de tensão! Portanto, é importante ensinar os filhos a trabalharem uma comunicação saudável e a assertividade positiva, elementos que solidificarão as amizades. Tal qual o corpo de um golfinho, essa técnica se baseia na firmeza e flexibilidade na comunicação com os outros. Por exemplo, se o amigo do seu filho está agindo como um tubarão em relação ao videogame, você deve incentivá-lo a reagir da seguinte maneira:

Firmeza: "Não, obrigado; não quero jogar agora".

Flexibilidade: "Vamos escolher outra brincadeira? Que tal jogarmos videogame outra hora?".

O método sanduíche de comunicação

Você pode conduzir a técnica da assertividade do golfinho um passo adiante, inserindo uma declaração firme e assertiva (que talvez seja percebida como uma crítica) entre duas declarações positivas. Essa estratégia de comunicação vai estimular seu filho a ser claro e direto enquanto mantém um tom positivo.

Por exemplo, se sua filha se sente infeliz com uma foto que postou nas redes sociais, ela pode resolver o problema deste modo:

Declaração positiva: "Tara, muito obrigada por me convidar para a festa de ontem à noite. Foi muito legal!".

Declaração assertiva: "Vi nas redes sociais uma foto minha tirada na festa e não gostei. Por favor, você pode apagá-la?".

Declaração positiva: "Mal posso esperar até nosso próximo encontro!".

COMO ENSINO EMPATIA?

Não podemos pressupor que as crianças desenvolverão a poderosa competência da empatia, sobretudo em nosso mundo repleto de mudanças rápidas impulsionadas pela tecnologia. Portanto, é essencial que os pais ajam de modo consciente ao orientarem os filhos para a empatia. Aqui estão algumas sugestões:

- Ensine-os a sempre fazer contato visual com os outros.
- Exponha-os a muitas pessoas diferentes.
- Converse com eles sobre incidentes de bullying.
- Depois de viverem uma situação conflituosa, converse sobre os sentimentos de todos.
- Demonstre respeito por aqueles que parecem diferentes.

ORIENTE SEUS FILHOS PARA A COLABORAÇÃO

Os humanos são uma espécie social, projetada para contribuir e se sentir recompensada por isso. A forma suprema da motivação humana é conhecida como "missão" ou "propósito", impelida por nossa interação com o mundo e nosso desejo de colaboração positiva com ele. Quando assim agimos, somos recompensados com um sentimento edificante de dopamina.

Podemos incorporar a colaboração em todas as atividades, não apenas no voluntariado. Diante de um bom desempenho escolar da criança, nos esportes ou em um trabalho da escola, enfatize para ela que o resultado afetou positivamente os outros, ou por meio de colaboração direta, ou pela demonstração de esforço, ou pela resiliência e perseverança. Orientá-la para que crie uma intensa interação com família, amigos, comunidade e planeta, e usar essa interação para motivá-la, levará à motivação pela vida toda!

Um modo de construir interações intensas se refere ao estímulo de pequenos atos de gentileza na vida real e on-line:

- Oriente as crianças para o "cyberapoio". Incentive-as a serem gentis e a defenderem seus amigos on-line, especialmente se virem algo cruel sendo dito sobre eles.
- Ajude-as a participar da criação de comunidades on-line, desde ações do GoFundMe para causas locais até ajuda em desastres relativos a importantes questões internacionais. Lembre-se de que o envolvimento nem sempre significa a doação de dinheiro; encaminhar um e-mail para amigos, curtir ou deixar um comentário positivo também são maneiras poderosas de interação.
- Incentive-as a enviar mensagens de texto amáveis, emojis fofinhos ou breves recados de voz a amigos e familiares que talvez necessitem de um estímulo, ou apenas para espalhar um pouco de amor por aí!
- Incentive-as a aceitar os "likes" ou as solicitações de amizade e para seguir de forma positiva. É importante que aprendam a se sentir confortáveis para receber elogios e a retribuir um comportamento amável. Estimule-as a praticar com um simples: "Obrigado pelo elogio; foi muito legal". (Isso é muito diferente de *precisar* de elogio. A princípio, o hábito de ir atrás de elogios para se sentir bem consigo mesmo pode até motivar, mas logo acabará, tendo o risco ainda de gerar um ciclo destrutivo de insegurança). Estimular as crianças é um modo de orientá-las a receber "likes" não como infladores do ego, mas como inspiração para fomentar a colaboração.

COMO EVITAR O CYBERBULLYING

Mesmo que seu filho esteja trabalhando para desenvolver saudáveis competências de comunicação e empatia, é bem possível que ele encontre colegas mais agressivos, com comportamentos do tipo tubarão.

O cyberbullying se caracteriza pelo uso reiterado de smartphones e aplicativos para o envio de mensagens ofensivas ou a publicação de fotos constrangedoras nas redes sociais. O objetivo é prejudicar o outro, provocando nele sentimentos de raiva, tristeza ou medo.

Aproximadamente 87% dos adolescentes testemunharam esse tipo de bullying. Portanto, acostume-se a perguntar a seu filho sobre o comportamento maldoso do cyberbullying e outros possíveis conflitos enquanto ele estiver on-line e estimule-o a conversar com você quando vir alguma coisa que o incomode. E não é uma conversa que se esgote em uma ou duas vezes. Continue falando com seu filho sobre o assunto de maneiras cada vez mais complexas à medida que ele amadureça. Veja como abordar o assunto:

- Mencione histórias ou notícias que você ouviu ou leu.
- Faça-lhe perguntas abertas: "Por que acha que o cyberbullying ofende?"; "Você já viu alguém ser intimidado dessa maneira?".
- Deixe claro que você está perguntando porque se preocupa com o bem-estar dele. Tranquilize-o de que você não vai surtar nem confrontar outros alunos ou pais e também não vai arrancar dele os dispositivos ou mudá-lo de escola.
- Converse sobre o que ele fará se for vítima desse tipo de bullying.

O que fazer se seu filho sofrer cyberbullying

- Tranquilize-o mostrando-lhe que ele está em segurança, tem apoio e é amado, apesar do que viu ou ouviu.

- Diga-lhe que a situação será administrada e que acabará com o tempo.
- Deixe claro que contar a um adulto não implica fazer fofoca, mas recorrer a um instrumento de defesa. Isso também ajudará o agressor no longo prazo.
- Faça com que ele dê uma pausa no dispositivo, seja um celular, seja um laptop. Aconselhe-o a não procurar conteúdos perturbadores, sobretudo se estiver sozinho. Caso insista em saber o que falam sobre ele, pesquise você mesmo ou peça a alguém confiável que verifique.
- Estimule-o a passar algum tempo com amigos reais, off-line. Isso ajudará a reduzir a intensidade da experiência e a lembrar a seu filho que ele tem bons amigos em quem pode confiar.
- Avalie a possibilidade de entrar em contato com a escola ou a polícia. Não hesite diante de um discurso de ódio ou de pornografia infantil.
- Quer seu filho tenha sofrido bullying quer o tenha praticado, considere contatar os outros pais envolvidos.
- Se ele fizer uma postagem da qual se arrependa, ajude-o a remover o conteúdo e reparar qualquer mal que possa ter causado.
- Ensine-o a não reagir no calor do momento, quando talvez diga algo de que se arrependerá depois.
- Também o ensine a não se envolver com o agressor na vida real até que tenha discutido a situação com um adulto responsável. Os agressores esperam uma resposta, portanto, não reaja.
- Bloqueie o número do celular, contas e e-mails de qualquer pessoa que envie conteúdo ofensivo.
- Se for necessário provar o bullying, considere coletar evidências, por exemplo, capturas de tela. Salve e imprima as mensagens.

SEXTING

Ainda estamos tentando compreender melhor a questão do sexting, um tema relativamente novo e complexo que continua a evoluir. Por um lado, explorar a sexualidade e envolver-se em relacionamentos românticos é uma parte normal do desenvolvimento na adolescência. Por outro lado, o sexting pode se tornar prejudicial à saúde.

Sexting envolve o compartilhamento de conteúdo íntimo, imagens ou vídeos de conteúdo erótico ou pornográfico por mensagens, muitas vezes privadas, em redes sociais ou aplicativos. É mais frequente o sexting ocorrer entre jovens que estão namorando ou pensando em namorar, mas também acontece entre amigos ou grupos.

Cabe aos pais compreenderem as pressões. Em um estudo de 2015 da Universidade Estadual do Michigan, 24% dos adolescentes relataram ter sofrido assédio sexual de pessoas que consideravam amigas. Muitos deles, depois de compartilharem conteúdo relacionado a sexting, sentem vergonha ou se arrependem mais tarde. Pesquisas também revelaram que "pessoas com medo de parecer mal aos olhos de um parceiro praticam mais o sexting do que aquelas emocionalmente seguras no relacionamento".

Então, como os pais devem agir?

- Certifique-se de que o sexting seja tema das conversas sobre sexo.
- Não espere um incidente antes de falar com seu filho sobre sexualidade e relacionamentos saudáveis. Pergunte-lhe: "Você já ouviu falar de sexting?". Talvez ele saiba mais do que você! Isso também ajudará a nortear conversas apropriadas à idade.

- Responda às perguntas sobre sexting com sinceridade, embora seja desnecessário entrar em detalhes. O assunto exigirá várias conversas ao longo do tempo, de maneiras diferentes, conforme seu filho cresce.
- Certifique-se de que ele entenda que o sexting praticado por menores pode ser considerado crime em muitas jurisdições.
- Recomende que ele apague imediatamente quaisquer imagens de sexting que receba.
- Diga-lhe que nunca solicite fotos ou imagens sexualmente explícitas de alguém.
- Lembre aos filhos adolescentes que, quando algo é visto, não poderá ser "desvisto", e que, quando algo é enviado, não poderá ser recuperado. Um bom jeito de caírem em si é perguntar-lhes como se sentiriam se seus avós, professores ou primos vissem a imagem.
- Explique-lhes que, embora possam se sentir impulsionados para enviar ou pedir uma foto, as consequências talvez sejam prejudiciais no longo prazo.

7. CONEXÃO COM O ATO DE CRIAR

A serotonina e como ajudar nossos filhos a determinarem o próprio futuro

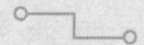

"A vida é realmente simples; nós é que insistimos em torná-la complicada."

CONFÚCIO

Não há nada de comum sobre Lilly Singh. No outono de 2019, a comediante de 31 anos estreou o talk show *A Little Late with Lilly Singh*, no canal norte-americano NBC®. Mas ela não virou uma celebridade por causa de filmes ou da TV; construiu o próprio nome e fortuna escrevendo, dirigindo e estrelando vídeos do YouTube filmados em seu quarto, os quais, coletivamente, tiveram mais de 1 bilhão de visualizações.

Singh cresceu no subúrbio de Toronto, adorando Dwayne "The Rock" Johnson e sonhando com uma carreira no hip-hop, mas seus pais trabalhadores a empurraram para atividades mais tradicionais. Então, aos 22 anos e cursando Psicologia na Universidade York de Toronto, ela iniciou a luta contra uma grave depressão: "Era apenas levada pela vida e fazia as vontades de minha família".

Com muito tempo livre, começou a assistir a vídeos engraçados no YouTube para levantar seu astral. Um dia, Singh decidiu que postaria alguma coisa e então recitou um poema que depois tirou do ar porque era "muito doido". Mesmo assim, teve setenta visualizações, o que na época lhe soou como fama: "Fiquei confusa. Como as pessoas encontraram o vídeo?", ela disse ao *The Hollywood Reporter*®. "Quem eram elas e por que estavam assistindo àquilo?" Acima de tudo, o fato despertou em Singh uma paixão. "Depois de tantas apresentações na escola, aqui estava um projeto que me permitiria fazer o que amava", disse à revista *New York* em 2019.

Após o primeiro vídeo, vieram um segundo e um terceiro. Conforme se sentia mais à vontade diante da câmera DSLR Canon T3i® comprada em uma liquidação e aprendia mais sobre iluminação, ângulos e edição de vídeo, começou a definir seu estilo, um tipo de comédia observacional maluca centrada na cultura dos adolescentes e na própria herança sul-asiática. Em pouco tempo, passou a postar duas vezes por semana como a personagem Superwoman, e, em 2017, a *Forbes* apontou Singh como a mulher mais bem paga do YouTube e a terceira com maior receita geral da plataforma.

Singh, que gosta de cores fortes e bonés de caminhoneiro ao contrário, incorpora a filosofia DIY[23] do YouTube e fez história na TV em 2019 ao substituir Carson Daly na NBC. E enquanto Daly havia percorrido o caminho tradicional para a fama na TV, primeiro como DJ de rádio, depois como VJ na MTV®, Singh usou ferramentas digitais para criar um novo caminho, aprendendo tudo sozinha, desde trabalho de câmera até o timing cômico.

▍A CRIANÇA CRIATIVA

As crianças estão programadas para o tipo de criatividade que Singh usou como um trampolim para a fama global, afinal, nas-

---

23 "DIY" é uma abreviação do inglês *do it yourself*; "faça você mesmo", em português.

cem criativas, está no DNA delas, e nunca são mais autênticas e verdadeiras consigo mesmas do que quando se envolvem na criação de alguma coisa.

"Criatividade" sempre foi uma palavra cujo conceito é meio confuso, entretanto a maioria concorda que é o poder de inventar algo novo, ou uma ideia, ou um design inovador, ou um link entre ideias ou uma solução para um problema. Ela reside em cada um de nós e não se limita a obras de gênio nem a prodígios. A palavra "criativo" vem do latim *creatus*, do verbo *creare*, que significa criar, gerar.

Pensadores iluministas como Thomas Hobbes e John Locke viram na imaginação e na criatividade o caminho para o progresso humano. Na verdade, a criatividade sempre impulsionou a evolução e o desenvolvimento, como o elemento essencial do fazer humano. Só nós conseguimos imaginar algo e depois concretizá-lo, seja a pintura de um mastodonte na parede de uma caverna, seja a cura de uma doença, seja uma esteira de realidade virtual. Esse potencial humano inato diferencia o *Homo sapiens* – "homem sábio" em latim – de nossos ancestrais hominídeos.

Imagino a mente humana como uma impressão digital: duas crianças não têm os mesmos padrões de pensamento e de anatomia cerebral, cada uma é única, resultado de fatores genéticos e das próprias vivências. Nossos filhos precisam aprender a desenvolver identidade, paixões e talentos explorando os imensos reservatórios de potencial criativo de cada um deles. Autonomia, proficiência e propósito não podem ser impostos por ninguém, nem mesmo pelos pais. Este capítulo aborda as maneiras pelas quais a tecnologia pode ajudar nossos filhos a descobrirem as próprias paixões, nutrir sua criatividade e encontrar seu verdadeiro propósito e vocação na vida.

ISTO É A SEROTONINA NO CÉREBRO

Cada um de nós deseja se sentir importante e não quer morrer sem deixar um legado, um feito, algum sinal de nossa existência. Nosso cérebro evoluiu para buscar respeito e estima alheios, por isso é bom sermos admirados ou responsáveis por alguma coisa. O elemento-chave para esse comportamento é a serotonina, um neuroquímico que produz sensações de segurança, contentamento e confiança, além de fortalecer a autoestima, fomentar as sensações de criatividade e mérito, ajudar a manter a ansiedade sob controle.

Recorde-se de algum momento em que sentiu orgulho de si, talvez por ter atingido uma meta pessoal importante ou recebido o reconhecimento dos colegas. A onda de confiança e força veio do acúmulo de serotonina no cérebro, o mesmo neuroquímico que ajuda as mentes criativas dos nossos filhos a florescer. E eles o liberam quando usam aplicativos, sites ou games que expandem sua criatividade ou consciência do mundo.

Ao aprenderem, as crianças imaginam, participam, criam ou nutrem as próprias paixões, escrevendo, pintando ou tocando algum instrumento musical. Tais atividades estimulam processos cognitivos e fisiológicos que alimentam e expandem a capacidade criativa, o que aumenta os níveis de serotonina e desperta nos nossos filhos felicidade, confiança e satisfação. Outros estimuladores poderosos da liberação de serotonina incluem luz solar, atividades físicas e interação social.

Níveis reduzidos de serotonina possivelmente despertarão neles tristeza, irritabilidade ou incapacidade de controlar seus impulsos, e acredita-se que a disfunção da serotonina gere ansiedade e depressão. Em experimentos com camundongos modificados por bioengenharia, os pesquisadores descobriram que a ausência de serotonina no início da vida, quando os cérebros estavam se desenvolvendo rapidamente, levou a um comportamento adulto ansioso, e estudos têm mostrado que o estresse destrói a criatividade.

Primatas sob estresse não procuram novos territórios ou parceiros, e nós, humanos, quando estressados, também tendemos a nos apegar ao que é conhecido.

Medicamentos usados para combater a ansiedade e a depressão – por exemplo, Prozac® (fluoxetina), Celexa® (citalopram) e Zoloft® (sertralina) – atuam no sistema da serotonina e são classificados como inibidores seletivos da recaptação da serotonina (ISRS). Eles agem limitando a reabsorção do neurotransmissor, permitindo que ele permaneça mais tempo no cérebro.

> **SEIS MANEIRAS DE COMO A TECNOLOGIA ESTÁ IMPULSIONANDO A CRIATIVIDADE**
>
> Os humanos evoluíram para criar, e a tecnologia permite, mais do que nunca e sempre mais, que nossos filhos tenham sonhos grandiosos, que vejam o mundo de forma diferente, que acessem informações quando e onde desejarem e estiverem, e que encontrem e desenvolvam novas paixões, conceitos e ideias. A seguir, apresento seis maneiras pelas quais a tecnologia pode ajudar a fomentar a criatividade deles:
>
> 1. **Informação.** Esse talvez seja o ingrediente mais importante para a criatividade. Se por nada mais, a internet existe para compartilhar informações. As crianças podem, praticamente, acessar todos os assuntos que imaginarem.
> 2. **Eficiência.** A tecnologia acelerou o processo criativo. Consideremos a escrita. Ficção ou não ficção, os computadores e processadores de texto tornaram o processo de redação e edição muito mais rápido e simples. Alguns célebres remanescentes preferem escrever seus romances a mão, entre eles Neil Gaiman, Joyce Carol Oates e Stephen King, mas são exceções!

3. **Acesso.** Qualquer adolescente com um celular registra uma imagem ou grava um vídeo, pois as ferramentas para tirar belas fotos ou criar uma configuração básica de podcast estão cada vez mais acessíveis, expandindo o acesso dos nossos filhos a uma variedade de meios criativos antes fora de alcance.
4. **Colaboração.** A tecnologia facilitou a colaboração entre jovens com ideias semelhantes ou diversificadas em todo o mundo. Quando colaboramos, trocamos ideias que podem levar à inovação.
5. **Aprendizagem on-line.** A facilidade para acessar oportunidades de aprendizagem on-line, como uma *masterclass*, dá aos nossos filhos a oportunidade de aprenderem as competências básicas de uma série de campos criativos, incluindo escrita, comunicação, roteiro, direção, atuação e culinária.
6. **Novas ferramentas.** Impressão 3D, narração de histórias e ferramentas de criação de vídeo possibilitam a eles a exploração de coisas novas e a comunicação de várias maneiras e em várias mídias.

AS MARAVILHAS DA TECNOLOGIA ASSISTIVA

Assim como o YouTube proporcionou um futuro para Lilly Singh de uma maneira que os pais dela nunca imaginariam, a tecnologia também proporcionou um futuro melhor para meu filho Joesh. Quando tinha 9 anos, Joesh foi diagnosticado com disgrafia e um transtorno da expressão escrita, ou seja, ele tem problemas para colocar os pensamentos no papel e, mesmo se os pusesse, sua caligrafia é quase ilegível. Posteriormente, também o diagnosticaram com TDAH; assim, ele passa por momentos de distração e impulsividade; também esquece as coisas, é desorganizado e tem dificuldades para administrar sua agenda. Não muito tempo atrás, Joesh teria problemas na escola, pois professores e funcionários o considerariam preguiçoso, bagunceiro e idiota. Portanto, estatisticamente é bem provável que não conseguisse concluir o ensino médio, o que limitaria sua autoestima, suas opções profissionais e talvez até sua felicidade. Mas o universo da tecnologia assistiva abriu um futuro totalmente diferente para ele.

Devido à disgrafia, Joesh usa um sistema de digitação e ditado de voz para as lições de casa, trabalhos e provas. Por causa do TDAH, usa fones de ouvido com cancelamento de ruído em sala de aula e durante as provas para ajudá-lo na concentração, e também notificações do calendário e organizadores digitais para ajudá-lo no gerenciamento do tempo. Sem essas ferramentas, Joesh viveria perdido no sistema escolar.

Hoje é um adolescente confiante, com uma personalidade encantadora e positiva que cativa as pessoas. Joesh tem uma memória fantástica e adora fatos obscuros; é ágil, sociável e carismático, um orador talentoso que participa de competições internacionais (uma vez, aos 12 anos, foi aplaudido em pé por um público de quinhentos adultos ao fazer uma apresentação sobre desigualdade racial). Sua memória, competências sociais e habilidade de falar em público o ajudaram a reconhecer que, mesmo com um déficit em algumas áreas, tem talentos que outros não possuem. Falar em público se tornou sua paixão, e ele sabe que seu futuro será brilhante. Tremo só de pensar em como seria a vida de meu filho se tivesse nascido uma década antes.

Ao propiciarem novos meios de aprendizagem, expressão e criatividade, tecnologias assistivas, como aquelas nas quais Joesh confia, estão nivelando cada vez mais o campo educacional para crianças com diferenças de aprendizagem e problemas de saúde física e mental, incluindo TDAH, transtorno do desenvolvimento da linguagem, disfunções da percepção viso-motora, transtorno do espectro autista (TEA) e dislexia.

Talvez o melhor pioneiro em tecnologia assistiva tenha sido Stephen Hawking, físico da Universidade de Cambridge, que morreu em 2018, aos 76 anos. Diagnosticado aos 21 anos com um distúrbio de perda neuromuscular conhecido como esclerose lateral amiotrófica (ELA), ou doença de Lou Gehrig, passou a nos mostrar o potencial de sucesso no longo prazo oferecido por esse tipo de tecnologia. Coube também a ele esclarecer como, para aqueles que de outra forma não teriam essa competência, a tecnologia cria oportunidades de contribuições significativas para o nosso conhecimento e cultura.

Hawking se transformou em um ícone cultural e um dos cientistas mais conhecidos do mundo, alcançando audiência global com *Uma Breve História do Tempo,* um livro importante e espirituoso sobre cosmologia que passou quatro anos e meio na lista dos mais vendidos do *The Times*® de Londres. Ele disse que tentou evitar abusar do jargão científico e escrever em um estilo mais acessível e direto, pois queria dar às pessoas "a sensação de que não precisam ser excluídas das grandes questões intelectuais e filosóficas". Ao longo da vida, Hawking publicou dezenas de artigos científicos, editoriais e livros infantis, além de dar palestras em todo o mundo, apesar de lentamente ficar paralisado pela doença.

Quando perdeu a capacidade de falar, Hawking acionava com o polegar um dispositivo conectado ao teclado que lhe permitia elaborar discursos e "falar" por meio de um sintetizador de voz. Nos últimos anos de vida, já debilitado demais até para mover os dedos, ele se comunicava com a ajuda de algoritmos de previsão de palavras. Enrijecendo a bochecha e piscando o olho direito, ainda conseguia controlar o computador.

Hawking contribuiu mais para nossa compreensão do universo primitivo e do comportamento dos buracos negros do que qualquer cientista desde Albert Einstein. Se não fosse pela tecnologia assistiva, esse conhecimento teria ficado preso no cérebro dele.

FUNCIONAMENTO DAS ESCOLAS CHINESAS

Vamos agora abordar se a educação escolar de nossos filhos está ajudando ou não a estimular a criatividade deles.

A cada três anos, vários países conhecem os sistemas escolares uns dos outros por meio da divulgação das pontuações do Programa Internacional de Avaliação de Estudantes (PISA), um teste que avalia crianças de 15 anos em matemática, ciências e leitura, e os jovens dessa idade de Xangai e Hong Kong estão no topo do ranking global. Depois que os resultados do PISA de 2009 colocaram os Estados Unidos em 24º lugar, bem atrás de Xangai e Hong Kong, respectivamente primeiro e segundo colocados, o Secretário de Educação norte-americano disse: "a verdade brutal é que estamos sendo superados".

Para a mídia ocidental, políticos e legisladores, os resultados indicam que as altas pontuações dos testes da China resultam de "excelência educacional" e, portanto, vale a pena imitar o sistema educacional chinês. Os governos ocidentais tentam tornar suas escolas mais "chinesas" removendo o intervalo e os ginásios esportivos, introduzindo mais avaliações e exigindo mais dos alunos.

Em Pequim, por sua vez, as escolas seguem na direção oposta, *longe* da aprendizagem mecânica, da memorização, dos dias longos de aulas e de muitos trabalhos de casa. Claro, esse sistema produz excelentes realizadores de testes, mas as autoridades chinesas estão bem cientes dos déficits que apresentam.

Com a disruptura criativa continuando a impulsionar a economia global moderna, a China sabe que está formando alunos robotizados e mal-preparados para atender às necessidades do país. E há dados que comprovam essa realidade, como descobri em uma visita à Universidade Fudan de Xangai durante a turnê do livro *The Dolphin Parent*, quando me encontrei com o grupo de pesquisa encarregado de traçar um novo caminho para o sistema escolar chinês.

Para frequentar uma universidade, todo estudante do país tem de fazer o Exame Nacional para o Ingresso no Ensino Superior (NCEE), conhecido como *gaokao*. Nos últimos cinquenta anos, o governo chinês coletou centenas de milhões de dados no NCEE. Em Xangai, questionaram-me sobre o que eu achava que acontecia com os classificados no topo do exame todos os anos. A resposta chocante: absolutamente nada. Os melhores alunos da China não registram novas patentes, não inventam novas tecnologias nem descobrem curas para doenças; simplesmente "desaparecem" depois de concluída a universidade.

Os legisladores do país não ignoram que Jack Ma, o mais famoso magnata dos negócios da China, não só fracassou duas vezes no *gaokao*, como também acertou apenas 1 questão em 120 em matemática. Ma afinal conseguiu entrar na universidade, onde obteve notas medianas como aluno de inglês, antes de fundar, em seu apartamento em 1999, a Alibaba, a maior empresa de comércio eletrônico do mundo. Ma comentou: "Eu disse ao meu filho: você não precisa estar entre os três primeiros em sua turma; ser mediano é bom. Apenas um [estudante mediano] tem tempo livre para aprender outras competências". Assim como Ma, muitos dos principais executivos de tecnologia da China foram alunos medianos.

Ao mesmo tempo em que a China muda para um sistema que produza alunos preparados para inovar, ela começa a limitar a frequência e a importância das avaliações escolares. Além disso, também está introduzindo políticas para restringir a carga de trabalho dos alunos e proibir as escolas de oferecer monitores após o horário de aulas e durante as férias de verão e inverno, inclusive expandindo a educação para além das disciplinas tradicionais na tentativa de elevar o Quociente de Consciência: criatividade, pensamento crítico, comunicação, cooperação e contribuição. Essa abordagem abarca a formação de competências sociais por meio de uma aprendizagem baseada em brincadeiras, educação moral e mais foco nas artes, propiciando aos estudantes oportunidades crescentes para que pensem por si próprios, explorem e criem.

COMO AS COMPETÊNCIAS DE QC AJUDAM A TER ÊXITO

Minha experiência ao entrevistar possíveis estudantes de medicina na universidade onde trabalho reforçou a natureza essencial das competências de QC. Nossos futuros estudantes vêm de um pool talentoso que inclui os alunos de graduação mais bem classificados de universidades da América do Norte, pianistas qualificados e atletas olímpicos. Currículos assim sugerem alunos disciplinados, diligentes e com alto QI. No entanto, tais qualidades não bastarão para a próxima geração de médicos.

Durante o processo de entrevista, o QC dos alunos também é avaliado. Por exemplo, em algumas estações de entrevista, os alunos recebem uma pintura, uma curta frase ou um poema. Eles podem observá-los por um minuto; depois, entram na sala onde está o examinador, a quem explicam em no máximo sete minutos – uma eternidade para um discurso improvisado – o significado da imagem ou do texto e o porquê.

O exercício desafia o pensamento criativo dos estudantes; avalia a capacidade de raciocínio imediato. Não há como se preparar para esse tipo de teste, e alguns fracassam. Uma jovem ficou tão estressada que começou a chorar. Um jovem se irritou; não achou a situação justa. Meus colegas chamam os alunos de "torradas e xícaras de chá" – estudantes queimados ou embrulhados em plástico bolha, tão frágeis que tendem a quebrar no momento em que se veem diante de um obstáculo. Esses alunos são propensos a evitar situações de risco; esgotados, estressados e tensos, constituem exatamente o oposto do que os jovens deveriam ser ao ingressar na faculdade de medicina.

No entanto, os candidatos que se saem bem são fascinantes, capazes de pensamentos rápidos e de comunicação perfeita; olham nos olhos, sorriem, falam com paixão e autoridade. São capazes de tirar proveito da experiência de vida, seu senso de valores transparece. Quando os encontro, penso: "São essas as pessoas que eu queria como pediatras do meu filho".

Ao ministrarmos aulas a estudantes de medicina (ou a quaisquer outros), não precisamos nos concentrar tanto no conteúdo como antes; devemos enfatizar como pensar, como elaborar perguntas certas, como abordar pacientes ou clientes com empatia, como tomar iniciativas, como resolver problemas imprevistos com criatividade, como lidar com o estresse da vida real. E conheço a melhor maneira de fazer isso.

O PODER DE BRINCAR

Brincar está em nossa natureza. Todos os mamíferos brincam, apesar do estresse de viverem na natureza, ambiente no qual um predador pode devorá-los a qualquer momento. Para pessoas de todas as idades, a brincadeira se liga diretamente ao desenvolvimento do córtex pré-frontal do cérebro, a parte frontal que fica atrás de nossos olhos e controla nossos níveis mais elevados de pensamento e ação.

Para os filhotes de todos os animais, a quantidade de tempo gasto em brincadeiras também se liga ao ritmo e ao tamanho do crescimento do cerebelo. O cerebelo, cujo significado é "pequeno cérebro", fica logo acima do tronco cerebral, sendo responsável por uma série de funções, sobretudo a coordenação muscular e a manutenção do equilíbrio.

Além disso, brincar estimula o desenvolvimento dos nervos, promovendo novas conexões de neurônios entre áreas antes desconectadas. Estudos mostram que brincar estimula as vias neurais para o pensamento abstrato, regulação emocional, resolução de problemas e formulação de estratégias, o que nos leva a correr riscos e nos ensina como nos adaptar. Brincar ajuda os primatas na interação e na reintegração; por exemplo, depois de uma luta, os chimpanzés gostam de fazer cócegas nas mãos uns dos outros para mostrar afeto e proximidade.

Mas nem todas as brincadeiras são iguais. Em termos gerais, existem dois tipos: o brincar livre e o brincar coordenado.

O **brincar livre** é criativo e improvisado; ajuda as crianças a desenvolverem resiliência e competências de resolução de problemas, de conflitos e colaboração, além de contribuir para o desenvolvimento emocional. Por exemplo, usar bichinhos de pelúcia ou areia estimula a criatividade, a imaginação e a expressão saudável de sentimentos, enquanto brincadeiras de faz de conta lhes possibilitam a oportunidade de representar novas situações e ver a vida sob a perspectiva de outras pessoas.

O **brincar coordenado,** ou jogo orientado para um objetivo, envolve regras para atingir um objetivo, por exemplo, montar Lego usando instruções, ou um modelo de carro ou um kit de nave espacial, ou ainda a prática de esportes organizados como futebol, hóquei, basquete etc.

Ambos os tipos de brincadeira são bons para o bem-estar, a aprendizagem e o desenvolvimento da criança. No entanto, destaco um problema em brincadeiras/games altamente coordenados, por exemplo, aqueles instalados em um programa de software, os quais tornam crianças seguidoras em vez de líderes; nessa situação, elas podem apresentar déficits na "função executiva", ou seja, na capacidade de criar e executar planos próprios. Quanto mais tempo as crianças brincam livremente, mais desenvolvem essas competências.

No entanto, é bastante preocupante o fato de o brincar livre estar diminuindo nas últimas décadas, e a tecnologia tem colaborado para essa diminuição.

Por exemplo, uma pesquisa de 2019 envolvendo mil creches britânicas descobriu que 72% delas acreditam que as crianças hoje têm menos amigos imaginários do que há cinco anos, e 63% acreditam que isso resulte do aumento do tempo de tela. Muitos pais tendem a pressupor que o brincar digital é brincadeira. Porém, em muitos casos, é um ato passivo e coordenado, limitando-se a fazer as crianças seguirem os programas de software de games e aplicativos. Nesses casos, com certeza as telas afetam a criatividade, pois ocupam o tempo de imaginar, inventar, inovar e produzir ou gerar algo novo ou único. Se as crianças não estão criando conexões neurossinápticas para a imaginação, essa parte do cérebro não se desenvolverá.

Porém, existem aplicativos e games que incentivam a brincadeira livre em crianças de todas as idades. ScratchJr, desenvolvido pelo Instituto de Tecnologia de Massachusetts (MIT, na sigla em inglês), permite a criação de histórias, animações e jogos interativos. Os videogames também se enquadram nas categorias de brincar livre e brincar coordenado. Por exemplo, o *Minecraft* possibilita que as crianças concebam e criem um mundo próprio, em contraste com muitos games de tiro em primeira pessoa, nos quais elas desempenham um único papel em um mundo já criado.

O principal aspecto da brincadeira livre está no fato de propiciar às crianças a estrutura cognitiva e o pensamento flexível de que precisam para se adaptarem a qualquer situação. Como pais, ouvimos que nossos filhos querem "brincar" com tecnologia o tempo todo. Portanto, temos de discernir o tipo de brincadeira e estimular a livre. Digo aos pais que afastem os filhos da tecnologia sempre que possível, fazendo com que saiam de casa, libertem-se das regras e da organização e usem as belas e brilhantes mentes para brincar.

Brincar gera criatividade e resiliência

Criatividade e resiliência são, na verdade, dois lados da mesma moeda: crianças criativas tendem a ser mais resilientes, e crianças resilientes tendem a ser mais criativas. Criatividade implica ter novas ideias e novas maneiras de fazer as coisas, o que é uma forma de resiliência para a solução de problemas.

Crianças criativas e resilientes são inteligentes, felizes e cheias de vigor, aprendem a trabalhar em um problema para encontrar a melhor solução e geralmente são capazes de chegar a soluções inovadoras. Sabem que são fortes a ponto de superar uma situação desconhecida porque já o fizeram outras vezes, então não temem a incerteza ou o fracasso; aprenderam a se adaptar a mudanças e infortúnios, a perseverar quando surgem problemas e a superar obstáculos. E tudo isso elas desenvolvem por meio de brincadeiras livres.

A criatividade é um hábito e um estado de ser. Permite às crianças vislumbrarem o cerne do problema ou o verem sob um novo ângulo, possibilitando-lhes criar conexões entre coisas aparentemente não relacionadas e conquistarem novas perspectivas.

CICLO DA BRINCADEIRA, CRIATIVIDADE E CONFIANÇA VIA SEROTONINA

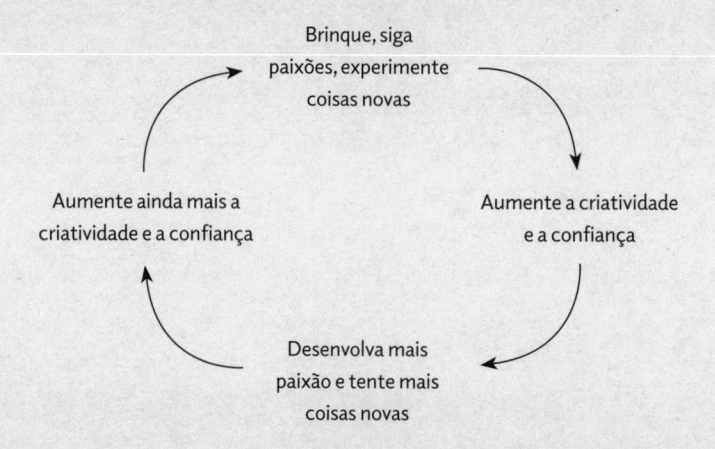

- Brinque, siga paixões, experimente coisas novas
- Aumente a criatividade e a confiança
- Desenvolva mais paixão e tente mais coisas novas
- Aumente ainda mais a criatividade e a confiança

Você provavelmente conhece o conceito de "estado de fluxo", ou seja, o nível de concentração de alguém quando completamente absorvido em alguma coisa. Você já trabalhou em um projeto e perdeu a noção do tempo e de si mesmo? Então estava em um estado de fluxo! Atletas e artistas estão sempre tentando alcançá-lo. Nesse estado, nossa frequência cardíaca desacelera, nossas ansiedades diminuem, nosso humor melhora e ficamos livres para explorar nosso potencial criativo.

Muitas pessoas imaginam que a criatividade é um talento inato das crianças, e embora seja verdade que elas nascem naturalmente criativas – como mencionei antes, isso está codificado no DNA –, na realidade a criatividade é uma competência que os pais e professores precisam ajudar a desenvolver. E a tecnologia, quando usada para fomentar a criatividade, permite às crianças verem o mundo de maneira diferente, acessarem informações de qualquer lugar e encontrarem e desenvolverem paixões, conceitos e ideias.

LEMBRE-SE...

- Dentro de cada criança há um imenso reservatório de potencial criativo.
- Não existem duas crianças com os mesmos padrões de pensamento e de anatomia cerebral. Cada uma é única, resultado de fatores genéticos e das próprias vivências.
- Determinar o futuro envolve compreender e expressar o conjunto único de competências, talentos e paixões.
- A serotonina é um neuroquímico fundamental para a criatividade, pois desperta sensações de segurança, contentamento e confiança, fortalece a autoestima, fomenta os sentimentos de mérito e ajuda a manter a ansiedade sob controle.
- A serotonina é estimulada quando nossos filhos brincam, seguem suas paixões criativas e fazem o que amam. E também quando interagem e contribuem com sua tribo, quando se exercitam e recebem luz solar.
- Para usarem a tecnologia, crianças e adolescentes precisam de orientação nas seis maneiras de fomentar a criatividade.
- No passado, o ensino se focava no conteúdo, mas hoje precisamos enfatizar como pensar de forma criativa, como elaborar as perguntas certas, como nos relacionar com empatia com os outros, como tomar iniciativa, como resolver problemas imprevistos e como lidar com o estresse da vida real.
- Para terem sucesso em uma economia moderna, altamente globalizada, ultracompetitiva e baseada em tecnologia, nossos filhos precisam estar equipados com elementos que nos computadores inexistem: competências cognitivas, como criatividade e pensamento crítico, capacidade de colaborar, de se comunicar e contribuir. Esses são os pilares da inteligência pronta para o futuro ou QC.

- Quando se trata de criatividade, a brincadeira livre é mais poderosa do que a coordenada, pois estimula as vias neurais para o pensamento abstrato, a regulação emocional, a resolução de problemas e a criação de estratégias.

SOLUÇÕES

Neste capítulo, aprendemos que as crianças nascem com a criatividade nata. A tecnologia lhes permite grandes sonhos, visão de mundo de formas diferentes, acesso a informações de qualquer lugar e encontro de novas paixões, conceitos e ideias.

Ao desenvolverem identidades e talentos individuais, as mentes produzem a serotonina neuroquímica, o "químico da felicidade" que as ajuda na conquista de autorrespeito, orgulho e contentamento. A seguir, vou sugerir maneiras de ajudar seus filhos a nutrir seus talentos e encontrar suas paixões. Além disso, abordarei o uso da tecnologia para criar o pensamento crítico e a criatividade e para explorar, aprimorar e mostrar a individualidade.

ESTRATÉGIAS-CHAVE

NÃO
- Resolver problemas para os filhos ou impedi-los de correr riscos.
- Administrar a criatividade deles monitorando-os enquanto brincam.
- Matriculá-los em muitas atividades coordenadas.
- Recompensá-los excessivamente, privando-os do prazer intrínseco que vem de cometer erros, fracassar e criar.
- Eliminar momentos de tédio programando muitas coisas.

SIM
- Incentivar a brincadeira livre e permitir muito tempo livre.
- Não intervir – apoiar a criatividade e a solução de problemas de forma autônoma.
- Deixar os filhos fazerem escolhas simples, por exemplo, o que comer no jantar ou como fazer a lição de casa.
- Conversar sobre criatividade. Fazer perguntas do tipo: "O que você fez hoje que o levou a pensar de maneira diferente?" ou "O que aprendeu com aquele erro?".
- Orientar o filho para diferentes tipos de brincadeiras.
- Continuar aprendendo a se divertir e incentivar a aceitação de riscos saudáveis.
- Incentivá-lo a questionar e a praticar a observação.

EVITAR...
Qualquer tecnologia que aumente o risco de vício, estresse, ansiedade, depressão, esgotamento, perfeccionismo e solidão, pois também pode comprometer a individualidade, a identidade e as paixões dos nossos filhos.

LIMITAR E MONITORAR...
Brincadeiras estritamente coordenadas, que resultam em filhos que seguem passivamente a invenção ou a criatividade de outros, como em muitos videogames.

ESTIMULAR...
A tecnologia que fomente criatividade, inovação, interação e proficiência. Ela libera serotonina e, quando nossos filhos a usam para criar arte, gráficos e sites, ou para aprenderem leitura ou matemática, desenvolvem mais proficiência nessas áreas.

COMO MELHORAR UMA MENTALIDADE LÚDICA

As pessoas com mentalidade lúdica sentem-se confortáveis ao explorar novas maneiras de fazer as coisas, cometer erros, assumir riscos e aprender por tentativa e erro. Todos os animais aprendem sobre o mundo por tentativa e erro. Entretanto, mesmo quando nós, pais, incentivamos nossos filhos a experimentar coisas novas, muitas vezes podemos enviar-lhes sinais confusos sobre erros e fracassos. Portanto, é importante saber que os erros são tão fundamentais quanto as tentativas e que as crianças que entendem e aceitam o fracasso como mais uma parte do processo de aprendizagem se saem melhor na escola, no trabalho e na vida.

Portanto, a mentalidade lúdica é o fundamento da adaptabilidade, da proficiência, da criatividade e da inovação, as quais nossos filhos desenvolvem por meio de brincadeiras e descobertas. Existem no mínimo seis subtipos de brincadeiras, cada uma estimulando áreas diferentes do cérebro. Desse modo, quando participamos regularmente de todos os tipos, desenvolvemos proficiência em diferentes áreas da inteligência humana e ficamos mais próximos da conquista de nosso potencial pleno. Além disso, desenvolvemos diversidade em nossas paixões e talentos, permitindo-nos aprender e inspirar-nos uns com os outros.

1. Brincar de contar histórias

As crianças nascem contadoras de histórias, o que tem sido uma parte importante da cultura humana desde quando éramos caçadores-coletores. Contar histórias nos ajuda a dar sentido ao mundo, a entender as lições da vida e nunca as esquecer.

Podemos orientar crianças e jovens para o uso de tecnologias que os ajudem a praticar e dominar a arte de contar histórias. Frequentemente expostos a histórias on-line – propagandas curtas, vídeos ou reportagens –, nossos filhos podem criar os próprios livros e filmes recorrendo a tecnologias que lhes permitam enriquecer as histórias com imagens, música, animação e gráficos. Você também pode ajudar seu filho a encontrar oportunidades de compartilhar histórias ou pesquisas que ele mesmo elabora. Um dos nossos acampamentos Dolphin Kids mais populares é no estilo TEDx de falar em público, no qual as crianças pesquisam alguma coisa que adoram e apresentam aos colegas o resultado por meio de histórias.

2. Brincar incorporando movimento corporal

Quando as crianças movimentam o corpo, também movimentam a mente. Assim, ao brincarem pulando, caindo, correndo, girando, arremessando e pegando, estão com a mente em movimento. O empurra e puxa das brincadeiras mais brutas as ajuda a desenvolver os caminhos para o empurra e puxa do corpo emocional e social, e descobriu-se que as crianças que participam dessas brincadeiras – desde a luta livre até o clássico jogo *Twister*® – tendem menos a praticar o bullying ou sofrê-lo. Esses jogos ajudam a desenvolver trilhas neurais que possibilitam a compreensão de até onde podemos ir antes que alguém se machuque, o momento de recuar, de se afirmar e como pedir desculpa, competências sociais relevantes para o futuro.

Oriente as crianças a utilizarem de tecnologias que aumentem seu interesse e domínio de esportes, dança, artes marciais, ioga e assim por diante. Incentive-as a escolher tecnologias ativas como o Nintendo Wii®. Ao movimentarem os corpos de maneiras novas e diferentes, elas disparam e conectam circuitos neurais complexos que aumentam o QI, a inteligência emocional (IE) e o QC.

3. Brincar incorporando celebração e ritual

Vemos que esse tipo de brincadeira é usado lado a lado com a tecnologia o tempo todo. Comemorações como o Dia Internacional da Mulher e o Dia dos Namorados acontecem on-line nas redes sociais e trazem mais interação e previsibilidade à nossa vida. Considere todas as celebrações e rituais que acontecem on-line no Ano-Novo – mensagens, memes, vídeos, citações e mensagens de inspiração, de esperança e de resoluções de mudar antigos hábitos com novas perspectivas de vida. Esse tipo de brincadeira constrói nossa identidade e senso de comunidade e traz intensidade para importantes padrões sociais.

Eu mesma utilizo brincadeiras de celebração e ritual em meus feeds de mídia social, usando marcadores do tipo Segunda-feira de Motivação, Terça de Tecnologia e Quarta de Bem-estar, como um modo de manter senso de previsibilidade nas informações que compartilho. Também uso dias de reconhecimento e reverência para celebrar um significado mais abrangente, implícito em um momento, como ser grato no Remembrance Day[24] ou defender o autocuidado

---

24 O Remembrance Day, comemorado em 11 de novembro, serve para relembrar todos os combatentes que faleceram em conflitos em defesa do Canadá. (N. da T.)

no Dia Mundial da Saúde Mental. Incentive seus filhos a recorrerem à tecnologia para brincadeiras de celebração e ritual envolvendo momentos e ocasiões que lhes sejam importantes.

4. Brincar com objetos

A mão humana evoluiu praticamente no mesmo período de tempo que o cérebro humano. Iniciamos processos mentais poderosos usando as mãos para explorar nosso ambiente físico. Ao manipularem objetos – massa de modelar, cerâmicas, esculturas de pedra, castelos de areia ou consoles de videogame –, as crianças estão desenvolvendo trilhas que as incentivam a explorar, avaliar a própria segurança e usar ferramentas diferentes. A tecnologia pode ajudá-las a experimentar outras formas de brincadeiras com objetos; você deve encorajar seus filhos a tentarem coisas novas como robótica, drones e vídeos DIY do YouTube.

5. Brincar educativo

Brincadeiras educativas envolvem aprendizado específico, como leitura ou matemática, por meio de tentativa e erro, jogos e pura diversão. Elas tendem a um tipo de brincar coordenado, pois em geral resultam em um ensinamento ou competência escolar.

Quando nossos filhos se envolvem nesse tipo de brincadeira, é importante que conheçam o objetivo pedagógico: não superar os outros em provas escolares ou preencher o vazio da insegurança com recompensas e elogios, mas sim desenvolver competências que os ajudem a acessar o mundo onde vivem para que possam criar, florescer, causar um efeito positivo e se divertir na brincadeira, motivo pelo qual frequentam escola, estudam e aprendem.

É considerada saudável a tecnologia que os ajuda no desenvolvimento de competências, tais como leitura e matemática, em prol da construção da confiança para acessar o mundo, desde que não prejudique um estilo de vida equilibrado.

6. Brincar usando a imaginação

A brincadeira imaginativa é uma das mais poderosas, pois a mente da criança divaga, construindo assim novas trilhas de possibilidades. Além disso, essa atividade se relaciona a criatividade, empatia e maiores pontuações de QI.

Peço a meus filhos que usem a imaginação em conjunto com os sentidos o tempo todo. Qual seria a aparência, o som, a sensação de uma determinada ideia? Cada vez que imaginam alguma coisa, estão conectando e ativando o elo entre a possibilidade e a realidade.

Quando minha filha ia iniciar a pré-escola, percebi que, nervosa, usava brincadeiras de faz de conta para se preparar. Fingia ser professora e organizava o quarto como uma sala de aula. Eu a ouvia apresentando-se e "ensinando" aos seus alunos imaginários. Ela continua a repetir essa prática para todos os tipos de novas situações: primeiro mergulho na natação, mudança de escola, o canto em um coral. Assim, constrói novas trilhas e se prepara para quando a possibilidade se tornar realidade.

VISUALIZAÇÃO

Conforme crescem, as crianças muitas vezes param com as brincadeiras imaginárias, mas não precisavam fazer isso; uma maneira de incentivar pré-adolescentes e adolescentes a continuarem usando a imaginação é por meio da visualização.

Essa técnica constitui uma forma importante de desestressar, reduzir o cortisol, liberar endorfinas e iniciar novas trilhas de confiança e criatividade em razão da serotonina. E também pode ajudar nossos filhos a alcançarem objetivos funcionais e tangíveis.

Muito da ansiedade que sentimos se baseia na incerteza ou na falta de familiaridade em enfrentar uma nova experiência. Mas, como sabemos, o cérebro humano nem sempre consegue diferenciar uma lembrança real de uma imaginária. Portanto, devemos ajudar nossos filhos a usarem a visualização para familiarizar a mente com a atividade, criando confiança para tentar coisas novas e diferentes. Por exemplo, um de meus filhos tem medo de altura, então eu o orientei a utilizar a visualização para minimizar o medo e se preparar para uma aventura de tirolesa que tínhamos planejado.

Se uma pessoa conseguir criar uma imagem clara e confiante de si mesma em uma situação, elaborando uma visualização completa e positiva das imagens, sons, cheiros e sensações que experimenta, e ser bem-sucedida, muitas vezes será capaz de transformar aquela "lembrança" positiva em confiança e sucesso na vida real. A visualização também pode ajudar nossos filhos no desenvolvimento mais rápido de novas competências: os meus a usam para melhorar os arremessos de três pontos no basquete!

COMO ORIENTAR SEU FILHO A UM EXERCÍCIO DE VISUALIZAÇÃO

1. Peça-lhe que relaxe corpo e mente com alguns minutos de respiração profunda e descontraída.
2. Ajude-o a determinar o objetivo da visualização com clareza: "Vou imaginar que minha fala em público vai dar certo".
3. Ajude-o a tornar a cena a mais real possível. Peça-lhe que tente usar todos os sentidos para construir uma imagem realista, uma "lembrança" que permanecerá vívida na mente dele:

"Veja-se diante do público e sinta as luzes no rosto e o microfone nas mãos".
4. Faça-o evocar emoções positivas visualizando momentos passados ou futuros de alegria, gratidão, amor e orgulho; isso possibilitará a liberação de dopamina, endorfina, oxitocina e serotonina para consolidar as trilhas. Você pode expandir a cena que seu filho está visualizando dizendo alguma coisa do tipo: "Agora imagine como seu corpo vai se sentir quando você estiver falando, sem dúvida, animado e feliz. Você passou semanas escrevendo e praticando sua fala e se sente confortável ao compartilhar seu conhecimento com o público. Olhe para as pessoas e veja como estão envolvidas, como suas informações podem ajudá-las. Reserve um momento para desfrutar a situação e se orgulhar do seu sucesso. Depois de trabalhar duro, agora está aqui; você conseguiu". Quanto mais vívidos os detalhes, mais chances de reduzir o estresse e conectar sentimentos positivos com a atividade.
5. Repita para conseguir resultados melhores!

▎MANTENHA A DIVERSÃO NA APRENDIZAGEM

Ao criticarmos as crianças quando fazem bagunça, por exemplo, e ao avaliá-las constantemente por meio de notas na escola e testes padronizados, acabamos condicionando-as a evitar as brincadeiras. Por outro lado, ao expressarmos emoções positivas como admiração, orgulho e alegria para uma tarefa, estamos conectando-as com endorfinas, serotonina e muitos outros poderosos neuroquímicos, incluindo oxitocina se for uma atividade social. Sabendo que o século XXI exige constante aprendizagem, devemos temperar a aprendizagem com entretenimento e emoção positiva se quisermos filhos automotivados.

Cultivar um senso de diversão na aprendizagem pode ajudar a criança a permanecer engajada e intrinsecamente motivada no cotidiano. E isso com certeza contagiará todos os aspectos da vida dela, inclusive a curiosidade e o empenho em continuar aprendendo tecnologia, o que moldará seu futuro.

Felizmente, muitas atividades que mantêm o aprendizado lúdico envolvem coisas que fazem parte do brincar e que as crianças adoram, e isso significa que não precisamos de treinamento especial para fazê-las. Denomino-as "desenvolvedores de QC", pois elas solidificam trilhas e estimulam os cinco pilares da inteligência cultural: criatividade, pensamento crítico, comunicação, colaboração e contribuição. Aqui estão algumas das minhas atividades favoritas.

Incentive questionamentos e observação

As crianças questionam e observam o mundo com naturalidade e habilidade: "Por que o céu é azul?"; "Por que o Sol nasce deste lado e se põe daquele?"; "Por que você tem de ir trabalhar?"; "Por que as pessoas morrem?"; "Por quê, por quê, por quê?...". Crianças que questionam tudo têm paixão pelo pensamento crítico, desafiando o *status quo* e ampliando seus limites.

Portanto, empenhe-se para celebrar a curiosidade do seu filho desde tenra idade. Embora seja tentador interromper o questionamento excessivo, fazer perguntas desenvolve competências essenciais de pensamento crítico que serão úteis a ele quando for mais velho. Tente ver o mundo através dos olhos da criança e lhe dê uma resposta entusiástica e firme, mesmo que seja o centésimo "por quê?" daquele dia.

Conforme as crianças crescem e começam a explorar o mundo on-line, oriente-as a observar e questionar o que estão vendo: "Qual é o objetivo desse vídeo, meme ou imagem?"; "Como a tecnologia pode ser usada para expressar uma ideia ou conceito?".

Isso não apenas fomentará o pensamento crítico e a criatividade, mas também proporcionará às crianças mais capacidade de fazer bons julgamentos e tomar decisões rápidas, o que as manterá seguras. E pelo fato de os filhos terem percebido que você de fato se interessava pela curiosidade deles quando mais novos, construíram essa trilha neural e sabem que podem contar com você em quaisquer perguntas on-line. Mas, como todos os hábitos, os filhos precisam continuar usando essa trilha, então se lembre também de questioná-los e lembrá-los de recorrer a você.

Faça seus filhos tentarem antes de você intervir

Às vezes, é bom deixar as crianças experimentarem algo antes de instruí-las ou aconselhá-las. Incentive-as e diga-lhes que, como não existe forma certa ou errada, tentem do jeito delas! Essa exploração aberta do mundo cria trilhas neurais de bem-estar, pensamento abstrato, solução de problemas e aprendizado do tipo "aprender fazendo".

Por exemplo, se o consumo de tecnologia do seu filho se desequilibra, incentive-o a avaliar a situação e experimentar ideias para corrigir esse desequilíbrio. Em seguida, você pode avaliar colaborativamente a abordagem que ele fez e sugerir o que o ajudará a ter mais sucesso. Depois, peça-lhe que tente novamente – e repita esse processo até que ele consiga resolver o problema por conta própria. Como nossos filhos sabem muito bem usar tecnologia, dicas e ferramentas, você talvez até se surpreenda com as descobertas. Por exemplo, quando lembrei minha filha de 9 anos de que seu objetivo era reduzir os vídeos fúteis do YouTube em favor de plataformas mais criativas, ela encontrou quatro programas deliciosos que a ajudaram a criar seu próprio filme, videoclipe, criação de mosaico e lip gloss!

Esse conceito também é fundamental na criação de hábitos de aprendizagem saudáveis. Meu filho costumava pedir ajuda para encontrar os sites certos de pesquisas antes mesmo de tentar sozinho. Expliquei-lhe que a lição de casa não envolve apenas seguir instruções ou chegar à resposta certa ou errada, mas também descobrir o que você já sabe e o que precisa aprender.

Portanto, em vez de dar a resposta ao seu filho, tente decompor as coisas em tarefas. Suponha, por exemplo, que ele se sinta frustrado com um problema específico de lição de casa que está tentando resolver. Em vez de lhe mostrar como fazer, pergunte-lhe qual a dificuldade e por quê. Em seguida, incentive-o a decompor o problema em pequenas etapas. Dê a ele uma dica. À medida que houver progresso na resolução, diga coisas como "Você está no caminho certo" ou, caso ele não encontre uma saída, "Posso ajudá-lo com esta parte". Essa abordagem ajudará a desencadear o pensamento crítico, a adaptabilidade e os caminhos de inovação, levando nossos filhos, de meros seguidores, a líderes.

Incentive os filhos a correr riscos saudáveis

Estimule a curiosidade de seus filhos, a vivência de coisas novas, os riscos, mas cuidado com as novas tecnologias; diga-lhes que tenham cuidado ao tentar novidades on-line. Um blog pode ser útil para que encontrem um novo jeito de escrever, ou a criação de um site, mas não seria sensato postar algo que fosse constrangedor mais tarde, como uma história muito pessoal ou a foto de uma festa.

Não recomendo que adolescentes usem a tecnologia como uma plataforma para assumir riscos, pois, por natureza, como eles já têm a tendência de assumi-los, em situações on-line poderão fazer coisas de que se arrependerão depois. Em vez disso, incentive-os à prática de um novo esporte, a um hobby, ou à arte, como teatro ou improvisação. Visitar um parque de diversões ou assistir a um filme de terror também são uma forma de correr riscos.

OS SINS E OS NÃOS DE ASSUMIR RISCOS ON-LINE

SIM
- Seguir a regra de ouro: tratar os outros da mesma maneira que gostaria de ser tratado no mundo on-line.
- Pensar no futuro antes de escrever ou postar qualquer coisa. Não existe o deletar definitivo da internet, e o conteúdo poderá ser compartilhado e alterado.
- Trabalhar com seu filho para determinar as configurações de privacidade nas contas de mídia social. Mostrar-lhe como limitar quem vê postagens, fotos e mensagens e explicar o porquê.
- Lembrar a ele que você está lá para conversar se houver algum motivo para preocupação e que sempre responderá com amor, não com desejo de castigá-lo.

NÃO
- Compartilhar informações pessoais, incluindo senhas.
- Responder a e-mails, textos ou mensagens de estranhos.
- Ativar o compartilhamento de local.
- Clicar em links, abrir anexos ou aceitar presentes de alguém que não conheça.
- Combinar encontrar uma pessoa que conheceu on-line.
- Usar datas de nascimento falsas para obter acesso a aplicativos. A Lei de Proteção e Privacidade On-line Infantil dos Estados Unidos proíbe que empresas on-line coletem dados e os usem para fins de marketing se os usuários tiverem menos de 13 anos.

LEMBRE-SE DA PAUSA!

De acordo com esta história bem conhecida, o matemático Arquimedes estava mergulhando em um banho público na Grécia Antiga, remoendo um problema, quando de repente percebeu que, quanto mais seu corpo submergia na água, mais ela transbordava. Quando o gênio da matemática notou que encontrara uma resposta que há algum tempo procurava, levantou de um pulo e saiu correndo nu para casa, gritando "Eureka! Eureka!". Descobrira uma maneira de medir o volume por deslocamento de água.

A história está repleta de acontecimentos desse tipo. Isaac Newton, descansando na sombra de uma macieira, foi atingido por uma maçã e descobriu a lei da gravidade. E Albert Einstein, enquanto conversava tranquilo com um amigo, teve o *insight*-chave de sua teoria da relatividade.

Pesquisa conduzida por Jonathan Schooler, professor de Neurociência na Universidade da Califórnia em Santa Bárbara, destaca que esses relâmpagos inspiradores acontecem apenas quando nosso cérebro vaga livremente. Em outras palavras, ele precisa de tempo livre para divagar e fazer conexões neuronais repentinas.

Imaginem – costumo dizer aos meus filhos – se naquele dia fatídico Arquimedes tivesse rolado seu feed do Instagram bem na hora do banho!

8. INTUIÇÃO

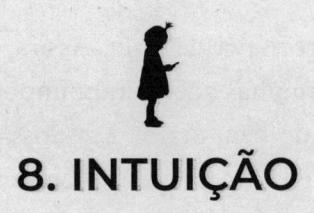

Orientando a família a uma dieta tecnológica saudável

"Dize-me o que comes e direi quem és."

ANTHELME BRILLAT-SAVARIN

Gian, minha mãe, tem 82 anos. Trabalhou por décadas como cozinheira, faxineira e operária fabril enquanto criava cinco filhos. Com mais oito irmãos, ela cresceu em uma aldeiazinha no Punjab. Embora inteligente e rápida, enviá-la para a escola era economicamente inviável para meus avós. Apesar das muitas dificuldades na vida, Gian sempre se manteve com Deus, grata e esperançosa. Ela confia que o universo a tem recompensado e que tudo vai funcionar como deveria ser. Em sua fé siqui, há três crenças fundamentais: trabalhar duro, compartilhar com a comunidade e confiar na interação espiritual, sobretudo em tempos difíceis.

Aos domingos, no templo, finalizadas as orações, ajudávamos nossa mãe a preparar o almoço para a comunidade e depois limpávamos tudo. Gian não me permitia fugir de minhas obrigações, mesmo quando eu estava estressada em razão da entrega de um trabalho escolar ou de uma prova no dia seguinte; ela sempre dizia que a comunidade precisava de mim. Assim, cresci não só com a compreensão de que minhas ações eram importantes, mas também com o entendimento do bem maior. Em nossa casa, colaboração e confiança eram valores fundamentais. Lembro-me de que uma vez alcancei 95% em uma difícil prova de matemática, corri para casa e contei à minha mãe. "Muito bom", disse ela. "Mas o que mais você fez? A quem ajudou?" Ela sempre quis estar certa de que eu entendia que a vida era mais do que sucesso escolar ou material.

Não éramos ricos, mas, mesmo quando estávamos apenas "nos virando", meus pais nos mostravam confiança de que em nosso futuro haveria o bastante para compartilhar. Certa vez, ao dirigir um táxi, meu pai conheceu no aeroporto um imigrante recém-chegado. Como o homem não tinha aonde ir, meu pai o convidou para ficar em nossa casa, estada que se prolongou por dois anos. Meus pais nos ensinaram que os vínculos mais fortes sobrevivem porque sabemos compartilhar em situações de sofrimento. E que uma vida com propósito se fundamenta na bondade, compaixão, confiança e na própria comunidade.

Gian não se preocupava com o jeito correto de exercer seu papel de mãe quando estávamos crescendo (na verdade, ela acha um disparate a ideia de um expert parental). Minha mãe é uma mulher bem centrada, cujas ações sempre se nortearam pelo bom senso. Ela nutria grandes expectativas para os filhos, mas confiava que faríamos o trabalho e alcançaríamos sucesso por vontade própria. Tinha regras e estrutura, mas não nos microgerenciava. Esperava que déssemos o melhor de nós na escola, mas raramente verificava se havíamos concluído nossas lições. Em suma, era uma verdadeira mãe golfinho.

Os pais golfinhos proporcionam às crianças um ambiente que lhes transmite a seguinte mensagem de confiança: não há problema em cair e ser desajeitado; aprendemos por tentativa e erro. Quando as crianças são pequenas, os pais golfinhos as amparam e ajudam a ajeitar as coisas, mas sempre incentivando a independência.

Conforme os filhos crescem, eles os orientam a aprender, a recomeçar e a limpar a própria bagunça. Como pais, valorizam o autocuidado, a interação, a adaptabilidade, a comunidade e a automotivação.

Minha mãe exercia a maternidade por intuição, o conhecimento com que a natureza nos brindou. Assim, sabia intuitivamente que confiança, otimismo, colaboração e estilo de vida equilibrado eram indispensáveis para uma vida saudável. Florescer no mundo estressante e hiperconectado de hoje implica, mais do que nunca, incorporar essas verdades simples. Claro, não estou dizendo que educar crianças é um processo passivo. Não é certo dar a elas acesso ilimitado à tecnologia dando de presente um smartphone ou um laptop e esperar que elas entendam o que fazer. O árduo trabalho dos pais significa sempre orientar os filhos para que se tornem a melhor versão deles mesmos.

Neste capítulo, apresento a você um paradigma simples sobre como orientar seus filhos para uma tomada de decisão digital positiva. Agora você já entende o que está acontecendo na mente deles quando usam tecnologia e os efeitos dela hoje e no futuro. Você também compreende como as empresas tecnológicas estão explorando a biologia humana para manter as crianças imersas nos produtos. Mas também sabe que a tecnologia saudável pode ajudar a criança a interagir, criar e florescer.

Antes de apresentar meu programa de seis semanas e seis etapas para a família reequilibrar o uso de tecnologia, vou retomar a ideia de usar a intuição para ajudar a orientar uma tomada de decisão.

A BELEZA DA INTUIÇÃO

Recorde-se da última vez em que se afundou em junk food sozinho na cozinha ou na frente da TV. Deve ter sentido uma explosão de entusiasmo ao pegar os cookies, uma sensação causada pela dopamina. E como se sentiu quando os cookies acabaram? Queria mais? Talvez, mas aposto que também estava meio mal-humorado, frustrado consigo mesmo e possivelmente até um pouco enjoado. A combinação de abstinência de dopamina e cortisol foi responsável por isso. Agora, pense na última vez que cozinhou ou desfrutou uma refeição saudável com sua família. Sentiu culpa ou frustração quando terminou? Provavelmente não. Na verdade, aposto que a refeição o deixou satisfeito, ligado às pessoas mais próximas e talvez até motivado para enfrentar o próximo afazer. Essas agradáveis sensações foram causadas pela liberação de endorfinas, oxitocina e serotonina.

Nosso corpo vive um contínuo processo de comunicação conosco, quer decidamos ouvi-lo quer não. Quando você toma uma terceira taça de vinho, fica confuso e começa a arrastar as palavras, seu corpo está lhe dizendo que pare de beber. Quando você começa a se sentir mal depois de um segundo pedaço de bolo de chocolate, seu corpo está lhe dizendo para diminuir o ritmo.

Na realidade, você não precisaria que um livro ou um especialista lhe explicasse isso. Se estivesse relaxado e reflexivo, entenderia a mensagem do seu corpo. Intuição é a palavra-chave. No entanto, se estivesse tão estressado a ponto de desencadear a reação congelar, lutar ou fugir, sentiria apenas ansiedade, irritabilidade e distração, totalmente incapaz de ouvir a mensagem corporal. Tudo se resumiria a um ruído conflitante. Você estaria ricocheteando. Em vez de interagir de modo intuitivo com seu mundo, reagiria a ele impulsionado por instintos de sobrevivência.

Para mim, intuição equivale a bom senso, um conhecimento que todos compartilhamos, que se baseia no sistema neuroquímico e na fiação neuroplástica discutida nos capítulos anteriores. Relaxados, conseguimos entender melhor como nos sentimos intuitivamente sobre uma situação. Respostas e soluções virão com clareza.

O consumo da tecnologia não é tão diferente do ato de comer, pois desencadeia reações biológicas semelhantes. Alguns tipos de tecnologia nutrem mente e corpo de nossos filhos, enquanto outros os deixam com uma péssima sensação, sobretudo se abusarem. Se você prestar atenção à sua vivência com a tecnologia e incentivar as crianças ao hábito de fazerem o mesmo, é bem possível que elas comecem a cultivar a intuição da tecnologia que estão consumindo e, com o tempo, aprendam a se autorregular.

O QUE É UMA DIETA TECNOLÓGICA SAUDÁVEL?

A educação é outra face relevante do aprender a se autorregular. Uma dieta tecnológica saudável significa educar as crianças para a autorregulação, ensinando-as a ver a tecnologia que usam como veem os alimentos que comem, afinal, ambos afetam corpos e mentes de maneiras semelhantes. Assim como ensinamos nossos filhos a evitar alimentos nocivos, limitar o consumo de salgadinhos e focar nas comidas saudáveis, também devemos ensiná-los a evitar a tecnologia nociva, limitar as besteiras tecnológicas e consumir a saudável como parte de uma vida equilibrada. E, se apenas alimentos que estimulam o cérebro, por exemplo, salmão, nozes e frutas vermelhas, irão ajudá-los a funcionar em um nível superior, a tecnologia impulsionadora do cérebro fará o mesmo.

Esse tipo de ensino – baseado no paradigma conhecido de começar cedo e edificar-se ao longo do tempo – provavelmente permanecerá com a criança a vida toda. E, ao ensinar seu filho sobre tecnologia e nutrição, você vai acabar equiparando o consumo de tecnologia à importância de uma alimentação saudável.

Entretanto, sabemos que os alimentos nem sempre são facilmente classificados em categorias simples – por exemplo, barras de granola parecem saudáveis, mas muitas vezes são processadas e contêm alto teor de açúcar; o mesmo vale para a tecnologia. Por essa razão, a solução tecnológica apresentada a seguir não categoriza a tecnologia como boa ou ruim, pois considera o contexto em que é usada, quais produtos neuroquímicos são liberados durante o uso e as sensações despertadas nos nossos filhos. Por exemplo, a tecnologia consumida durante as madrugadas, quando compromete a qualidade do sono, nunca é saudável, assim como aquela usada para fugir do estresse ou da agitação. Conversar sobre isso com os filhos os ajuda não só a entender como o uso da tecnologia lhes afeta as emoções e os comportamentos, mas também os ajuda a fazer escolhas saudáveis.

Na verdade, essa espécie de "neuroeducação" abrirá caminhos para insights mais profundos de uma gama de experiências humanas. Seus filhos começarão a compreender que sentimentos, estados de espírito e comportamentos são afetados pelos alimentos que comem, pela tecnologia que consomem, pelos relacionamentos que constroem e pelas escolhas de como passam o tempo.

1. Tecnologia saudável

A tecnologia saudável envolve os tipos de sites, aplicativos e plataformas que levam o cérebro dos nossos filhos a liberar endorfinas, oxitocina ou serotonina. Em outras palavras, é o tipo de tecnologia que os norteará para o que você pode pensar como os três Cs: (auto)cuidado, conexão (interação) e criação. Ela permitirá que você seja flexível com seus filhos e lhes possibilite explorar o mundo on-line, desde que mantenham em equilíbrio o tempo dispensado a outros hábitos saudáveis da vida real (consulte "Como programar o tempo dedicado à tecnologia", páginas 55 e 56). Estimulo meus filhos a usarem o tempo de tecnologia para o autocuidado, a interação com outras pessoas ou o exercício da criatividade. Explique às suas crianças que o processo equivale a comer frutas, vegetais e proteínas saudáveis.

Portanto, vamos revisar os ingredientes-chave para o autocuidado, a interação e a criação:

- **Endorfinas** são analgésicos naturais do corpo e neuroquímicos de bem-estar e euforia. O uso de tecnologia que fomente formas de **autocuidado**, como atenção, gratidão e exercícios cardiovasculares, estimulará o sistema de endorfinas.
- **Oxitocina** desperta sensações interiores de calor e afeto quando estabelecemos **interações** significativas e criamos laços sociais. Exemplos de tecnologia que irão liberar oxitocina saudável incluem chamadas de vídeos com familiares e amigos, mídia social positiva e atividades comunitárias, como ativismo ou arrecadação de fundos on-line. No entanto, configuram-se como exceção situações em que profissionais de marketing mal-intencionados manipulam a confiança para promover as próprias pautas e estimular gastos. Portanto, não pressuponha que todas as sensações de vínculo e confiança on-line sejam saudáveis e ensine as crianças a permanecerem atentas e críticas às táticas de manipulação.
- **Serotonina**, o neuroquímico da criatividade, felicidade e confiança, é liberada pelo uso da tecnologia que nos permite **criar**, inovar e desenvolver a proficiência em uma área de interesse. Por exemplo, quando seus filhos usam a tecnologia para produzir arte, gráficos e sites, ou quando aprendem interpretação ou matemática, estão desenvolvendo mais proficiência dessas competências e formas de arte. Também é saudável participar de atividades on-line que resultem em pensamento criativo, solução independente de problemas e liderança.

2. Tecnologia nociva

Dopamina, o neuroquímico da recompensa, estimula os humanos a caça, coleta e criação de vínculos no curto prazo. Sua liberação será positiva se houver um equilíbrio de atividades, com a ativação dos sistemas de oxitocina, serotonina e endorfina. Fazemos isso por meio de (auto)cuidado, conexão e criatividade: os três Cs que citei. Mas a dopamina se assemelha ao açúcar. Precisamos dela para sobreviver, porém o exagero poderá causar vícios e outros malefícios.

Exemplos de tecnologia nociva incluem uma socialização (ou criação de vínculos) superficial, por meio de uma sequência de foguinhos do Snapchat ou da navegação e likes pelas mídias sociais. A dopamina pode ser liberada por videogames como *Halo*® (caça) ou *Candy Crush Saga*® (coleta), sobretudo quando as crianças jogam sozinhas. Consumir esse tipo de tecnologia não difere de comer batatinhas ou doces. A dopamina certamente será liberada pela competição, coleta ou socialização percebida, mas, sem atividades mais significativas, a sensação de abstinência vivida pelas crianças depois de saírem do console ou do tablet despertará nelas o desejo de retomar a atividade para outra dose de dopamina. Tal situação pode configurar o ciclo de feedback no qual a tecnologia nociva se transforma em tóxica, viciante ou estressante. É altamente benéfico que trabalhe com seus filhos para que compreendam a relação desse tipo de tecnologia com as sensações que neles despertam, pois isso os ajuda na autorregulação, nas escolhas positivas e na criação de hábitos saudáveis.

Encaro a tecnologia nociva do mesmo modo que encaro as guloseimas. Se consumidas ao mínimo, não farão mal às crianças. Por exemplo, às sextas-feiras deixo meus filhos comerem pizza no jantar e batatas fritas ou sorvete mais tarde. Permito à minha filha que assista durante uma hora a seu programa favorito no YouTube, e meus filhos podem jogar *NBA Live* ou *FIFA* com os primos. Mas, se consumissem apenas isso a semana toda, com certeza teriam sérios problemas de saúde.

Portanto, assim como exagerar no açúcar pode fazer mal, a tecnologia nociva também pode se tornar tóxica de duas maneiras:

1. Quando a utilização sai do controle e surgem hábitos viciantes. Nesse sentido, será sempre tóxica e, portanto, o uso precisa ser gerenciado e/ou tratado.
2. Quando o uso rouba tempo dos três Cs: (auto)cuidado, conexão e criatividade. Mesmo que seus filhos não sejam viciados em videogames ou mídias sociais, se o tempo que gastam com ambos interfere nos três Cs, o uso da tecnologia se tornou tóxico.

Já que evitar completamente a tecnologia nociva talvez não seja realista, discuta, limite e monitore videogames e mídia social até que seu filho pareça ser capaz de se autorregular nesse sentido. Tal como acontece com junk food, quanto menos você levá-lo para casa e expor seu filho a ele, melhor.

3. Tecnologia tóxica

O termo tóxico se refere a usar qualquer tecnologia que libere cortisol, o neuroquímico do estresse e uma marca registrada de nossa sociedade privada de sono, superocupada, distraída e cada vez mais solitária. O cortisol impulsiona a criança a se afastar do convívio social, desregula ritmos biológicos como sono e apetite e anuvia os pensamentos. Qualquer tecnologia que desencadeie a liberação de cortisol é tóxica. É fundamental que nossos filhos a evitem completamente.

Exemplos de tecnologia tóxica incluem cyberbullying, conflitos sociais on-line e mídia social que conduzam a FOMO e comparações. Também se lembre de que multitarefas – abrir e fechar o Twitter, Snapchat, Instagram, *BuzzFeed*, um aplicativo de podcasting, um chat e assim por diante – podem ser tóxicas. Precisamos ensinar aos nossos filhos que, quando a tecnologia não é usada intencionalmente visando à produtividade e à eficiência, desenvolvemos o péssimo hábito de nos dedicar a uma atenção contínua, mas parcial. Além de estressante, esses eventos não estimulam a reflexão, a contemplação e o foco, elementos que nos ajudam a aprender e a alcançar nossos objetivos.

Seja firme para que seus filhos eliminem ou evitem a tecnologia tóxica. Tento não permitir aos meus que a usem: bloqueamos todos os sites de jogos e possível pornografia e, com os mais velhos, verifico e discuto com frequência a toxicidade do FOMO, das comparações on-line e da multitarefa não intencional.

Tenha sempre em mente que o consumo de tecnologia, mesmo saudável, talvez desencadeie uma reação ao estresse, sobretudo se gerar situações de prolongada falta de contato visual, privação de sono, comportamento sedentário, problemas de postura inadequada ou solidão. A tecnologia precisa ser sempre um elemento facilitador – ou, pelo menos, sem interferência – dos ingredientes fundamentais de uma vida saudável e equilibrada, ou seja, precisa fomentar atividades que liberem oxitocina (quando se criam interações significativas), endorfinas (quando se pratica o autocuidado) e serotonina (quando as crianças se engajam em atividades criativas).

▍CRIANDO UMA DIETA TECNOLÓGICA SAUDÁVEL

Nas páginas seguintes, apresento quadros práticos de referência para ajudá-lo a categorizar os diferentes tipos de uso de tecnologia. (Mas lembre-se: sempre recorra à intuição para verificar se alguma coisa saudável ou divertida com moderação se transformou em uma tecnologia nociva ou tóxica, com efeitos perigosos.)

Neuroquímicos-chave	Evite - tecnologia tóxica	Limite e monitore - tecnologia nociva	Aprecie - tecnologia saudável com moderação
Dopamina	• jogatina • pornografia • utilização viciante de videogames e mídias sociais • compras	• videogames com design persuasivo • tecnologia insensata, sem qualquer propósito, exemplo: processo de rolagem • mídia social fútil, exemplos: foguinhos no Snapchat, obtenção de likes	
Cortisol	uso de tecnologia que leva a: • comparação social • FOMO • conflito social • cyberbullying • multitarefa • privação de sono • ausência de contato visual • solidão • comportamento sedentário • postura inadequada		
Endorfinas			uso de tecnologia que promova o autocuidado desde que seja equilibrado com atividades da vida real, incluindo: • atividade física • atenção plena/meditação • gratidão • sono
Oxitocina	tecnologia que manipula e explora a confiança e a interação de uma criança, exemplos: • amizades nocivas • predadores • vigaristas • extremismo político		uso de tecnologia que estimule a interação social, desde que seja equilibrado com atividades da vida real: • interação por vídeo com pessoas queridas • conversa positiva na rede social • construção comunitária • ativismo na arrecadação de fundos

Neuroquímicos-chave	Evite - tecnologia tóxica	Limite e monitore - tecnologia nociva	Aprecie - tecnologia saudável com moderação
Serotonina			uso de tecnologia que estimule criatividade e confiança, desde que seja equilibrado com atividades da vida real: • sites educacionais como "aprender a ler" ou sites de matemática • atividades baseadas em arte, incluindo desenhos, construção de sites, iMovie®, desenho gráfico • codificação e criação de videogames, aplicativos etc. • webinários informativos, cursos on-line, *masterclass*

Misture tudo isso e uma dieta tecnológica saudável será mais ou menos assim:

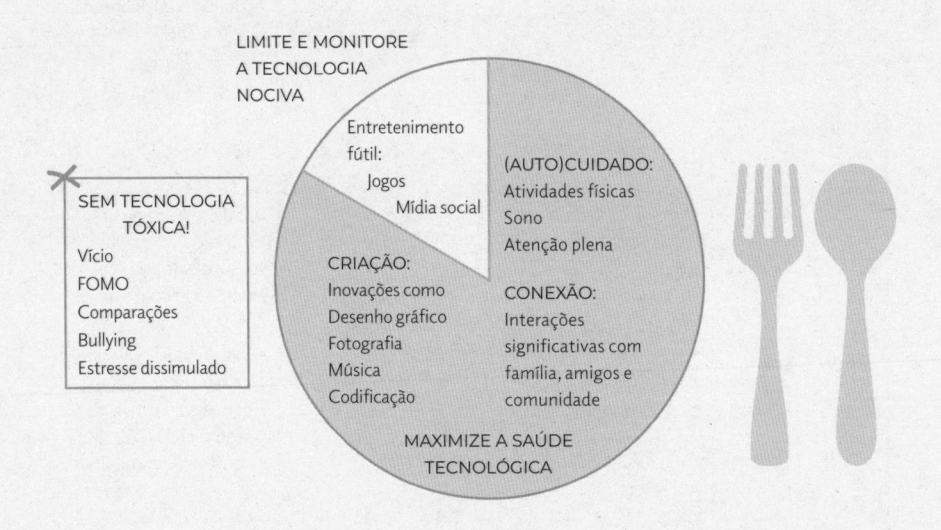

SEM TECNOLOGIA TÓXICA!
Vício
FOMO
Comparações
Bullying
Estresse dissimulado

LIMITE E MONITORE A TECNOLOGIA NOCIVA

Entretenimento fútil:
 Jogos
 Mídia social

CRIAÇÃO:
Inovações como
Desenho gráfico
Fotografia
Música
Codificação

(AUTO)CUIDADO:
Atividades físicas
Sono
Atenção plena

CONEXÃO:
Interações significativas com família, amigos e comunidade

MAXIMIZE A SAÚDE TECNOLÓGICA

CUIDADOS PARENTAIS PARA UMA DIETA TECNOLÓGICA SAUDÁVEL

O melhor jeito de orientar nossos filhos para uma utilização saudável de tecnologia é nos comportarmos como pais golfinhos, firmes, mas flexíveis (página 41). Mesmo com a tecnologia saudável – e sempre com a tecnologia nociva! – precisamos proteger as crianças do seu uso excessivo, sobretudo aquelas que são suscetíveis a isso. Incentive seus filhos a aprender a refletir sobre as sensações despertadas pelo consumo de tecnologia, desse modo, eles saberão o momento de desligar a tela. Lembre-se de que os pais controlam os cabos de suprimentos; em outras palavras, determinam com o que as crianças podem se divertir e quando.

Claro, sempre acontecerão equívocos. E você descobrirá que precisa fazer ajustes, assim como ocorre com a dieta das crianças. Se meus filhos quiserem jogar videogame por mais tempo ou assistir à TV durante a semana, eles precisam nos pedir, assim como precisam pedir uma sobremesa extra. E, acredite, algumas vezes eles não pedem! Quando são flagrados, conversamos ou retiramos o videogame ou o privilégio de assistir à TV. Às vezes, guardamos o Xbox ou o iPad em nosso quarto. Às vezes, fazemos o mesmo com os salgadinhos comprados.

Assim como aconselhamos os pais a retardarem o máximo possível a introdução de comidas ruins ou besteiras para bebês e o álcool para os adolescentes, aja do mesmo modo em relação à tecnologia nociva. Se seu adolescente de 16 anos não está bebendo, não lhe dê cerveja. Não normalize a situação. Se sua criança de 6 anos não está implorando para ficar on-line, não lhe apresente um tablet. Não há pressa. Lembre-se de que não há evidências que justifiquem a introdução da tecnologia em uma idade precoce. Portanto, assim como você limita o consumo de doces no mundo real, converse com os filhos sobre como estabelecer limites quanto à tecnologia.

Entretanto, entenda que precisa ser flexível em feriados e em outras ocasiões especiais. Caso você esteja com uma criança de 5 anos em casa, o mundo não vai acabar se a mantiver entretida com um tablet ou deixá-la comer um docinho a mais – ou ambos!

SOLUÇÃO TECNOLÓGICA

UM PROGRAMA DE SEIS ETAPAS EM SEIS SEMANAS

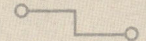

Criei este programa estruturado em uma saudável dieta tecnológica para você e sua família. Sim, você e sua família! Sabemos que a mudança funciona melhor por meio de um processo grupal, que não aponte um "indivíduo-problema", mas no qual todos se apoiam, motivam e estimulam uns aos outros.

O programa se assenta em etapas baseadas em evidências que pesquisei, ensinei e empreguei em minha prática clínica por quase vinte anos. Ele se fundamenta na ciência da entrevista motivacional, terapia cognitivo-comportamental e bom senso. Testei e aperfeiçoei essas etapas com inúmeras crianças, adolescentes e adultos, alguns com vícios graves. Talvez até pareçam simples, mas lembre-se de que algo simples nem sempre significa fácil. O programa exigirá atenção contínua, como todos os pais bem-sucedidos fazem, mas prometo que, aplicando-o de forma consistente na tecnologia que sua família consome, você verá mudanças. Para alguns, rapidamente. Para outros, pode ser mais demorado. Dê seu melhor para ser compreensivo e caminhar com seu filho a cada etapa. E se quiser receber um e-mail semanal com as planilhas e gráficos desta seção (e mais!), visite www.dolphinkids.ca/techsolution.

OS ESTÁGIOS DA MUDANÇA

Há muita verdade na frase "A vida é um processo de mudanças". No início da década de 1980, os professores de Psicologia James Prochaska e Carlo DiClemente desenvolveram o modelo Estágios de Mudança, que acabou se tornando, até hoje, o fundamento para a compreensão das mudanças saudáveis no estilo de vida. Aqui, vamos usá-lo como elemento estrutural para descrever as cinco fases de progresso de sua família conforme você transforma a dieta tecnológica da casa.

Compreender as dificuldades que todos na casa enfrentam e conseguir perceber a mentalidade de cada membro, onde quer que esteja no processo de mudança comportamental, vai ajudar você a apoiá-los e a mantê-los no caminho para conquistar seus objetivos. Algumas famílias conseguem passar pelas seis etapas em menos de seis semanas; outras demoram mais de uma semana em algumas etapas. Tudo bem. Mas é importante que o programa seja sequencial – uma etapa de cada vez – e que você sempre oriente seus filhos para a próxima etapa. Lembre-se! Paciência e atenção no modo como as crianças estão se sentindo. E não espere até a linha de chegada para comemorar as pequenas mudanças percebidas, seja seu filho passando uma semana sem um game, seja uma atitude mais saudável em relação às redes sociais.

À medida que prepara sua família para este desafio de seis semanas, avalie o estágio de cada participante antes de começar. Isso o ajudará a estabelecer um suporte adequado enquanto orienta todos para um relacionamento mais saudável com a tecnologia.

MODELO "ESTÁGIOS DE MUDANÇA"

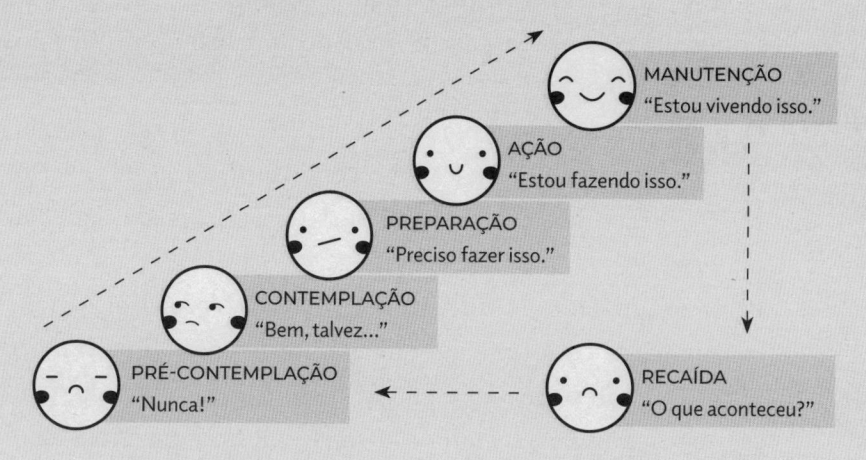

- **MANUTENÇÃO** — "Estou vivendo isso."
- **AÇÃO** — "Estou fazendo isso."
- **PREPARAÇÃO** — "Preciso fazer isso."
- **CONTEMPLAÇÃO** — "Bem, talvez..."
- **PRÉ-CONTEMPLAÇÃO** — "Nunca!"
- **RECAÍDA** — "O que aconteceu?"

Se você se lembrar de uma época de mudança em sua vida – talvez tenha parado de fumar ou se habituado a ir de bicicleta ao trabalho –, alguns desses estágios talvez lhe soem bem familiares.

Por exemplo, considere quanto tempo você pensou em fazer uma mudança antes de tomar medidas para isso. E se você já se sentou com sua família para conversar sobre trabalhos escolares ou afazeres, provavelmente já estava no estágio de ação. É bem possível que a mesma coisa aconteça quando se sentar para conversar sobre o tempo de tela e mudar a dieta tecnológica da família. Afinal, já leu este livro, ponderou sobre os prós e os contras da mudança e conhece um programa (este que está lendo agora). No entanto, outros membros de sua família provavelmente estarão em um destes dois estágios: pré-contemplação ou contemplação.

Seu papel parental é entender onde eles estão e orientá-los para a mudança; exatamente para isso o método Solução Tecnológica foi concebido.

Antes de começarmos, consideremos um exemplo de uma filha adolescente decidindo reduzir o uso das redes sociais. Eis o que pode acontecer:

- No estágio **pré-contemplação**, talvez ela pense: "Tecnologia saudável? Não. Não para mim. Adoro o Instagram. E não vivo sem Snapchat".
- Depois, vem a **contemplação**: "Quero muito entrar no Instagram e ver o que está acontecendo por ali, mas preciso fazer os trabalhos escolares ou posso ser reprovada naquela matéria...".
- Passado um tempo, começa a **determinação/preparação**, frequentemente com base em novas informações: "Fui mal no último trabalho. Se não começar a me dedicar à escola, vou ser reprovada nessa matéria. Preciso mesmo diminuir meu tempo on-line".
- Por fim, começam **ação** e **manutenção**, talvez na forma de um mês inteiro desligada das redes sociais e entregando trabalhos no dia marcado.
- Mas então talvez apareça um obstáculo, uma péssima nota ou a sensação de que está perdendo memes, piadas e conversas. Hum, veja quem está chegando... a **recaída**: "Nunca vou passar nessa matéria. Preciso de um tempo. Preciso me distrair". E a adolescente volta para a mídia social.

O ideal é chegar ao estágio em que você e sua família se sintam na fase de manutenção. Ainda assim, como a recaída faz parte do modelo dos estágios de mudança, provavelmente você vai descobrir que todos passam mais de uma vez por ela durante a dieta tecnológica. É normal.

Porém, nesses momentos, é importante saber que você ou seus filhos podem retomar o processo em pontos diferentes. Você descobre que seu período de recaída foi curto e rapidamente se sente preparado para agir, mas seu filho talvez precise de algum tempo para reconsiderar os próprios objetivos. Fique atento e ouça seu filho para apoiá-lo até que ele seja capaz de manter um comportamento ideal com relativa coerência e permanecer no estágio de manutenção no longo prazo. Assim haverá a reconfiguração completa de antigos hábitos e trilhas neurais, levando à transformação e à mudança de longo prazo.

SEMANA 1: CRIAR MOTIVAÇÃO

Em relação ao uso de tecnologia, muitos participantes estarão no estágio de **pré-contemplação**, assim não verão motivo nenhum para mudar o consumo e talvez até neguem a existência de um problema nesse sentido. Portanto, o objetivo desta etapa é que sua família comece a pensar seriamente no impacto da tecnologia na vida dela.

Faça-os pensar na utilização da tecnologia para:

- Promover diálogos sinceros sobre o tempo de tela, os quais ajudam você a entender o que eles apreciam ou não quanto à tecnologia.
- Validar o que sentem sobre não querer reduzir os games ou o tempo que passam nas redes sociais.
- Introduzir o conceito de uma dieta tecnológica saudável; explicar como as vivências tecnológicas liberam substâncias neuroquímicas no cérebro; explicar como isso afeta comportamentos e sentimentos.
- Incentivar os membros da família a avaliarem a própria dieta tecnológica atual; discutir os prós e os contras de reduzir o uso; tentar ser empático, não crítico.
- Perguntar aos filhos se levariam em consideração esse tipo de mudança.
- Ser um exemplo e reduzir sua utilização de tecnologia.
- Deixar clara sua intenção de reconfigurar a tecnologia para a família.

Depois desses diálogos, chega o momento de avaliar os motivos pelos quais sua família gostaria de mudar a dieta tecnológica. Lembre que seus filhos são indivíduos e que, quanto mais você se aproxima deles e os ouve sobre o consumo de tecnologia, mais preparado estará para atender às suas necessidades específicas. É fundamental que cada um seja claro sobre a tecnologia consumida hoje e sobre o quanto deseja reduzi-la. Quanto mais aberto e sincero você for sobre o uso da tecnologia, mais seus filhos estarão dispostos a se abrir e ser francos. Essa clareza atuará como uma âncora que retornará sempre que a motivação titubear.

Use a planilha de avaliação motivacional apresentada a seguir para ajudar você e seus filhos a explorarem os motivos favoráveis a uma dieta tecnológica. É normal termos sentimentos contraditórios diante de mudanças. Discutir os prós e os contras da tecnologia é uma excelente maneira de motivar as crianças a pensar e a falar sobre o modo como se envolvem com isso.

Por exemplo, pergunte a seu filho o que ele gosta nos videogames. Talvez a resposta seja que os games o ajudem a resolver problemas e desenvolvam sua coordenação. Depois, pergunte-lhe as *desvantagens*. Aposto que você será surpreendido com as respostas. Esse é o primeiro passo para entender de fato o que está acontecendo na mente dos nossos filhos, e somente por meio dessa compreensão seremos eficazes em orientá-los para a mudança.

Sugiro que apresente esta planilha à sua família na primeira reunião para conversarem sobre a utilização da tecnologia. Diga-lhes que será preenchida por todos juntos no final da primeira semana. Para lhe dar algumas ideias de como preencher os espaços em branco, eu os completei de acordo com minha própria família.

PLANILHA DE AVALIAÇÃO MOTIVACIONAL

Considere o uso atual de sua família. O que funciona bem ou mal? Em vez de apenas listar o tipo de tecnologia que sua família usa, certifique-se de enfocar os benefícios e as desvantagens específicos de cada categoria.

SAÚDE FÍSICA
Benefícios:
- A música nos estimula aos exercícios físicos e à diversão, sobretudo em nossas festinhas particulares.
- Mamãe assiste a vídeos de ioga no YouTube, Jaever segue o treino em circuito no YouTube, Gia usa rastreador de fitness todos os dias e papai conta os próprios passos e batimentos cardíacos enquanto se exercita; portanto, a tecnologia nos serve de orientação e estímulo para sermos ativos.
- Treinadores enviam vídeos de jogadas para garantir que Joesh e Jaever, em seu treinamento, saibam as estratégias de equipe.

Desvantagens:
- Todos ficamos muito tempo sentados! O uso de videogames, TV, celular e computador pode causar postura inadequada, dores no pescoço/costas e sedentarismo. Muitas vezes, isso também nos leva a comer muita besteira.
- Mamãe e Joesh são notívagos e talvez percam a noção do tempo quando estão nas telas à noite para fazer os trabalhos escolares, trabalhar ou se divertir. Assim, com a qualidade do sono afetada, ficam meio resmungões pela manhã e cansados durante o dia.

SAÚDE MENTAL

Benefícios:

- Todos nós usamos aplicativos com meditações orientadas. Joesh e Jaever às vezes também meditam com o Muse.
- Os pais selecionam filmes que desenvolvem o caráter, e temos conversas familiares sobre integridade, comunidade e resiliência quanto ao que vimos.
- Às vezes, assistimos à noite a filmes de comédia ou esquetes na TV, para uma boa risada em família.

Desvantagens:

- Tomar conhecimento de coisas ruins por meio de sites de notícias e mídias sociais pode ser estressante.
- Alguns de nós sentimos FOMO, sobretudo quando vemos amigos se divertindo on-line. Em dias chuvosos, às vezes nos sentimos pior sobre nossas condições meteorológicas quando vemos indivíduos que moram em lugares ensolarados. Tentamos não comparar nossa vida com todas as coisas fantásticas que as pessoas fazem on-line. Sabemos que é uma realidade filtrada, mas ainda assim pode gerar a sensação de que nossa vida não é muito maravilhosa.

SAÚDE SOCIAL

Benefícios:

- Grupos de chat de primos e amigos são muito legais! Todos ficam conectados, mesmo com tantos grupos diferentes.
- Mamãe gosta de se conectar com seus parceiros de negócios na Índia e ver o que as crianças andam fazendo lá, e todos nós ficamos conectados com amigos e familiares mundo afora via WhatsApp.
- Pode ser muito engraçado tentar ensinar aos avós como usar um smartphone ou um computador!

Desvantagens:
- Podem ocorrer inúmeros conflitos relacionados ao uso do celular e aos videogames, especialmente nos feriados e durante o verão, quando estamos fora de nossa rotina, o que afeta toda a família.
- Às vezes, fechados nos nossos quartos e imersos nos computadores, corremos o risco de perder partes importantes do dia de outras pessoas e de não conviver na vida real com os outros.
- Demora e pode ser estressante a comunicação on-line com amigos e familiares; às vezes parece um trabalho de tempo integral que nunca termina.

SEMANA 2: PREPARAR PARA AÇÃO

Nesta semana, você está na fase de preparar sua família para a mudança de dieta tecnológica. A esta altura, seu filho já está disposto a considerar os benefícios de uma alteração, mas talvez ainda viva uma situação conflitante e provavelmente não esteja pronto para agir. Ele pode dizer alguma coisa do tipo "Sei que passo muito tempo no videogame e que me afasto de outras atividades, mas não quero mudar".

Tente apoiá-lo:

- Incentivando-o a refletir sobre as vantagens e as desvantagens de uma dieta tecnológica mais saudável.
- Explicando-lhe os benefícios de uma nova dieta tecnológica.
- Fazendo juntos um brainstorming das maneiras como podem mudar.
- Ajudando-o a pensar nos possíveis obstáculos.

Pergunte-lhe coisas do tipo:

- O que poderá acontecer com suas atividades escolares caso não reduza o tempo de videogames?
- Você conseguiu autorregular o uso das redes sociais na casa da vovó nas últimas férias?
- Como ainda pode continuar jogando videogames sem que isso afete seus esportes e trabalhos escolares?

A régua da motivação

Conforme você e sua família se aproximam das mudanças na dieta tecnológica, talvez perceba que seus filhos estão perdendo motivação. Não se preocupe! Avaliar a motivação deles e entender os motivos da recaída ajudará você a buscar o rumo certo.

Estudos evidenciam com frequência que o nível de motivação tende a diminuir pelos dois motivos a seguir:

1. Seus filhos acreditam que mudar não seja importante.
2. Eles não confiam que seja possível mudar.

A régua de motivação é uma excelente ferramenta para ajudar nossos filhos a avaliarem a importância de alterar a dieta tecnológica, dando-lhes confiança na própria capacidade de mudar.

Oriente seus filhos para que calculem suas pontuações nas réguas a seguir apresentadas. Eles não confiam na própria capacidade de mudar? Ou enfrentam dificuldades para decidir se a mudança é mesmo importante?

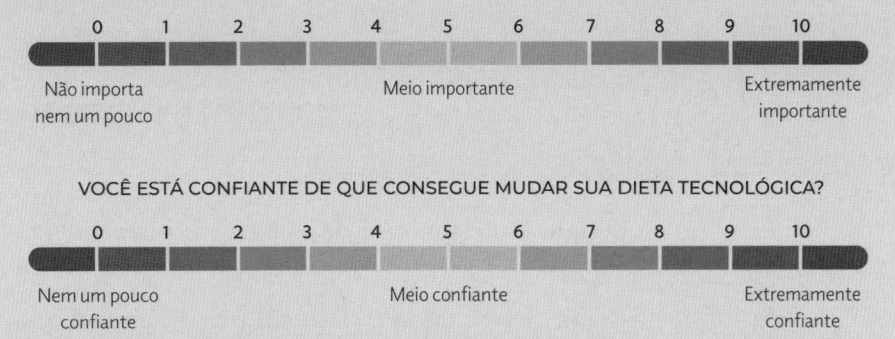

QUAL A IMPORTÂNCIA DE VOCÊ TER UMA DIETA TECNOLÓGICA MAIS SAUDÁVEL?

0 1 2 3 4 5 6 7 8 9 10

Não importa nem um pouco   Meio importante   Extremamente importante

VOCÊ ESTÁ CONFIANTE DE QUE CONSEGUE MUDAR SUA DIETA TECNOLÓGICA?

0 1 2 3 4 5 6 7 8 9 10

Nem um pouco confiante   Meio confiante   Extremamente confiante

Se a pontuação sobre importância for inferior a 3, você precisa trabalhar mais os motivos da mudança. Tente lembrá-los de como a tecnologia afeta corpos e mentes e exemplifique com histórias de sua própria vida. Pergunte-lhes o que poderá acontecer se não mudarem.

Se a pontuação para a confiança for inferior a 3, você precisa trabalhar mais como fazer a mudança. Peça-lhes que pensem nos esforços que farão; eles conseguem visualizar o próprio sucesso (ver Visualização, páginas 231-233)? Reconheça qualquer progresso que façam. Ofereça-lhes apoio extra. Conte-lhes histórias de outras pessoas que mudaram ou de um comportamento que você conseguiu mudar. Pergunte-lhes se existe alguma coisa interferindo na mudança e crie a confiança propondo aos filhos soluções específicas para problemas ou obstáculos que estejam enfrentando.

Também lhes pergunte: Por que você escolheu um 7 e não um 5 em relação à sua confiança na capacidade de mudar? O que é preciso para você alcançar um 8 ou um 9? Essas perguntas podem ajudá-los a percorrer as trilhas neurais da confiança e a sentir que são capazes de mudar.

Talvez demore mais de uma semana para que a motivação de seus filhos os leve a agir junto com outros membros da família. Assim que a motivação atingir no mínimo 5 em importância e confiança, eles provavelmente estarão prontos para a próxima etapa.

SEMANA 3: AGIR

Esta semana envolve como passar da preparação para a ação por meio da criação de metas.

Apoie sua família para:

- Lembrá-los de que estão juntos e de que o êxito dependerá do esforço de todos.
- Ajudá-los a criar metas SMART (consulte as páginas 264 e 265).
- Tornar o momento de ação divertido, criando desafios que incentivem a competição saudável entre membros da família ou da comunidade, cadastrar-se na #techdietchallenge, em www.dolphinkids.ca/techsolution, e participar com amigos, famílias e escolas. Nela você encontrará materiais extras, como um cartão de compromisso e certificados de conclusão que poderá imprimir e usar para manter a motivação em um grau elevado.

No início desta semana, cada membro da família vai definir de três a cinco metas SMART quanto à utilização da tecnologia. Incentive seus filhos a escolherem objetivos simples.

Metas SMART são:

- **Específicas.** Pergunte a seus filhos o que desejam alcançar e o porquê. Objetivos específicos podem incluir reduzir o tempo no videogame ou aumentar o tempo dedicado a jogos de matemática e aplicativos fitness.
- **Mensuráveis.** Oriente seus filhos a criarem metas quantificáveis, como ficar no máximo quinze minutos semanais em mídias sociais saudáveis. Para ajudá-los na autorregulação, ensine-os a usar rastreadores de tempo de tela nos celulares e

tablets e mostre-lhes como configurar lembretes para auxiliá-los na manutenção do foco.
- **Atingíveis.** Certifique-se de que seus filhos estão criando metas realistas. Com frequência sugiro aos meus que reduzam as grandes, por exemplo, ficar sem TV por um mês, fazer cem flexões por dia, ou a maluquice de tomar banho sem lembretes!
- **Relevantes.** Pergunte aos seus filhos se a meta escolhida vale a pena. Ela permitirá a eles ter mais tempo livre, trará mais felicidade ou melhorará sua saúde emocional?
- **Temporais.** Estimule seus filhos a definir data de início e de conclusão para cada uma das metas.

Use a planilha proposta a seguir como ajuda na criação de metas SMART para um uso de tecnologia mais saudável.

S	**ESPECÍFICO:** Qual tecnologia saudável quero consumir mais? Que tecnologia nociva quero limitar e monitorar? Que tecnologia tóxica quero evitar?	
M	**MENSURÁVEL:** Como vou quantificar meu progresso? Como vou saber quando a meta for cumprida?	
A	**ATINGÍVEL:** Quais as etapas lógicas que preciso seguir? Tenho os recursos necessários? O que ajudará/comprometerá minha realização?	
R	**RELEVANTE:** Por que a meta vale a pena? Este é o momento adequado para mudar? Essa meta está alinhada com meus planos de longo prazo?	
T	**TEMPORAL:** Quanto tempo levará para concretizá-la? Quando pretendo iniciar/concluir a meta? Quando vou trabalhar nesse objetivo?	

Concluído todo o trabalho de preparação – aprender as etapas de mudança; avaliar os prós e os contras da dieta tecnológica; compreender a importância da mudança e confiar nela; e compilar seus objetivos SMART –, chegou o momento de todos se comprometerem com uma dieta tecnológica mais saudável. No final da terceira semana, coloque seu programa em ação!

SEMANA 4: MANTER O AGIR

Depois que passar um pouco da animação de promover uma mudança positiva, talvez você ache que o entusiasmo está começando a diminuir; por essa razão, a quarta semana envolve como manter a motivação de sua família. Afinal, ela precisará de apoio e incentivo para continuar no programa.

Ajude seus filhos a evitarem contato com pessoas ou situações que possam fazê-los retornar à tecnologia tóxica ou nociva. Se eles começarem a sentir que estão perdendo porque os amigos se reúnem para jogar durante as noites dos dias da semana, e a meta de seus filhos era jogar apenas nos fins de semana, lembre-os de que trabalharam muito para uma melhor administração do tempo.

Pergunte-lhes como se sentem bem por não ficarem para trás na escola. Sugira que façam um torneio de videogame em um fim de semana prolongado. Desse modo, terão algum motivo para curtir a espera e também lembrarão que os videogames não saíram de cena – apenas não poderão jogá-los todos os dias.

Apoie sua família para:

- Estar aberta para ouvir e validar as desvantagens percebidas na mudança.
- Enfatizar as recompensas interiores da mudança, inclusive na saúde, interação, criatividade, notas e harmonia familiar.

- Continuar motivando-os para a realização dos objetivos.

Use o golfinho KEYS[25] para a motivação

Você também pode ajudar a garantir o comprometimento de seus filhos trabalhando o próprio comportamento e estilo de comunicação. Sejamos sinceros: é bem possível que você enfrente desafios e frustrações pelo caminho. E ainda que não seja esta a intenção, às vezes descontamos nossas frustrações nas pessoas mais próximas.

Portanto, desenvolvi uma estratégia de comunicação de quatro etapas à qual você pode recorrer para fomentar a automotivação dos filhos enquanto trabalham para fazer mudanças. Apresentei-a em meu livro anterior, *The Dolphin Parent*, nomeando-a de golfinho KEYS. Há quase vinte anos uso esse método, em casa e na minha prática profissional com pacientes jovens. Juntas, as etapas KEYS abrangem a essência da comunicação motivacional.

Para ajudá-lo a se comunicar de modo mais simples e eficaz com seus filhos, aqui estão as quatro etapas e como colocá-las em ação.

1. Mate o tubarão e a água-viva; seja um pai golfinho

Não converse com seu filho em um espaço de estresse; você talvez tentará controlar a situação e discutir com ele (congelar e lutar) para, no final, sentir-se sobrecarregado e afastar-se (fugir). Comece com algumas respirações profundas e controladas e tenha certeza de estar calmo antes do início.

Pais irritados e vociferadores não funcionam no longo prazo. A resistência do filho significa que você precisa mudar o jeito de abordá-lo. Como todos sabemos, quanto mais pressionamos as

---

25 Em inglês, *kill, empathize, identify, support* (matar, criar empatia, identificar, apoiar). (N. da T.)

crianças – ou qualquer um –, mais elas tendem a resistir. A ciência comportamental afirma que discutir é contraproducente quando objetivamos convencer alguém a mudar. Na verdade, a discussão tende a consolidar ainda mais as crenças das pessoas, sobretudo se forem adolescentes.

Portanto, se você se envolver em uma situação de gritaria com seu filho, que, por exemplo, está argumentando que "este videogame não é tão ruim assim", *pare*, faça outra coisa e retome o assunto depois. Lembre-se: o objetivo não é discutir. Sei que isso soa inviável quando você está energizado com adrenalina. Mas exatamente por isso precisa se acalmar e voltar ao foco antes de reiniciar a conversa.

Para me distanciar da reação ao estresse e retornar a um ponto de equilíbrio interior, recorro à respiração profunda e a atividades como um banho quente ou uma caminhada na natureza (páginas 127 a 131) e, claro, também à visualização (páginas 231-233). No entanto, o básico vem primeiro: dê o melhor de si para evitar ser uma mãe ou um pai privado de sono, sedentário, com fome, cafeinado e solitário. Não se esqueça do autocuidado!

2. Crie empatia

Demonstre que compreende, aceita e ama seu filho e também que está do lado dele não apenas quando se comporta bem. Na verdade, é muito importante mostrar-lhe empatia quando ele está se comportando mal, o que não significa que você aceita um comportamento problemático, mas indica que está tentando entender os sentimentos e as possíveis razões ali implícitas. Empatia é mostrar amor por quem seu filho é, incluindo comportamentos inadequados, fraquezas etc.

A demonstração de empatia ajuda a construir uma aliança entre você e seu filho, o que o torna mais propenso a recorrer a você em busca de ajuda quando as coisas saírem dos trilhos. A aceitação que você lhe mostra nas dificuldades também facilitará a mudança dele. E a empatia ainda tem um benefício extra: melhorar a autoestima. Quando estão sofrendo, nossos filhos talvez se sintam sozinhos e se culpem por qualquer erro que tenham cometido. Todos já fomos crianças. Costumo dizer aos meus filhos que cometi exatamente os mesmos erros e já me senti do mesmo jeito.

Aqui estão algumas frases empáticas que você pode usar com seus filhos:

- Ajude-me a compreender o que você está sentindo.
- Já percebi que você não quer fazer a lição de casa agora.
- Sei que você está mesmo chateado.
- Notei que isso é muito difícil para você.
- Eu também gostaria que você pudesse jogar.
- Não quero parar com toda essa diversão, mas é hora de pôr a mesa.

3. Identifique as metas do seu filho

Coloque-se no lugar do seu filho e identifique os objetivos dele, em vez de se concentrar nos seus.

Desejos motivam nossos comportamentos, e o mesmo vale para os nossos filhos, que precisam aprender a conectar o próprio comportamento com as metas escolhidas. Agora que seu filho manifestou que deseja aperfeiçoar sua dieta tecnológica e definiu algumas metas SMART, cabe a você lembrá-lo disso para manter a motivação.

Você também deve tentar ajudá-lo a compreender como o consumo atual de tecnologia afeta positiva ou negativamente outros objetivos e valores pessoais. Escolha as áreas importantes para eles: amigos, passeios, atividades físicas e outras extracurriculares, sono, estudo, esportes. No entanto, às vezes se faz necessário usar consequências e incentivos para influenciar o comportamento dos filhos. Por exemplo, há pouco tempo reduzi o pacote de dados do plano de celular do meu filho porque ele não conseguia ficar abaixo do limite. Deixei bem claro que era esse o objetivo, e ele então entendeu que minha atitude não era castigo, mas sim ajuda para que voltasse aos trilhos. Meu filho sabe que, assim que o fizer, vou retomar o pacote de dados. Essas táticas auxiliam a criar hábitos saudáveis no curto prazo, mas, quanto mais cedo você estimular o controle interior de seu filho, melhor.

4. Apoie para obter êxito

Demonstre que acredita na capacidade de seu filho em cumprir tarefa.

Lembre-se de que nossos filhos mudam quando acreditam na importância de algo *e* quando se sentem capazes de realizá-lo. Portanto, para incentivar a crença de seu filho na própria capacidade de mudar, tente dizer-lhe coisas do tipo:

- Eu sei que você é capaz de entender isso.
- Tenho certeza de que encontrará um jeito.
- Sei que podemos trabalhar juntos para resolver isso.

Conforme você atua para desenvolver de forma proativa a automotivação de seus filhos, lembre-se de que é essencial que eles acreditem na própria capacidade de ter sucesso.

Como colocar em prática as KEYS em situações específicas

A seguir, exemplifico como colocar em prática as golfinho KEYS em diferentes situações (presumo que você já tenha concluído a etapa um e matado o tubarão e a água-viva). Lembre-se de agir sem querer controlar, sem emitir julgamento, medo ou raiva, mas só amor!

- **Seu filho ultrapassou o limite de tempo permitido de tela:** "Compreendo que é difícil desligar o iPad quando você está se divertindo [mostrar empatia], mas seu objetivo era estabelecer um limite para que equilibrasse diversão com trabalho escolar [identificar as metas do seu filho]. Vamos lá, sei que você consegue retomar suas metas de dieta tecnológica [apoiar para ter êxito]".
- **Seu filho não quer parar de jogar videogame para fazer os trabalhos escolares:** "Eu também detestava fazer os trabalhos da escola [ter empatia], mas você não quer perder o intervalo porque não conseguiu concluí-los [identificar as metas do seu filho]. Graças a Deus, pega as coisas com facilidade assim que se foca nelas [apoiar para ter êxito]".
- **Seu filho não quer mudar para um aplicativo de matemática porque está assistindo à Netflix:** "Ah, você parece tão cansado hoje [ter empatia], mas este é um jeito legal de se preparar para o próximo teste da matéria [identificar as metas do seu filho]. Você sempre me disse que gosta de usar o aplicativo para matemática [apoiar para ter êxito]".

Enfatize que seus filhos não estão sozinhos. Compartilhe com eles progressos e tropeços. Tenha novas ideias para mantê-los motivados!

SEMANA 5: ADMINISTRAR RECAÍDAS E VOLTAR AOS TRILHOS

Esta semana envolve observar e administrar as recaídas, ajudando os filhos a voltarem aos trilhos. Pesquisas mostram o dinamismo da motivação, que oscila e tende a diminuir com o tempo; portanto, você precisa reavaliar com frequência o próprio empenho e encontrar maneiras de fomentar a motivação. Lembre-se de quando tentou fazer regime mudando sua dieta alimentar ou fazendo exercícios. Conseguiu se manter na linha? O que comprometeu uma mudança mais duradoura?

Em algum momento, talvez você descubra que a motivação de seus filhos esteja desaparecendo; talvez eles retomem antigos hábitos; talvez você os ouça dizer algo do tipo: "Que difícil ficar longe da tecnologia nas férias. Não tenho mais nada para fazer!".

Apoie seus filhos para:

- Descobrirem o que desencadeou a recaída.
- Criarem estratégias de enfrentamento para evitar gatilhos.
- Reverem, juntos, os benefícios da mudança.

Você pode dizer alguma coisa como: "Você estava indo tão bem! As coisas melhoraram na escola e estava se dando melhor com a família. Como você também queria ter mais independência e dinheiro, quer que eu o ajude a procurar um trabalho de meio período?".

Equilíbrio decisório

Repensar os prós e os contras da mudança é uma forma eficaz de ajudar na motivação dos membros da família. Então, aqui está uma ferramenta motivacional que poderá ajudá-lo nesse processo: equilíbrio decisório.

Comece pedindo ao seu filho que lhe explique uma de suas metas. Por exemplo:

- Meta 1 – Reduzir a tecnologia nociva (como games e uso de mídia social) e aumentar a tecnologia saudável (como FaceTime ou um aplicativo de atenção plena).

Em um papel em branco, desenhe um quadrado (como mostrado a seguir). Peça ao seu filho que preencha os prós e os contras de mudar o próprio comportamento e retomar antigos hábitos.

EQUILÍBRIO DECISÓRIO

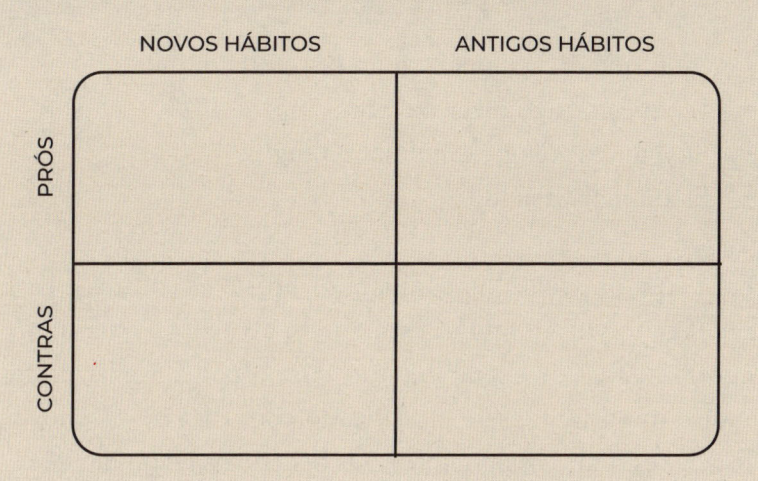

	NOVOS HÁBITOS	ANTIGOS HÁBITOS
PRÓS		
CONTRAS		

Peça-lhe que enumere os benefícios de reduzir o uso de tecnologia nociva:

- Mais tempo com família e amigos.
- Menos resmungão e irritável.
- Mais presente, menos distraído.

E quanto às desvantagens? Peça-lhe que enumere os contras:

- Mais tédio.
- Sinto falta do videogame.
- Não sou mais capaz de me desviar de emoções desagradáveis.

Peça-lhe que enumere os benefícios de retomar antigos hábitos tecnológicos:

- É divertido por um tempo.
- Fico alheio aos meus problemas.
- Gosto da sensação de familiaridade.

E quanto às desvantagens? Peça-lhe que enumere os contras:

- Senti que decepcionei a mim e a minha família.
- Sei que consigo fazer melhor.
- Fico menos tempo com meus amigos.
- Estou mais irritado.

Faça com que seu filho compare os prós e os contras e pergunte-lhe: "Como você pontuaria cada item de acordo com o que lhe é importante?". Por exemplo, se o tempo com família e amigos for muito importante, será classificado como 10/10. Depois disso, analise os resultados e pergunte: "Os benefícios de mudar seu comportamento valem a pena?".

SEMANA 6: O NOVO VOCÊ

Parabéns, você conseguiu! Agora, faça um levantamento de tudo o que sua família aprendeu nas semanas anteriores, comemore os esforços (não importam os resultados) e mantenha uma boa comunicação sobre a utilização da tecnologia. Isso ajudará seus filhos a continuarem no caminho para uma dieta tecnológica saudável.

A pesquisa mostra que mudanças positivas em nossos hábitos e em nosso comportamento poderão ter um efeito cascata em outras áreas da nossa vida. Com mais tempo off-line, seus filhos passarão mais tempo ao ar livre na natureza, quem sabe vão se dedicar a um instrumento musical ou ler para se entreter. Reconheça a mudança. Enfatize-a. Comemore comprando um novo livro, ingressos para cinema, fazendo uma divertida competição musical ou qualquer outra recompensa moderada.

E lembre-se de que é normal perder a motivação e ter uma recaída. Diga à sua família que, segundo estudos, fumantes moderados param o tabagismo cerca de sete vezes antes de finalmente o largarem. Portanto, se você não conquistou os resultados desejados, satisfaça-se com seu empenho, dê um tempo e tente retomar o caminho certo.

Tenha em mente que só depois de cerca de noventa dias de caminhada diária em uma nova trilha neural se cria um novo hábito. As trilhas neurais associadas aos maus hábitos não serão desmanteladas antes disso, o que significa que antigos hábitos podem voltar a qualquer momento. Portanto, criar novos hábitos às vezes implica um trabalho conturbado, com deslizes e frustrações. Mas não desista! Siga em frente com amor e positividade! Seja firme e flexível ao orientar seus filhos na direção das metas que determinaram. Com o tempo, sem dúvida hábitos saudáveis aparecerão. Tenha paciência, consistência e resiliência para retomar as rédeas.

Aproveite esse momento para observar e revisar as planilhas de avaliação da motivação de seus filhos, as regras de motivação, as metas SMART e o equilíbrio decisório. Converse com eles sobre o que pensavam no início do processo e para que vejam como as coisas mudaram. Use essas ferramentas reiteradas vezes para encontrar maneiras de todos se ajudarem a atingir as metas de tecnologia saudável. E continue recorrendo às golfinhos KEYS para uma comunicação motivacional!

A seguir, sugiro maneiras de continuar incentivando mudanças positivas nas crianças.

Faça afirmações que estimulem o controle interior de seu filho. Ninguém gosta que lhe diga como agir, mesmo os filhos de pais bem-intencionados, inteligentes e amorosos. Quando as crianças se sentem controladas ou ameaçadas, começam a resistir. O desejo profundo de autonomia está dentro de todos nós.

Portanto, diga coisas do tipo "Não posso forçar você a entender os benefícios de uma vida saudável. Só posso mostrá-los; você decide", ou "Aqui em casa estabeleço regras e limites; só quando você estiver por conta própria será capaz de fazer suas escolhas".

Peça permissão aos filhos antes de aconselhá-los. Muitas crianças e quase todos os adolescentes resistem a conselhos e sugestões que não pediram, ainda que sejam "para o seu próprio bem!". Pergunte aos seus filhos se eles gostariam de saber sua opinião antes de você emiti-la. Confie em mim, as coisas correrão de modo *bem* mais tranquilo se fizer isso.

Tive um paciente de 13 anos, Anthony, que enfrentava dificuldades com alguns amigos que não paravam de pegar no pé dele e o tornaram o bode expiatório de todas as piadas. Um dia, esses colegas postaram no Instagram uma foto bem grosseira dos problemas de acne de Anthony. Em vez de intervir, sua mãe se calou. Só quando viu como o filho estava abalado ela disse: "Anthony, querido, diga-me se você quiser saber o que eu faria nesta situação". Tal atitude abriu a porta para ele ponderar sobre os conselhos da mãe, até que enfim acabou recorrendo a ela.

Faça perguntas abertas e desprovidas de qualquer julgamento. Essa é uma excelente maneira de expressar empatia e evitar discussões, além de ajudar na descoberta do que está de fato acontecendo na vida dos filhos. Por exemplo, certa ocasião, depois que meu filho voltou de uma festa, perguntei-lhe se todos por lá tinham ficado agarrados no celular, e a resposta foi um irritado e monossilábico "não". Nenhuma informação! Então, em outra ocasião lhe perguntei apenas: "Como foi a festa?". Ele respondeu: "Foi legal. Mas estou com pena da Jenny porque alguém postou um vídeo dela no Snapchat e ela não gostou. E outras pessoas escreveram alguns comentários bem maldosos". Expliquei que as pessoas costumam com frequência dizer coisas on-line que nunca diriam na cara do outro, o que nos levou a conversar sobre comportamento adequado on-line e cyberbullying.

Portanto, diga coisas como "Isso é muito legal; conte mais...", em vez de "Você tem de fazer isso...". Assim mostrará aos seus filhos genuíno interesse pela vida deles e não a tentativa de sempre querer reparar alguma coisa ou mudar um comportamento.

Mude a proporção entre fala e escuta. Os pais costumam dizer aos filhos: "Vamos conversar", mas acabam se embrenhando em uma palestra! Portanto, inverta a proporção de pai falando para o filho e tente deixá-lo falar a maior parte do tempo. Em vez de continuar falando da importância de uma dieta tecnológica saudável, peça ao seu filho que diga por que isso talvez seja importante para ele. Deixe que conte o que o aborrece nas redes sociais e como interage com os amigos on-line. Quando nossos filhos têm espaço para resumir seus pensamentos e expressá-los, estão caminhando nas trilhas da mudança.

Conte histórias. Considerando sermos uma espécie contadora de histórias, nosso cérebro e coração reagem a elas bem melhor do que a palestras. Por exemplo, minha paciente Xiao contou ao filho Kevin uma situação em que ela acreditou em uma notícia fake que um amigo postou on-line, o que desencadeou uma conversa sobre como avaliar a autenticidade e a precisão on-line. Em outra ocasião, Xiao recorreu à mesma abordagem ao contar a Kevin sobre como a mãe dela havia clicado em um link suspeito, o que acabou instalando um vírus no computador. Xiao perguntou ao filho o que ele faria naquela situação, dando-lhe a chance de relatar o que sabia – e não sabia – sobre segurança on-line.

Sinceramente espero que essas ferramentas ajudem você e sua família a adotarem não apenas uma dieta tecnológica mais saudável, mas também uma vida mais saudável. Consumir tecnologia saudável, assim como consumir alimentos saudáveis, nem sempre é fácil. Agora você já conhece o poder da neuroplasticidade – nossa capacidade ilimitada de aprender novos hábitos e fazer mudanças positivas – e como pôr em prática esse conhecimento. Para obter resultados positivos com todas essas informações, simplesmente acalme sua mente, ouça sua intuição, respeite como você e seus filhos são conectados e lembre-se de que você está no seu melhor quando se cuida, se relaciona com os outros e cria com base em suas paixões. Quando colocar em prática as informações deste capítulo e mudar para uma tecnologia saudável, com o tempo, você estará transformado em uma versão melhor de si mesmo.

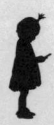

9. UM MUNDO INTEIRAMENTE NOVO

A próxima etapa na evolução humana

*"Quando os ventos da mudança sopram,
algumas pessoas levantam barreiras,
outras constroem moinhos de vento."*

PROVÉRBIO CHINÊS

Eu sempre costumava pensar: "O que impulsiona o sucesso humano?". E por sucesso não me refiro a dinheiro ou status, mas a uma vida sem meios-termos – com saúde, segurança, paixão, significado e alegria. Quero isso para meus filhos. E ainda me pergunto: "O que aqueles com paixão, alegria e sentido de vida fazem de diferente de nós? Seria a determinação?". Mas conheço pessoas determinadas que nem por isso sentem muita alegria. "Será que o elemento fundamental está na vivência de uma infância muito boa?" Entretanto, na minha prática profissional, tenho tratado cada vez mais de pessoas que tiveram uma boa infância, mas lutam contra ansiedade e depressão terríveis; portanto, também não é isso. "Perseverança? Comprometimento? Sorte? O que falta para uma vida plena?"

Então, recentemente pensei em minha mãe, cuja vida foi cheia de sentido e propósitos. Pensei no cosmologista Stephen Hawking, o mais brilhante cientista de sua geração. Pensei em Lilly Singh, a comediante que emergiu da depressão para conquistar o mundo feroz dos talk shows. A seu modo, cada um conseguiu se adaptar a uma rápida mudança de conjunturas. E percebi que, em todos os casos, o único elemento que comprovadamente leva a uma vida fantástica é o que essas pessoas tão diferentes têm de sobra: *adaptabilidade*.

Se você já ouviu falar em Charles Darwin, o naturalista inglês, provavelmente se lembra de que ele criou uma teoria da evolução tão conhecida que muitos simplesmente denominam apenas de "Darwinismo". Seu estudo dos fringilídeos de Galápagos – aqueles pequenos e coloridos símbolos da evolução cujos bicos variam de tamanhos e formatos para atender às necessidades particulares de cada ilha – nos mostrou que todas as espécies se desenvolvem por meio de variações minúsculas e selecionadas de forma natural. Esses ajustes genéticos equipam melhor um pássaro, uma pessoa ou uma célula para competir e se reproduzir. O processo é conhecido como "sobrevivência do mais apto", expressão que gerou perplexidade.

Alguns acreditam erroneamente que Darwin afirmava que sobrevive o mais forte, ou o mais apto fisicamente, ou o mais agressivo. Porém, ele não se referia a atletas olímpicos ou egocêntricos, ou a Rambo. Nem pretendia sugerir que valia cada um por si, que a vida se resumia a uma luta violenta pela sobrevivência. Pelo contrário, "sobrevivência do mais apto" pode referir-se a qualquer coisa, desde o mais camuflado ao mais cooperativo e ao mais inteligente. Darwin disse que aqueles que prosperam são os que melhor se adaptam a um determinado ambiente.

Como percebi, a capacidade de adaptação também é o fator que impulsiona o sucesso humano. Portanto, os que prosperam conseguem avançar, se adaptar e se reinventar em um mundo em constante mutação.

O próprio Stephen Hawking definiu inteligência como "a capacidade de se adaptar à mudança", e ele se adaptou. À medida que começou a perder mobilidade nos braços, o professor de

Cambridge criou uma maneira de usar a visualização mental de seus questionamentos. Alguns sugeriram que esse método inovador (lembre-se: a visualização é um jogo imaginário) pode de fato ter levado às grandes descobertas de Hawking. Nessa busca por suas paixões, Hawking disse que encontrou o propósito e o sentido de sua vida e que, sem essas duas forças norteadoras, ela seria vazia.

Independentemente do que você olhe – bactérias, plantas, animais, humanos, corporações, países ou impérios –, é a *adaptabilidade* que fez a diferença entre extinção e prosperidade. E hoje, na era da disrupção, a adaptação ocorre em um ritmo mais rápido do que nunca, e vivenciamos uma velocidade, complexidade e escala de mudança que nunca vimos. Você se lembra da Blockbuster, a temida gigante da indústria de aluguel de filmes do passado? Então surgiu a Netflix, acabando com a ideia de alugar filmes, pois os entregava na casa dos clientes. Decorrido um pouco mais de uma década, a Blockbuster passou para a inadimplência. Depois a Netflix provocou a disrupção *de si mesma*, mudando para o conteúdo de streaming, e agora, mais digno de nota, tornou-se *criadora* de conteúdo, mais uma disrupção.

Considere como você está se adaptando à vida na era digital em comparação com seus pais e avós. Apenas cinco anos após o lançamento do iPhone em 2007, mais de 50% dos norte-americanos possuíam um smartphone. Em termos comparativos, levou 45 anos para a propriedade em massa de carros se estabelecer, 40 para o rádio e quase 30 para a TV. Por essa razão vivemos em uma época tão desconcertante: nunca vimos uma inovação nos atingir tão rápido. E não é apenas a criação do iPhone, pois digitalizamos quase todos os aspectos de nossa vida, da compra de alimentos ao transporte e finanças. Nas últimas duas décadas, surgiram tecnologias antes impossíveis com processadores mais antigos. Mídia social, jogos, robótica, realidade expandida, aprendizado de máquina – e a lista continua.

Entretanto, essas inovações chegam até nós tão rapidamente que mal conseguimos refletir sobre seus efeitos. E os pais não sabem o que dizer aos filhos, que são atraídos por novas tecnologias como se elas estivessem cobertas de doces. Tivemos pouco tempo para descobrir os impactos de tantas novidades no humor, no comportamento ou na criatividade de nossos filhos, sem mencionar como os novos dispositivos e aplicativos atuam na mente em desenvolvimento das crianças.

Capacitar nossos filhos para prosperar em uma era de disrupção digital e incerteza econômica significa ensiná-los a serem flexíveis e adaptáveis às mudanças. Porém, isso não significa permitir que acessem uma nova plataforma ou um dispositivo e só depois descobrir se os ajudou ou não. Se você seguir as soluções apresentadas neste livro, seus filhos aprenderão a usar a tecnologia de modo saudável e responsável, o que será importante no processo de adaptação a tudo o que a vida lhes reservar.

Capacitar significa também auxiliar nossos filhos a pensar criticamente, comunicar-se com eficácia e resolver problemas de forma colaborativa. Significa ajudá-los a manter e fomentar sua criatividade e senso de colaboração. Essas habilidades de QC, por sua vez, serão importantes para que reajam a vários desafios da vida adulta – talvez automação do trabalho, mudanças climáticas, insegurança alimentar e crises habitacionais.

A maneira como as crianças se conectam com o mundo definirá o rumo da vida delas e poderá ajudá-las a responder a algum dos grandes mistérios da ciência.

CUIDAR, CONECTAR E CRIAR

Embora tenhamos avançado muito na compreensão do cérebro humano, ele ainda continua um enigma. E mesmo o que *de fato* sabemos sobre como mantê-lo saudável e forte ainda não se transformou em uma prática consistente.

Como mencionei no Capítulo 1, o desenvolvimento do cérebro começou para valer quando nossos ancestrais, aproveitando o poder do fogo, redirecionaram a própria energia do estômago para o cérebro. Ainda que seja impossível saber o real significado da descoberta do fogo para o comportamento humano primitivo, especulamos que os humanos se tornaram mais corajosos e criativos, e que nossa cultura como a conhecemos provavelmente começou a se delinear. Para caçar animais e colher plantas pela savana, precisávamos nos reunir e trabalhar em grupo. E que alegria essa mudança nos trouxe: de repente, tínhamos amigos, começamos a compartilhar ideias e histórias, desenvolvemos valores sociais, estimulamos e apoiamos uns aos outros, ficamos cada vez mais criativos, fazendo arte, música e dançando juntos. Nossa vida se tornou um pouco menos visceralmente tenebrosa e desorientada e mais pacífica, significativa e divertida.

Mas inovar e conviver implicava dar e receber, criar alianças, manter lealdade. Provar nosso valor a outros membros da tribo foi muito mais complicado intelectual e emocionalmente do que qualquer coisa que já tivéssemos feito antes. E isso estimulou uma tremenda evolução de nosso cérebro e sistema nervoso.

Na verdade, a neurociência atual sugere que, em vez de termos nos tornado criaturas sociais porque tínhamos cérebros muito grandes, ocorreu o oposto: nossa sociabilidade foi a principal razão pela qual nosso cérebro continuou a evoluir e crescer. Com o tempo, esse avanço nos possibilitou ser ainda mais inventivos e criativos.

Do ponto de vista biológico, não mudamos muito de quando éramos caçadores-coletores. Temos Uber Eats e carros autônomos, mas nosso cérebro continua programado para funcionar melhor quando estamos em contato com a natureza, quando movimentamos nosso corpo, quando trabalhamos em conjunto e nos adaptamos às constantes mudanças em nossos ambientes, tentando novas e diferentes maneiras de fazer as coisas. Para nosso cérebro, tudo se resume a isto: cuidar de nós mesmos ou morrer; socializar ou sofrer, e criar ou ficar para trás, elementos que estão no âmago de quem somos.

Quando nossos filhos estão verdadeiramente engajados à comunidade, quando são capazes de explorar suas paixões e criatividade e de se adaptarem a novas realidades, então já conseguem liberar todo o seu potencial. E o cérebro deles será inundado por dopamina, endorfinas, oxitocina e serotonina; eles poderão se sentir tranquilos, centrados, alegres, merecedores, ou seja, estarão no melhor de si. Vivenciar tais sensações fará com que passem do modo sobrevivência para o modo desenvolvimento. E eles florescerão.

Hoje sabemos que aí está a chave não apenas para crianças saudáveis, mas também para uma vida longa e feliz. Levamos vários milênios para reunir todo esse conhecimento nos campos da neurociência, psicologia e teoria da evolução, entre outros. No entanto, agora que enfim os conhecemos, com frequência optamos por ignorá-los; permitimos a nós e aos nossos filhos que sejamos vítimas de designs mal-intencionados, projetados para nos manter grudados aos dispositivos. Somos multitarefas em uma tentativa enlouquecida de dar conta de tudo, mas estamos cada vez mais sedentários, solitários e doentes.

UM NOVO MUNDO EXIGE UMA NOVA INTELIGÊNCIA

Apesar do imenso conhecimento que adquirimos desde o período Paleolítico, nosso mundo vive hoje um paradoxo, uma situação que denomino "evolução negativa". Nunca estivemos tão conectados e, mesmo assim, nunca estivemos tão solitários. Nunca antes tivemos tanta conveniência e conhecimento na ponta dos dedos e, no entanto, nunca estivemos tão estressados ou adoecidos. Os pais nunca antes se envolveram tanto na vida dos filhos e, ainda assim, nunca criamos filhos tão pouco saudáveis. Transformamos a privação de sono em um símbolo de ambição, e o descanso, em um sinal de preguiça. Os pais estão transferindo o exercício da paternidade para as telas. Nossos filhos não brincam livremente. Não criam laços. Muitas vezes, nem mesmo olham um para o outro. Não fazem as coisas de que sabidamente mais precisam. E a tecnologia nos apresenta outra dualidade: de um lado, o perigo; do outro, a oportunidade de uma vida mais confortável.

A tecnologia nos possibilitou um acesso incomparável às informações e funcionou como um grande nivelador, na medida em que proporcionou um acesso mais igualitário a essas informações. No entanto, as taxas de ansiedade, depressão, vício, transtorno da imagem corporal (ou transtorno disfórmico corporal – TDC), desatenção, perfeccionismo e esgotamento continuam aumentando em nossos filhos. O dilema assim se resume: se nossas crianças não aprenderem a controlar as novas tecnologias, acabarão sendo controladas por elas, o que as tornará desmotivadas, infelizes e com problemas de saúde.

A tarefa é urgente. À medida que entramos em uma nova era, começamos a utilizar a tecnologia para nosso aprimoramento, por exemplo, implante de olhos biônicos para melhorar nossa visão, ou redução dos transtornos de humor por meio de implantes cerebrais. Os cientistas estão inclusive trabalhando no projeto de uma interface cérebro-nuvem, que dará às pessoas acesso instantâneo a um vasto campo de conhecimentos simplesmente pensando. Ao coevoluir em uma sociedade tecnológica, o *Homo sapiens* poderá se tornar o *Homo technicus*, transcendendo as limitações humanas atuais.

De certa forma, esse mundo já é real. Confiamos em nossos smartphones para tomar centenas de decisões todos os dias, e os algoritmos provavelmente nos conhecem melhor do que nós mesmos. Nossos laptops com frequência saberão muito antes de nós quando estivermos grávidas ou tivermos câncer de fígado ou bronquite graças ao nosso histórico de pesquisa.

Alguns jovens já se adaptaram bem a este novo mundo. Lembre-se de Emma González e dos outros sobreviventes do massacre em uma escola de Parkland, na Flórida, em 2018. Poucos dias depois do acontecimento que resultou na morte de catorze estudantes e de três funcionários, alguns sobreviventes formaram um grupo pela defesa do controle de armas. Pacíficos e inteligentes, os chamados "jovens de Parkland" alcançaram a fama. Encararam políticos e lobistas poderosos contrários à mudança da legislação sobre armas que tornaria as escolas mais seguras. Fizeram discursos vigorosos fundamentados nas próprias experiências compartilhadas de terror e perda. Transformaram suas contas de mídia social em armas, e como resultado milhões ouviram sua mensagem. O furor do grupo inspirou greves escolares nacionais que protestaram contra a inação do governo e atraiu mais de 1 milhão de manifestantes ao primeiro grande evento, a Marcha pelas Nossas Vidas, em Washington.

González exemplifica uma nova era de ativismo digital. A jovem de 19 anos, que por um tempo parecia viralizar sempre que abria a boca, tem uma compreensão inata de mídias participativas como o Twitter, que ela usa para interagir com figuras públicas como Michelle Obama. González revida os haters e não tem medo de repreender pessoas como o rapper Kanye West. Ela é boa com GIFs. No palco em Washington, em um ato político notável, ela permaneceu em silêncio por seis minutos e vinte segundos enquanto as lágrimas lhe rolavam pelo rosto – o mesmo tempo que o atirador levou para cometer o massacre. A cena se tornou ainda mais extraordinária pelo fato de ela ser uma adolescente que, semanas antes, tinha visto os amigos mais próximos serem mortos por um atirador.

González não é apenas um gênio autodidata das mídias sociais, mas também se beneficiou de um sistema escolar distrital da Flórida que financia artes, civismo e programas de enriquecimento cultural.

O sistema escolar em que foi educada se orgulha de um "programa de debate que ensina conversação improvisada desde tenra idade". González fazia parte do renomado programa de teatro de Parkland. Seu colega David Hogg, que também sobreviveu ao massacre, fazia parte de um programa de treinamento inovador e interativo de mídia, razão pela qual, quando o jovem se escondeu do atirador em um armário com um grupo de colegas, começou a entrevistá-los com a finalidade de registrar as reações para a posteridade.

Hogg e González não estavam inseridos em um sistema de ensino que enfatizava testes padronizados e memorização mecânica, pelo contrário, a escola onde estudavam enfatizava as habilidades de QC: criatividade, colaboração, comunicação, pensamento crítico e contribuição. Esse conjunto constitui de fato os ingredientes da adaptabilidade, gerados em parte com base nas atividades que mencionei no início do livro: brincadeiras, convivência e pausa. O ato de brincar nos ajuda a criar e pensar criticamente. A convivência nos ajuda a aprender a nos comunicar, colaborar e contribuir. A pausa nos mantém saudáveis e fortes.

A SOLUÇÃO TECNOLÓGICA PARA CRIANÇAS
INTELIGENTES, FELIZES E FORTES

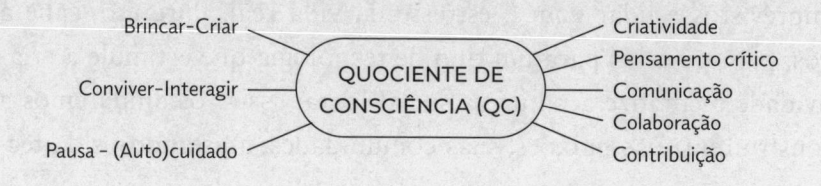

Brincar-Criar — QUOCIENTE DE CONSCIÊNCIA (QC) — Criatividade
Conviver-Interagir — Pensamento crítico
Pausa – (Auto)cuidado — Comunicação
Colaboração
Contribuição

Nossos filhos herdarão um mundo radicalmente diferente do nosso. Em 2030, quando começarem a chegar ao mercado de trabalho, prevê-se que cerca de 800 milhões de empregos sejam automatizados. E ainda que existam divergências sobre os empregos com probabilidade de desaparecer, os economistas parecem concordar que serão aqueles que se fundamentam na rotina. Os mais capazes de manejar as ferramentas digitais para ajudá-los a reinventar ou criar novos empregos terão mais chance de sucesso. Portanto, nosso papel como pais é preparar nossos filhos para inovação, adaptabilidade e resiliência diante de mudanças rápidas.

Tradicionalmente, a escola e o trabalho baseavam-se em realizações individuais: ir para casa, preparar trabalhos, estudar para as provas. Mas a essência dos trabalhos está mudando, e, hoje, a maior parte daqueles de grande importância é realizada em equipes. Aqui está outra mudança, pois até pouco tempo atrás o futuro da educação era concebido para as disciplinas STEM[26] (ciência, tecnologia, engenharia e matemática), o que parecia o caminho mais seguro para o sucesso, e por um tempo foi mesmo. Porém, cada vez mais os graduados em STEM encontram dificuldades para conseguir emprego. Competências técnicas são excelentes, mas os gestores precisam de gente capaz de se comunicar de maneira eficaz e inspirar outras pessoas.

Para ter sucesso na economia moderna extremamente social, ultracompetitiva e baseada em tecnologia de hoje, precisamos munir nossos filhos com coisas que os computadores não lhes oferecem, ou seja, as habilidades de QC que os ajudarão a resolver problemas imprevistos e lidar com o estresse da vida real. Portanto, cabe a nós, pais, guiá-los para um tipo de tecnologia que estimule a criatividade e enfatize a natureza social inata; assim os ajudaremos a construírem suas paixões, suas comunidades, afastando-os da tecnologia tóxica.

---

[26] STEM (*Science, Technology, Engineering and Mathematics*) é um termo em inglês que representa um sistema de aprendizado científico que agrupa as disciplinas educacionais de ciência, tecnologia, engenharia e matemática.

SOMOS PROGRAMADOS PARA A ADAPTABILIDADE E O SUCESSO

Atualmente, estamos quase no mesmo ponto que dos primeiros humanos há mais de 1 milhão de anos, quando começaram a aprender a dominar o fogo. Nossos ancestrais primatas tiveram de descobrir como ensinar seus filhos a lidar com o calor, a fumaça e a fazer fogo com segurança, e os pais da geração *Homo technicus* precisam orientar os filhos a se afastarem de tecnologias que desencadeiem o estresse e dos aplicativos, sites e games que criem ciclos de compulsão impulsionados pela dopamina, os quais talvez os levem a não querer parar de utilizá-los. E assim como nossos ancestrais sabiam que os filhos não poderiam manejar sozinhos uma ferramenta tão perigosa como o fogo, também não devemos esperar que nossos filhos utilizem tecnologias poderosas sozinhos.

Os pais que me consultam tendem a uma visão enevoada da tecnologia: compreendem seu poder, mas se preocupam com os riscos. E isso se revela verdade há séculos: a tecnologia empolga a imaginação humana e também provoca receios quanto a seus efeitos. Quando os primeiros humanos descobriram como controlar o fogo, ocorreu a transformação de toda a sua cultura, e a mesma coisa está acontecendo hoje.

A internet está demolindo muitos dos muros que bloqueavam o acesso ao conhecimento e muito mais. A tecnologia melhorou nossa vida de várias maneiras, mas, como estamos vivendo no caos da mudança transformadora, não conseguimos ainda vislumbrar completamente o outro lado, o que pode ser assustador, mas também emocionante.

Além disso, a tecnologia nos ajudou no autoconhecimento, na compreensão de nossa neuroquímica e do funcionamento do cérebro. E ao entendermos como metabolizamos nossas experiências, podemos recorrer a esse conhecimento para que façamos escolhas mais bem fundamentadas.

A natureza nos deu plasticidade neuronal ou neuroplasticidade, a capacidade de criarmos novos hábitos para nos ajudar a evoluir em um mundo em transformação. Podemos ensinar nossos filhos a construírem trilhas neurais também por meio da tecnologia saudável, que libera endorfinas, oxitocina e serotonina. Podemos ensiná-los a evitar a tecnologia que leva à liberação de cortisol e a limitar o que desregula os ciclos de dopamina. Ensiná-los a entender o consumo de tecnologia da mesma forma que entendem o consumo de alimentos. Esse conhecimento, e também as soluções, estão em nós, disponíveis para qualquer pessoa a qualquer momento, e pouco importa o que lhe digam sobre as competências de seus filhos ou sobre os obstáculos que talvez enfrentem na vida. Tive de me lembrar disso quando recebi o diagnóstico de distúrbios de aprendizagem do meu filho e quando enfrentei minha espiral negativa em decorrência da doença e da dor. Acredite nas soluções que estão dentro de você – o poder da intuição, a neuroplasticidade e os nossos ciclos de feedback. Acredite no poder do belo, inteligente e criativo ser humano.

Se seguir as orientações aqui apresentadas, seus filhos serão capazes de usar a tecnologia de maneira saudável e potencializadora, aprenderão a se adaptar a qualquer nova tecnologia e a evoluir rumo ao próximo capítulo de nossa evolução.

É difícil imaginar um aspecto do nosso mundo que não será afetado pela tecnologia, desde política, cultura e educação até chegar ao cérebro humano. Nossos ancestrais paleolíticos, ruminando sobre as mudanças provocadas pelo fogo, diriam quase a mesma coisa. Para evoluir em um mundo em transformação, nossos filhos precisam exatamente de autocuidado, conexões, criatividade. Apesar de os desafios parecerem novos, as respostas são antigas. Conheça a si mesmo. Ame a si mesmo. Tudo se resume a não muito mais do que isso.

REFRESQUE SUA MEMÓRIA

Como pais, um de nossos papéis primordiais é ajudar a preparar filhos competentes para se inserirem no mundo que ultrapasse os limites da família e da comunidade. Você poderá auxiliá-los por meio da tecnologia digital, ou seja, ela será um instrumento para o bem ou para o mal na vida deles?

Permitimos aos nossos filhos que com frequência usem a tecnologia para entretenimento, não como um instrumento que os ajudará no crescimento e desenvolvimento. Lembre-se de que os hábitos da infância são o alicerce de todos os comportamentos futuros. Coisas simples – ter uma boa noite de sono, incorporar tempo de pausa na rotina e equilibrar o uso positivo da tecnologia com interações do mundo real – podem ter efeitos muito positivos em como eles agem e se sentem.

As crianças têm uma natureza social inata, são programadas para estabelecer vínculos com a família e os amigos, para a curiosidade em relação àqueles que as cercam. Ajudá-las a explorar paixões e criatividade lhes permitirá descobrir seu potencial único. Interagir e criar trará objetivo e significado à vida, além de inundar o cérebro em desenvolvimento com dopamina, endorfinas, oxitocina e serotonina, os neuroquímicos da felicidade!

Isso é quando – e também o motivo pelo qual – elas se sentem tranquilas, centradas, alegres, valiosas. É quando estão no seu melhor, sem dúvida o elemento-chave não só para uma vida saudável, mas também longa e feliz!

▍ CRIE HÁBITOS SAUDÁVEIS NAS ÁREAS FUNDAMENTAIS:

- Rotina de sono regular.
- Dieta balanceada.
- Hidratação adequada.
- Exercícios rotineiros regulares.
- Divertimento rotineiro regular.
- Muita interação e amor.

▍ CRIE HÁBITOS TECNOLÓGICOS SAUDÁVEIS:

- Adie! *Sem telas até a adolescência! Ou espere até o nono ano da escola!*
- Crie competências básicas em 1) gerenciamento de tempo, 2) regulação emocional e 3) competências sociais antes da introdução da tecnologia.
- Ensine a criança a usar a tecnologia como um instrumento, não como um brinquedo.
- Lembre-se: se os tablets e smartphones não forem usados de maneira saudável e responsável, pegue-os periodicamente de volta.
- O tempo usado para tecnologia não deve significar um tempo sozinho.
- Determine que o uso da tecnologia ocorrerá depois das atividades cotidianas, em vez de elas acontecerem após o uso da tecnologia.

▍ REGRAS DA CASA:

- Estabeleça áreas sem tela, como a mesa da cozinha, o carro, os quartos etc.
- Estabeleça horários sem tela, sobretudo durante refeições familiares, hora da lição de casa, da leitura, de dormir etc.

- Coloque uma estação de carregamento familiar em um espaço usado por todos, por exemplo, a cozinha.
- Desligue as telas quando não estiverem sendo usadas, incluindo a TV.
- Ensine as crianças a evitar telas por pelo menos duas horas antes de dormir. Considere desligar o Wi-Fi após às 21 h.
- Desative as notificações e a reprodução automática de todos os dispositivos da casa.
- Tire um dia de folga digital.
- É natural dar uma escapada de uma dieta tecnológica saudável, então se perdoe, recomponha-se e volte a praticá-la!

EVITE A TECNOLOGIA NOCIVA

Evite a tecnologia que libera cortisol, pois pode causar estresse, vícios, FOMO, comparações, perfeccionismo, multitarefas, cyberbullying, conflitos sociais, solidão, postura inadequada, períodos prolongados na mesma posição, privação do sono.

LIMITE E MONITORE A TECNOLOGIA INÚTIL

Limite e monitore o uso de tecnologias que liberam dopamina, como games e mídia social; observe a possibilidade de criarem dependência.

CONSUMA A TECNOLOGIA SAUDÁVEL

Incentive a criança a usar tecnologia que libere endorfinas por meio da pausa e do autocuidado, oxitocina por meio de uma interação significativa com outras pessoas e serotonina por meio de brincadeiras e criatividade.

AGRADECIMENTOS

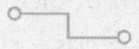

Acredito que estamos conectados por uma energia universal que pode nos inspirar ao trabalho para um bem maior. Em minha vida, muitos me orientaram e assessoraram, e sou muito grata pelo amor e conhecimento que me ofertaram.

Este livro não existiria sem uma fantástica equipe de pessoas que dedicaram a ele sincera atenção e talento. Em primeiro lugar, agradeço à minha destemida editora Laura Dosky e à excelente coautora Nancy Macdonald. Neste livro, estão presentes o coração enorme e a mente brilhante de ambas. Que se orgulhem! Obrigada, Nick Garrison, por nos aproximar e acreditar em minha última metáfora! Obrigada a meu agente Jim Levine; a você, todo meu respeito e minha gratidão por me abrir a porta como uma escritora. Obrigada às equipes da Penguin Random House, Levine Greenberg Rostan e Dolphin Kids: líderes preparados para o futuro que ajudaram a nutrir e lançar este livro em tempo recorde. Obrigada a Elyse Cochrane, Aman Malhotra, Justin Bains, Aanikh Kler, Amaan Kler, Joesh S. Khunkhun e Zoravaar S. Sooch pelas pesquisas, comentários e apoio muito lúcidos. Sou eternamente grata à minha enorme equipe de profissionais de saúde, à minha sogra, aos afetuosos parentes e amigos que ajudaram na minha reconstrução física e mental depois de muitos anos doente. Dr. Joe Dispenza, Snatam Kaur e Selina Taylor, obrigada a todos pela dádiva de amor e regeneração.

Como sempre, meu amado marido, Jeevan S. Khunkhun, que continua meu fã número um e confidente. Obrigada, Jeevan, por ser minha luz nos dias mais sombrios da vida. A meus filhos, Joesh, Jaever e Gia: vocês foram a inspiração para este livro. Seus abraços, beijos, coração puro e apoio inabalável à mãe maluca levantaram meu astral incontáveis vezes. *Tecnologia na Infância* nasceu da preocupação de pais e educadores pelo mundo, todos corajosos o bastante para questionar e exigir respostas. Agradeço àqueles que nunca desistem de nossas crianças, não importa o que estejam fazendo.

REFERÊNCIAS

INTRODUÇÃO

Os dados da Geração Z Twenge, Jean M. *iGen: Por que as Crianças Superconectadas de Hoje Estão Crescendo Menos Rebeldes, Mais Tolerantes, Menos Felizes e Completamente Despreparadas para a Vida Adulta*. São Paulo: nVersos, 2018.

1. DISRUPÇÃO

Só Deus sabe o que está acontecendo com o cérebro de nossos filhos Parker, Sean. "Sean Parker Unloads on Facebook," entrevista conduzida por Mike Allen em um evento da Axios, *Axios*, 9 de novembro de 2017.

48% dos pais dizem que controlam o tempo de tela dos filhos The American Psychological Association (APA), "Stress in America: The State of Our Nation", 1º de novembro de 2017.

Consultando os celulares 150 vezes por dia Willard, Stephen. "People Check Their Cell Phones Every Six Minutes, 150 Times a Day," Elite Daily, 11 de fevereiro de 2013.

Eles gastam mais de sete horas por dia olhando para a tela dos smartphones "The Common Sense Census: Media Use by Tweens and Teens, 2019," Common Sense Media, 2019.

Crianças que passam mais tempo diante das telas Hutton, John S.; Dudley, Jonathon & Horowitz-Kraus, Tzipi. "Associations Between Screen-Based Media Use and Brain White Matter Integrity in Preschool-Aged Children," *JAMA Pediatrics*, 4 de novembro de 2019.

Algumas famílias começaram a contratar coaches para ajudá-las a criar filhos livres do celular Bowles, Nellie. "Now Some Families Are Hiring Coaches to Help Them Raise Phone-Free Children," *New York Times*, 6 de julho de 2019.

2. TRILHAS

Mais de 40% de nossas atividades diárias T. Neal, David; Wood, Wendy & Quinn, Jeffrey M. "Habits - A Repeat Performance". *Current Directions in Psychological Science*, 1º de agosto de 2006.

Como nos sentimos em relação às atividades físicas quando adultos Ladwig, Matthew; Ekkekakis, Panteleimon & Vazou, Spyridoula. "Childhood Experiences in Physical Education May Have Long-Term Implications". *Medicine and Science in Sports and Exercise*, 31 de maio de 2018.

Um terço dos trabalhadores americanos talvez tenha de mudar de emprego Manyika, James; Lund, Susan; Chui, Michael; Bughin, Jacques; Woetzel, Jonathan; Batra, Parul; Ko, Ryan & Sanghvi, Saurabh. "Jobs Lost, Jobs Gained: What the Future of Work Will Mean for Jobs, Skills, and Wages". *McKinsey Global Institute*, novembro de 2017.

Crianças e adolescentes a partir de 6 anos "Physical Activity Guidelines for Americans". 2.ed. *US Department of Health and Human Services*, 2018.

3. VÍCIO

Um rapaz de 17 anos de Guangzhou Liangyu, "Kings' Honor, but Whose Disgrace?". *Xinhua*, 6 de julho de 2017.

1,15 milhão de *hikikomori* "Some Local Governments Successfully Reintegrate 'Hikkimori' Back into Society", *Japan Today*, 23 de agosto de 2019.

Facebook consegue identificar o momento exato Davidson, Darren. "Facebook Targets 'Insecure' Young People", *The Australian*, 1º de maio de 2017.

Taxa de brincadeiras fora da tela Gray, Peter. "The Decline of Play and the Rise of Psychopathology", *The American Journal of Play*, 1º de janeiro de 2011.

As crianças mais jovens agora passam cinco horas e meia por dia "Daily Media Use Among Children and Teens Up Dramatically from Five Years Ago", Kaiser Family Foundation, 20 de janeiro de 2010.

Como vamos conseguir o máximo possível de tempo e atenção consciente do usuário? Parker, Sean. "Sean Parker Unloads on Facebook", entrevista conduzida por Mike Allen em um evento da Axios, *Axios*, 9 de novembro de 2017.

Tal fato coloca os executivos de tecnologia em uma situação difícil Davidow, Bill. "Exploiting the Neuroscience of Internet Addiction", *The Atlantic*, 18 de julho de 2012.

Uma vez que conhecemos parcialmente o funcionamento das partes do cérebro que lidam com o vício Cooper, Anderson. "What Is 'Brain Hacking?' Tech Insiders on Why You Should Care", *60 Minutes*, 9 de abril de 2017.

Só Deus sabe o que está acontecendo com o cérebro de nossos filhos Parker, Sean. "Sean Parker Unloads on Facebook," entrevista conduzida por Mike Allen em um evento da Axios, *Axios*, 9 de novembro de 2017.

Ciclos de feedback de curto prazo impulsionados pela dopamina que criamos estão destruindo o funcionamento da sociedade Wang, Amy B. "Former Facebook

VP Says Social Media Is Destroying Society with 'Dopamine-Driven Feedback Loops'", *Washington Post,* 12 de dezembro de 2017.

"Liberdade suprema" implica "uma mente livre" Harris, Tristan. "How Technology Hijacks People's Minds — From a Magician and Google's Design Ethicist", *The Observer* (Britain), 1º de junho de 2016.

Para os adolescentes, o número se eleva a mais de sete horas "The Common Sense Census: Media Use by Tweens and Teens, 2019", Common Sense Media, 2019.

Os adolescentes de hoje gastam mais tempo nas mídias sociais "Media Use Census", Common Sense Media, 3 de novembro de 2015.

A maior parte das crianças passa mais tempo se comunicando por meio das telas Ibid.

Em 2008 [...] as pessoas gastavam em média dezoito minutos Alter, Adam. *Irresistível: Por que Você é Viciado em Tecnologia e Como Lidar com Ela*. São Paulo: Objetiva, 2014.

Em 2019, esse tempo aumentou para três horas e quinze minutos diários MacKay, Jory. "Screen Time Stats 2019," Rescue Time, 21 de março de 2019.

70% dos jovens viciados também enfrentam problemas de saúde mental Conway, Kevin P.; Swendson, Joel; Husky, Mathilde M.; He, Jian-Ping & Merikangas, Kathleen R. "Association of Lifetime Mental Health Disorders and Subsequent Alcohol and Illicit Drug Use: Results from the National Comorbidity Survey – Adolescent Supplement", *Journal of the American Academy of Child and Adolescent Psychiatry,* abril de 2016.

36% dos garotos relataram ter assistido a vídeos Herbenick, Debby; Bartelt, Elizabeth; Fu, Tsung-Chieh (Jane) & Bryant, Paul."Feeling Scared During Sex: Findings from a U.S. Probability Sample of Women and Men Ages 14 to 60," *Journal of Sex and Marital Therapy,* abril de 2019.

53% dos garotos e 39% das garotas achavam que a pornografia Martellozzo, Elena; Monaghan, Andy; Adler, Joanna R.; Davidson, Julia; Leyva, Rodolfo & Horvath, Miranda A.H. "A Quantitative and Qualitative Examination of the Impact of Online Pornography on the Values, Attitudes, Beliefs and Behaviours of Children and Young People", Commissioned by the Children's Commissioner for England, junho de 2016.

Cérebro viciado em pornografia Love, Todd; Laier, Christian; Brand, Matthias; Hatch, Linda & Hejela, Raju. "Neuroscience of Internet Pornography Addiction: A Review and Update", *Behavioural Sciences,* 18 de setembro de 2015.

4. ESTRESSE

Aproximadamente 85% dos boomers e da Geração X Twenge, Jean M. *iGen: Por que as Crianças Superconectadas de Hoje estão Crescendo Menos Rebeldes,*

Mais Tolerantes, Menos Felizes e Completamente Despreparadas para a Vida Adulta. São Paulo: nVersos, 2018.

52% dos alunos concluintes Ibid.

39% disseram que costumavam se sentir solitários em 2017 Ibid.

A depressão em garotas aumentou 50% Ibid.

Os comportamentos suicidas em garotas aumentaram 70% Ibid.

Nos últimos dez anos, 62% mais meninas Ibid.

Meninas de 10 a 14 anos Ibid.

A proporção de alunos ingressantes que relataram sentir-se "sobrecarregados" Ibid.

Indivíduos que passam a maior parte do tempo sentados Patterson, Richard; McNamara, Eoin; Tainio, Marko; Sá, Thiago Hérick de.; Smith, Andrea D.; Sharp, Stephen J.; Edwards, Phil; Woodcock, James; Brage, Søren & Wijndaele, Katrien. "Sedentary Behaviour and Risk of All-Cause, Cardiovascular and Cancer Mortality, and Incident Type 2 Diabetes: A Systematic Review and Dose Response Meta-Analysis", *European Journal of Epidemiology*, 28 de março de 2018.

5. CONEXÃO COM A SAÚDE

72% dos adolescentes "Common Sense Report Finds Tech Use Is Cause of Conflict, Concern, Controversy", Common Sense Media, 3 de maio de 2016.

A simples presença de um smartphone Ward, Adrian; Duke, Kristen; Gneez, Ayelet & Bos, Maarten. "The Mere Presence of One's Own Smartphone Reduces Available Cognitive Capacity", *Journal of the Association for Consumer Research*, abril de 2017.

90% dos universitários relatam sentir "vibrações fantasmas" Drouin, Michelle; Kaiser, Daren H. & Miller, Daniel A. "Phantom Vibrations Among Undergraduates: Prevalence and Associated Psychological Characteristics", *Computers in Human Behavior*, julho de 2012.

O tempo médio de atenção humana "Microsoft Attention Spans Online Survey", Microsoft Canadá, 2015.

Lesões infantis tiveram aumento de 12% em três anos Worthen, Ben. "The Perils of Texting: Are Too Many Parents Distracted by Mobile Devices When They Should Be Watching Their Kids?" *The Wall Street Journal*, 29 de setembro de 2012.

Mães atentas aos aparelhos durante a refeição Radesky, Jenny; Miller, Alison; Rosenblum, Katherine; Appugliese, Danielle; Kaciroti, Nico & Lumeng, Julie. "Maternal Mobile Device Use During a Structured Parent-Child Interaction Task", *Academic Pediatrics*, março de 2015.

Perfeccionismo entre os universitários americanos, britânicos e canadenses Curran, Thomas & Hill, Andrew P. "Perfectionism Is Increasing Over Time: A Meta-Analysis of Birth Cohort Differences from 1989 to 2016", *Psychological Bulletin*, 28 de dezembro de 2017.

Atenção plena [...] melhora o desempenho cognitivo Bellinger, D.B.; DeCaro, M.S. & Ralston, P.A. "Mindfulness, Anxiety, and High-Stakes Mathematics Performance in the Laboratory and Classroom", *Consciousness and Cognition*, dezembro de 2015.

Um treinamento de oito semanas em atenção plena melhorou a concentração Mitchell, John T.; Zylowska, Lidia & Kollins, Scott H. "Mindfulness Meditation Training for Attention-Deficit/Hyperactivity Disorder in Adulthood: Current Empirical Support, Treatment Overview, and Future Directions", *Cognitive Behavior Practices*, maio de 2015.

A meditação melhorou o comportamento e a autoestima Harrison, Linda; Manocha, Ramesh & Rubia, Katja. "Yoga Meditation as a Family Treatment Programme for Children with Attention Deficit-Hyperactivity Disorder", *Clinical Child Psychology and Psychiatry*, 1º de outubro de 2004.

Oitenta e três por cento das crianças de famílias de baixa renda Dai, Chia-Liang; Nabors, Laura A.; Vidourek, Rebecca A.; King, Keith A. & Chen, Ching-Chen. "Evaluation of an Afterschool Yoga Program for Children", *International Journal of Yoga*, julho de 2015.

Universitários que se dedicaram a uma breve meditação Tang, Yi-Yuan; Ma, Yinghua; Wang, Junhong; Fan, Yaxin; Feng, Shigang; Lu, Qilin; Yu, Qingbao; Sui, Danni; Rothbart, Mary; Fan, Ming & Posner, Michael. "Short-Term Meditation Training Improves Attention and Self-Regulation", *Proceedings of the National Academy of Sciences of the United States of America (*PNAS), 23 de outubro de 2007.

Trinta vezes mais probabilidade de rir Provine, Robert. "Far from Mere Reactions to Jokes, Hoots and Hollers Are Serious Business: They're Innate — and Important — Social Tools", *Psychology Today*, 1º de novembro de 2000.

Aqueles que se exercitam Reynolds, Gretchen. "Even a Little Exercise Might Make Us Happier", *The New York Times*, 2 de maio de 2018.

Pessoas ativas correm um risco muito menor Schuch, Felipe B.; Vancampfort, Davy; Firth, Joseph; Rosenbaum, Simon; Ward, Philip B.; Silva, Edson S. & Hallgren, Mats. "Physical Activity and Incident Depression: A Meta-Analysis of Prospective Cohort Studies", *The American Journal of Psychiatry*, 25 de abril de 2018.

Gratidão pode afetar positivamente nosso humor e bem-estar geral Allen, Summer. "The Science of Gratitude: A White Paper", preparado pela Fundação John

Templeton, Centro Científico do Bem Maior, Universidade da Califórnia, Berkeley, maio de 2018.

Expressar gratidão - mesmo que esteja fingindo! Emmons, Robert & McCullough, Michael. "Counting Blessings Versus Burdens: An Experimental Investigation of Gratitude and Subjective Well-Being in Daily Life", *Journal of Personality and Social Psychology*, 2003.

6. CONEXÃO COM A SOCIEDADE

Uma pesquisa com ratos mostrou fêmeas injetadas com oxitocina Meyza, Ksenia & Knapska, Ewelina. "Maternal Behavior: Why Mother Rats Protect Their Children", *eLife*, 13 de junho de 2017.

Um jogo de captura virtual Weir, Kirsten. "The Pain of Social Rejection," *Monitor on Psychology*, abril de 2012.

"Ativamente psicótico e/ou agudamente suicidário" Grassian, Stuart. "The Psychiatric Effects of Solitary Confinement", *Washington University Journal of Law & Policy*, janeiro de 2006.

Pessoas isoladas são mais irritáveis Cacioppo, John T. & Cacioppo, Stephanie. "Social Relationships and Health: The Toxic Effects of Perceived Social Isolation", *Social and Personality Psychology Compass*, 15 de maio de 2014.

Quando perguntaram aos americanos quantos confidentes tiveram na vida McPherson, Miller; Smith-Lovin, Lynn & Brashears, Matthew E. "Social Isolation in America: Changes in Core Discussion Networks Over Two Decade", *American Sociological Review*, junho de 2006.

Uma em cada três pessoas relata que se sente sozinha Shulevitz, Judith. "The Lethality of Loneliness: We Now Know How It Can Ravage Our Body and Brain", *The New Republic*, 12 de maio de 2013.

Cinquenta por cento dos canadenses dizem que "com frequência se sentem sozinhos" "A Portrait of Social Isolation and Loneliness in Canada Today", Angus Reid Institute, 17 de junho de 2019.

Cinquenta por cento dos norte-americanos dizem que lhes "faltam relações de camaradagem ou relacionamentos significativos" "New Cigna Study Reveals Loneliness at Epidemic Levels in America", Cigna Global Health Insurance, 1º de maio de 2018.

60% dos entrevistados listaram o próprio *animal de estimação* Knight, Rob. "New Study Reveals How Pets Are Therapeutic for Lonely, Overworked People and for Those with Little Interaction Outside of Social Media", *The Independent*, 20 de setembro de 2018.

Mais de meio milhão de pessoas com menos de quarenta anos não saiu de casa "Why Won't 541,000 Young Japanese Leave the House?", CNN, 12 de setembro de 2016.

A solidão pode ser pior para a longevidade Kiekey, Sharon. "Researchers Are Working on a Pill for Loneliness, as Studies Suggest the Condition Is Worse Than Obesity", *National Post*, 12 de agosto de 2019.

A solidão crônica também foi associada a um risco aumentado Yanguas, Javier; Pinazo-Henandis, Sacramento & Tarazona-Santabalbina, Francisco José. "The Complexity of Loneliness", *Acta Biomedica*, 2018.

A solidão aumenta em 49% o risco de uma mulher morrer Holt-Lunstad, Julianne; Smith, Timothy B. & Layton, Bradley J. "Social Relationships and Mortality Risk: A Meta-Analytic Review", *PLOS One*, 27 de julho de 2010.

Crianças socialmente isoladas têm uma saúde mais precária Caspi, Ayshalom; Harrington, Hona Lee & Moffitt, Terrie E. "Socially Isolated Children 20 Years Later: Risk of Cardiovascular Disease", *Journal of the American Medical Association*, agosto de 2006.

Solidão e isolamento social são os principais desencadeantes do suicídio Calati, Raffaella; Ferrari, Chiara; Brittner, Marie; Oasi, Osmano; Olié, Emilie; Carvalho, André F. & Courtet, Philippe. "Suicidal Thoughts and Behaviors and Social Isolation: A Narrative Review of the Literature", *Journal of Affective Disorders*, 15 de fevereiro de 2019.

Crianças eram capazes de aprender a bater palmas Myers, Lauren J.; LeWitt, Rachel B.; Gallo, Renee E. & Maselli, Nicole M. "Baby FaceTime: Can Toddlers Learn from Online Video Chat?", *Developmental Science*, 2016.

O Skype ajudaria idosos a superar o baixo astral Teo, Alan; Markwardt, Sheila & Hinton, Ladson. "Using Skype to Beat the Blues: Longitudinal Data from a National Representative Sample", *The American Journal of Geriatric Psychiatry*, março de 2019.

Basta um único amigo para evitar a depressão Bukowski, William M.; Laursen, Brett & Hoza, Betsy. "The Snowball Effect: Friendship Moderates Escalations in Depressed Affect Among Avoidant and Excluded Children", *Development and Psychopathy*, 1º de outubro de 2010.

Cinquenta e um por cento dos britânicos disseram que a empatia decresceu visivelmente Booth, Robert. "Majority of Britons Think Empathy Is on the Wane", *The Guardian*, 4 de outubro de 2018.

A empatia em universitários diminuiu Zaki, Jamil. "What, Me Care? Young Are Less Empathetic", *Scientific American Mind*, 1º de janeiro de 2011.

Alunos do sétimo ano que passaram cinco dias Uhls, Yalda; Michikyan, Minas; Morris, Jordan; Garcia, Debra; Small, Gary W.; Zgourou, Eleni & Greenfield, Patricia M. "Five Days at Outdoor Education Camp Without Screens Improves Preteen Social Skills with Nonverbal Emotion Cues", *Computers in Human Behavior*, outubro de 2014.

Quanto mais "emoção moral", ou mais indignação, um tuíte expressava Brady, William J.; Wills, Julian A.; Jost, John T.; Tucker, Joshua A. & Bavel, Jay J. Van. "Emotion Shapes the Diffusion of Moralized Content in Social Networks", *PNAS*, 11 de julho de 2017.

24% dos adolescentes relataram ter sofrido assédio sexual Holt, Thomas J.; Henion, Andy. "Identifying Predictors of Unwanted Online Sexual Conversations Among Youth Using a Low Self-Control and Routine Activity Framework", *Journal of Contemporary Criminal Justice*, 2015.

Pessoas com medo de parecer mal aos olhos de um parceiro praticam mais o sexting Drouin, Michelle; Ross, Jody & Jenkins, Elizabeth. "Sexting: A New, Digital Vehicle for Intimate Partner Violence?", *Computers in Human Behavior*, setembro de 2015.

7. CONEXÃO COM O ATO DE CRIAR

72% [delas] acreditam que as crianças hoje têm menos amigos imaginários Young, Sarah. "Excessive Screen Time Is Killing Children's Imaginations Say Nursery Workers", *The Independent*, 26 de agosto de 2019.

Relâmpagos inspiradores acontecem apenas quando nosso cérebro vaga livremente Kounios, John; Beeman, Mark. *The Eureka Factor: Aha Moments, Creative Insight and the Brain*, Random House, 14 de abril de 2015.

8. INTUIÇÃO

A régua da motivação Centre for Substance Abuse Treatment, "Enhancing Motivation for Change in Substance Abuse Treatment", *Substance Abuse and Mental Health Services Administration/Centre for Substance Abuse Treatment Improvement Protocols (TIP)*, n. 35, 1999.

Metas SMART são Doran, George T. "There's a S.M.A.R.T. Way to Write Management's Goals and Objectives". *Management Review* (AMA FORUM), novembro de 1981.

Equilíbrio decisório Centre for Substance Abuse Treatment", "Enhancing Motivation for Change in Substance Abuse Treatment". *Substance Abuse and Mental Health Services Administration/Centre for Substance Abuse Treatment Improvement Protocols (TIP)*, n. 35, 1999.

Facebook, Instagram e WhatsApp são marcas registradas de Facebook, Inc. / Apple, FaceTime, iMovie, iPad e iPhone são marcas registradas de Apple, Inc. / Uber e Uber Eats são marcas registradas de Uber Technologies, Inc. / Candy Crush e Candy Crush Saga são marcas registradas de King Digital Entertainment / FIFA e NBA Live são marcas registradas de EA Sports / Tinder é uma marca registrada de Match Group, LLC. / Halo, Microsoft, Skype e Xbox são marcas registradas de Microsoft Corporation / Overwatch e World of Warcraft são marcas registradas de Blizzard Entertainment, Inc. / Honor of Kings é uma marca registrada de Tencent / Minecraft é uma marca registrada de Mojang AB / Google e YouTube são marcas registradas de Google, LLC. / Kiddle é uma marca registrada de Kiddle.co / PlayStation é uma marca registrada de Sony Interactive Entertainment, LLC. / Twitter é uma marca registrada de Twitter, Inc. / Amazon é uma marca registrada de Amazon.com, Inc. ou suas afiliadas / Netflix é uma marca registrada de Netflix, Inc. / Walmart é uma marca registrada de Walmart, Inc. / Nintendo Switch, Nintendo Wii e Super Mario Bros. são marcas registradas de Nintendo Co., Ltd. / Snapchat é uma marca registrada de Snap, Inc. / TikTok é uma marca registrada de TikTok / Intel é uma marca registrada de Intel Corporation ou de suas subsidiárias / HP é uma marca registrada de HP Development Company, L.P. / BuzzFeed é uma marca registrada de BuzzFeed, Inc. / Forbes é uma marca registrada de Forbes Media, Inc. / Inc é uma marca registrada de Mansueto Ventures / The Guardian é uma marca registrada de Guardian News & Media Limited ou suas afiliadas / Psychology Today é uma marca registrada de Sussex Publishers, LLC. / The New York Times é uma marca registrada de The New York Times Company / New York Post é uma marca registrada de NYP Holdings, Inc. / Grand Theft Auto é uma marca registrada de Rockstar Games, Inc. / McKinsey Global Institute é uma marca registrada de McKinsey & Company / Dopamine Labs é uma marca registrada de Dopamine Labs, Inc. / The Australian é uma marca registrada de Nationwide News Pty Ltd. / NoFap é uma marca registrada de NoFap, LLC. / Wi-Fi é uma marca registrada de Wi-Fi Alliance / Fortnite é uma marca registrada de Epic Games, Inc. / CNN é uma marca registrada de Cable News Network, uma empresa da Warner Media / X-Acto é uma marca registrada de X-Acto, uma divisão da Elmer's Products, Inc. / Common Sense Media é uma marca registrada de Common Sense Media, uma organização não governamental 501(c)(3) / Psychological Bulletin é uma marca registrada de American Psychological Association / Calm é uma marca registrada de Calm / USA Today é uma marca registrada de USA Today, uma divisão da Gannet Satellite Information Network, LLC. / Forest é uma marca registrada de Seekrtech / HeartMath e HeartMath Institute são marcas registradas de HeartMath Institute / L.A. Times, ou Los Angeles Times, é uma marca registrada de Los Angeles Times / TED e TEDx são marcas registradas de TED Conferences, LLC. / National Post é uma marca registrada de National Post, uma divisão da Postmedia Network, Inc. / YouGov é uma marca registrada de YouGov plc / The Globe and Mail é uma marca registrada de The Globe and Mail, Inc. / GoFundMe é uma marca registrada de GoFundMe / NBC é uma marca registrada de NBCUniversal Media, LLC. / The Hollywood Reporter é uma marca registrada de The Hollywood Reporter, LLC. / Canon e Canon T3i são marcas registradas de Canon / MTV é uma marca registrada de Viacom International, Inc. / Prozac é uma marca registrada de Eli Lilly and Company / Celexa é uma marca registrada de H. Lundbeck A/S / Zoloft é uma marca registrada de Laboratórios Pfizer Ltda. / JAMA Pediatrics é uma divisão de JAMA Network, uma marca registrada da American Medical Association / Twister é uma marca registrada de Hasbro.